国家卫生健康委员会"十三五"规划教材

全国高等职业教育教材

供医学影像技术专业用

MRI检查技术

U0284760

主 编　周学军　孙建忠

副主编　孔祥闯　胡劲松

编 者（以姓氏笔画为序）

孔祥闯（华中科技大学同济医学院附属
　　　　协和医院）

孙建忠（浙江大学医学院附属第二医院）

杨永贵（厦门医学院附属第二医院）

张　多（陕西能源职业技术学院）

张　继（江苏医药职业学院泰州临床学院）

周学军（南通大学附属医院）

胡劲松（绍兴文理学院附属医院）

贾中正（南通大学附属医院）

夏　晓（雅安职业技术学院）

黄燕涛（四川卫生康复职业学院附属自贡市
　　　　第一人民医院）

曹　琰（山东医学高等专科学校）

人民卫生出版社

图书在版编目（CIP）数据

MRI 检查技术/周学军,孙建忠主编. —北京:人
民卫生出版社,2019
ISBN 978-7-117-28378-6

Ⅰ.①M… Ⅱ.①周…②孙… Ⅲ.①核磁共振成象-
诊断学 Ⅳ.①R445.2

中国版本图书馆 CIP 数据核字(2019)第 079288 号

人卫智网	www.ipmph.com	医学教育、学术、考试、健康,
		购书智慧智能综合服务平台
人卫官网	www.pmph.com	人卫官方资讯发布平台

MRI 检查技术

主　　编：周学军　孙建忠
出版发行：人民卫生出版社(中继线 010-59780011)
地　　址：北京市朝阳区潘家园南里 19 号
邮　　编：100021
E － mail：pmph @ pmph.com
购书热线：010-59787592　010-59787584　010-65264830
印　　刷：人卫印务（北京）有限公司
经　　销：新华书店
开　　本：850×1168　1/16　印张：17
字　　数：538 千字
版　　次：2019 年 6 月第 1 版　2024 年 10 月第 1 版第 10 次印刷
标准书号：ISBN 978-7-117-28378-6
定　　价：63.00 元

打击盗版举报电话：010-59787491　E-mail：WQ @ pmph.com
（凡属印装质量问题请与本社市场营销中心联系退换）

为深入贯彻党的二十大精神及全国教育大会精神,落实《国家职业教育改革实施方案》对高等卫生职业教育改革发展的新要求,服务新时期经济社会发展和"健康中国"战略的实施,人民卫生出版社经过充分的调研论证,组织成立了全国高等职业教育医学影像技术、放射治疗技术专业教育教材建设评审委员会,启动了医学影像技术、放射治疗技术专业规划教材第四轮修订。

全国高等职业教育医学影像技术专业规划教材第一轮共8种于2002年出版,第二轮共10种于2010年出版,第三轮共11种于2014年出版。本次修订结合《普通高等学校高等职业教育(专科)专业目录(2015年)》新增放射治疗技术专业人才培养的迫切需要,在全国卫生行指委及相关专指委、分委会的全程指导和全面参与下,以最新版专业教学标准为依据,经过全国高等职业教育医学影像技术、放射治疗技术专业教育教材建设评审委员会广泛、深入、全面地分析与论证,确定了本轮修订的基本原则。

1. **统筹两个专业** 根据医学影像技术、放射治疗技术专业人才培养需要,构建各自相对独立的教材体系。由于两个专业的关联性较强,部分教材设置为专业优选或共选教材,在教材适用专业中注明。

2. **对接岗位需要** 对接两个专业岗位特点,全面贴近工作过程。本轮修订对课程体系作了较大调整,将《医学影像成像原理》《医学影像检查技术》调整为《X线摄影检查技术》《CT检查技术》《MRI检查技术》,将《超声诊断学》《核医学》调整为《超声检查技术》《核医学检查技术》,并根据医学影像技术、放射治疗技术专业特点编写了相应的《临床医学概要》。

3. **融合数字内容** 本轮修订充分对接两个专业工作过程与就业岗位需要,工作原理、设备结构、操作流程、图像采集处理及识读等岗位核心知识与技能,通过精心组织与设计的图片、动画、视频、微课等给予直观形象的展示,以随文二维码的形式融入教材,拓展了知识与技能培养的手段和方法。

本套教材共18种,为国家卫生健康委员会"十三五"规划教材,供全国高等职业教育医学影像技术、放射治疗技术专业选用。

教材目录

序号	教材名称	版次	主编		适用专业	配套教材
1	影像电子学基础	第4版	鲁 雯	郭树怀	医学影像技术、放射治疗技术	√
2	临床医学概要		周建军	王改芹	医学影像技术、放射治疗技术	
3	医学影像解剖学	第2版	辛 春	陈地龙	医学影像技术、放射治疗技术	√
4	医学影像设备学	第4版	黄祥国	李 燕	医学影像技术、放射治疗技术	√
5	X线摄影检查技术		李 萌	张晓康	医学影像技术	√
6	CT检查技术		张卫萍	樊先茂	医学影像技术	√
7	MRI检查技术		周学军	孙建忠	医学影像技术	√
8	超声检查技术		周进祝	吕国荣	医学影像技术	√
9	核医学检查技术		王 辉		医学影像技术	
10	介入放射学基础	第3版	卢 川	潘小平	医学影像技术	√
11	医学影像诊断学	第4版	夏瑞明	刘林祥	医学影像技术、放射治疗技术	√
12	放射物理与防护	第4版	王鹏程	李迅茹	医学影像技术、放射治疗技术	
13	放射生物学		姚 原		放射治疗技术	
14	放射治疗设备学		石继飞		放射治疗技术	√
15	医学影像技术		雷子乔	郑艳芬	放射治疗技术	√
16	临床肿瘤学		李宝生		放射治疗技术	
17	放射治疗技术	第4版	张 涛		放射治疗技术、医学影像技术	√
18	放射治疗计划学		何 侠	尹 勇	放射治疗技术	√

第二届全国高等职业教育医学影像技术、放射治疗技术专业教育教材建设评审委员会名单

主 任 委 员

舒德峰　周进祝

副主任委员

付海鸿　李宝生　王鹏程　余建明　吕国荣

秘 书 长

李　萌　窦天舒

委　　　员（以姓氏笔画为序）

韦中国　邓小武　田　野　刘媛媛　齐春华　李迅茹
李真林　辛　春　张卫萍　张晓康　张景云　陈　凝
陈　懿　罗天蔚　孟　祥　翁绳和　唐陶富　崔军胜
傅小龙　廖伟雄　樊先茂　濮宏积

秘　　　书

裴中惠

主　编　周学军　孙建忠

副主编　孔祥闯　胡劲松

编　者（以姓氏笔画为序）

孔祥闯（华中科技大学同济医学院附属协和医院）

孙建忠（浙江大学医学院附属第二医院）

杨永贵（厦门医学院附属第二医院）

张　多（陕西能源职业技术学院）

张　继（江苏医药职业学院泰州临床学院）

罗　昆（华中科技大学同济医学院附属协和医院）

周学军（南通大学附属医院）

胡劲松（绍兴文理学院附属医院）

姜吉锋（南通市第三人民医院）

贾中正（南通大学附属医院）

夏　晓（雅安职业技术学院）

黄燕涛（四川卫生康复职业学院附属自贡市第一人民医院）

曹　琰（山东医学高等专科学校）

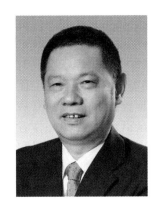

周学军，主任技师，南通大学医学院影像工程与影像技术教研室副主任。现任中华医学会影像技术分会委员、中华医学会影像技术分会教育专业委员会副主任委员、全国优秀技师长、江苏省医学会影像技术分会主任委员、江苏医学科技奖评审委员会评审专家、《中华放射学杂志》审稿专家。

从事影像技术工作33年，精通各种影像技术，尤其擅长磁共振成像序列选择、质量控制及新技术应用。发表论文30篇；参编著作13部，其中，主编《医学影像检查技术》及《数字X线成像图谱》，副主编《医学影像技术》及《临床影像技术学》等，参编国家卫生和计划生育委员会医学影像技术专业"十三五"本科规划教材、放射诊断和治疗专业"十三五"研究生规划教材等；获全国医学影像技术学科建设领衔奖；获江苏省医学新技术引进二等奖1项；获南通市科技进步奖3项；获实用新型专利1项。

寄语：

医学精准，影像先行；影像精准，技术先行；技术精准，方法先行。"知其道，用其妙"是影像检查技术的一种态度，也是一种境界。希望你们在磁共振成像检查课程学习实践中：深刻理解基本原理，灵活运用脉冲序列，注重技术精准理念，塑造人文关怀品质，练就精湛检查技能。

主编简介与寄语

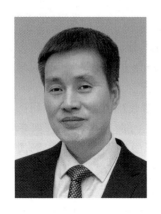

孙建忠，医学博士，主任技师。现任浙江大学医学院附属第二医院放射科副主任，中华医学会影像技术分会磁共振学组副组长，浙江省医学会放射技术学分会副主任委员，浙江省医学会放射学分会委员，浙江省生物工程学会放射专业委员会委员，曾任中华医学会影像技术学分会第七届委员会青委会副主任委员。从事放射技术工作近30年，擅长各类磁共振成像检查技术；对脑血管病的多模态磁共振影像有较为深入的研究。发表论文30余篇，其中以第一作者和通讯作者在SCI收录期刊和国内一级期刊发表论文10余篇。主持省部级和厅级课题共3项；参与国家"十二五"科技计划、国家自然基金、省部共建项目、省科技厅重点项目等多项。

寄语：

　　磁共振成像检查在疾病诊断、疾病治疗前后的评估中发挥着越来越重要的作用。其成像原理较为复杂，成像技术还在快速发展，希望本书在帮助大家掌握各种磁共振成像技术原理及其临床应用后，能让大家领悟到这项技术的奇妙之处。

全国高等职业教育教材《MRI检查技术》秉承第四轮全国高等职业教育医学影像技术、放射治疗技术专业规划教材主编人会议精神,在教材编写中,认真落实党的二十大精神,依据高等职业教育培养高素质技术技能型人才的培养目标,注重体现职业素质教育特点,突出强调"三基"(基础理论、基本知识和基本技能)要求,体现"五性"(思想性、科学性、先进性、启发性、适应性)原则,以及适应高等职业教育层次"三特定"(培养目标、学制和学时)的需要。

MRI检查技术是医学影像技术专业的核心课程。在教材具体内容的编写上紧密结合岗位特征要求和就业去向,注重突出MRI检查技术实践、技能及思维的培养。教材编写遵循"整体优化"原则,加强与该专业其他17门教材的密切沟通和联系,避免教材内容不必要的重复,同时参考了中华医学会影像技术分会等:《MRI检查技术专家共识(2016)》和《中华医学影像技术学·MR成像技术卷》,增加教材的实用性。为了适应MRI检查技术新知识、新技术不断涌现的特点,本教材增加了MRI检查新技术及进展。考虑到全国各地区差异,兼顾地区发展的不平衡,部分知识拓展、学科前沿内容以"Box"形式附加在本教材中。撰写内容注意深入浅出,适当增加图表数量,增强表达力,贴近教与学,努力做到好读、好懂、好用,并以培养学生专业操作技能为出发点和落脚点来处理教材的内容。

本教材的参考总授课时数为72学时,共编写8章。实际授课学时可根据各校的教学安排和学生具体情况进行调整。为落实加强培养学生的专业操作技能需要,本教材将实训、学习指导、习题等内容纳入配套教材内,并增加了实训和专业操作技能测试评价内容。教材的理论授课学时数与实训、专业操作技能测试评价的学时比例原则上按1∶1安排。为满足教学的需要,本教材还增加了数字内容。

本教材在编写过程中得到第二届全国高等职业教育医学影像技术、放射治疗技术专业教材建设评审委员会和中华医学会影像技术分会各位专家的具体指导和帮助,在此一并表示感谢!

本教材按照集体编写计划,经编者互审、副主编一审、第二主编二审、第一主编最后三审定稿。尽管编者做出了很大努力,但由于编写时间紧和我们水平所限,书中难免不足之处,恳请广大读者在使用中多提宝贵意见,以便改正。

教学大纲

周学军　孙建忠

2023年10月

目 录

第一章	绪论

1. 掌握：MRI 技术的特点；特殊吸收率的概念及其标准。
2. 熟悉：MRI 技术的应用评价；MR 检查安全性；MRI 检查的生物学效应。
3. 了解：MR 现象的发现；MRI 技术的诞生；MRI 技术的发展；MR 生物领域的应用。
4. 具有：MRI 安全检查意识。

第一节　MRI 技术的发展

　　MRI 是利用特定频率的电磁波对放置于静磁场中的含有非零自旋原子核的物质进行激发，产生核磁共振（nuclear magnetic resonance，NMR），通过感应线圈采集 NMR 信号，再按一定的数学方法处理而得到其内部数字图像的一种成像技术。所用的电磁波正处在无线电发射的频段，因此，把该电磁波叫做射频（radio frequency，RF）脉冲。在早期，MRI 技术的名称比较混乱。1982 年以后，"核磁共振成像（NMRI）"更多地出现在有关文献中。为了准确反映其成像基础，突出这一技术不造成电离辐射损伤，并与使用放射性同位素的核医学相区别，在 1993 年召开的 RSNA 上把"核磁共振成像（NMRI）"称为"磁共振成像（magnetic resonance imaging，MRI）"。

一、MR 现象的发现及其生物领域的应用

（一）MR 现象的发现

　　1. MR 现象的发现　　MR 属于原子物理学的范畴，MRI 的物理基础是磁共振现象。1946 年美国理论物理学家、斯坦福大学的布洛赫（Bloch）和哈佛大学珀塞尔（Purcell）同期分别在水与石蜡中发现：在外加磁场作用下，试管中的某些纯物质（如氢原子核）会发出一定频率的电磁波；利用一定频率的电磁波，在外加磁场的垂直方向对进动的原子核激励，可使其进动角度增大；停止激励后，原子核又恢复至激励前的状态，并发射出电磁波，其频率与激励电磁波相同，这就是 MR 现象。为此，他们一起分享了 1952 年的诺贝尔物理学奖。

　　2. MR 的最初应用　　MR 最初主要被科学家用于研究物质的分子结构，对化学样品进行定性与定量分析，确定反应过程与反应机制，并产生了磁共振波谱学（magnetic resonance spectroscopy，MRS）。

（二）MR 生物领域的应用

　　1. MR 生物领域的初期应用　　1946—1971 年，MR 的分析范围逐步扩展到生物领域。1967 年，约翰斯（Jasper Johns）等首先用活体动物进行实验，成功地检测出动物体内氢、磷、氮的 MR 信号，开创了生物体组织分析的新纪元。

2. MR 实验对动物组织的检测 1971 年,美国纽约州立大学的达曼迪恩(Raymond Damadian)对已经植入恶性肿瘤细胞的鼠进行 MR 实验,发现氢原子核的弛豫时间 T_1 值在癌变中变长,并提出了应用 MR 对恶性肿瘤诊断的可能性。

二、MRI 技术的诞生及其发展

(一)MRI 技术的诞生

1. 水模氢质子 MR 图像 1973 年,美国纽约州立大学的劳脱勃(Paul C. Lauterbu)提出了 NMR 信号可建立图像。他和曼斯菲德(Sir Peter Mansfield)两个独立小组提出了梯度磁场的理论,利用磁场梯度解决了 MR 信息的空间定位。同年,劳脱勃利用"共轭摄影法"完成了 MR 的实验室模拟成像,获得了水模氢质子的 MR 图像,即第一幅 MR 图像,奠定了 MRI 在影像领域的应用基础。由于对 MRI 的贡献,他们共同荣获 2003 年的诺贝尔生理学或医学奖。

2. 人体磁共振图像 1975 年,达曼迪恩获得了第一幅动物的 MR 图像。1977 年,MR 进入人体断层成像的实验阶段,英国诺丁汉大学的亨修(Hinshow)、布特莱(Bottomley)等首次用 MR 获取人体手腕的断面图像。同年,美国达马丁(Damadian)花了 6.5min 获得了人体胸部 MR 图像。

(二)MRI 技术的发展

1. MRI 临床应用的起步 20 世纪 70 年代后期,MRI 得到了快速发展。1978 年,MR 图像质量已达到初期 X 线 CT 的水平。1980 年,由阿勃辛(Aberdeen)领导的小组提出了二维傅里叶变换的成像方法。该方法优于其他方法,现在 MR 机仍在使用。1980 年用于疾病诊断的 MRI 设备研制成功,开启了 MRI 的临床应用。1981 年完成了全身 MR 扫描,获得了人体胸、腹部的 MR 图像。1983 年,第一台全身 MRI 商业机问世。1989 年,我国第一台磁共振成像系统 ASM-015P 在安科公司诞生。

2. MRI 技术的发展 近年来,受益于高科技特别是计算机技术的飞速发展,MRI 设备发展迅速。其发展归根到底是为了解决一直面临的临床和科研领域的一些难题,如伪影、心血管成像、功能与分子影像以及 MR 介入等,这是 MRI 发展的根本。MRI 技术的发展,高速成像链的问世,使得 MR 图像质量、成像速度和临床功能为一体化的影像模式迈上新的台阶,提供了前所未有的图像细节和先进功能。

（周学军）

第二节 MRI 技术的特点及其应用评价

一、MRI 技术的特点

MR 图像是将不同的组织信号强度分别用不同的灰度来显示。它具有与包括 X 线 CT 在内的其他影像技术所不同的特点。

(一)MRI 技术的优点

1. 不存在电离辐射 对人体不产生损害,这是 MRI 技术的最大优点。这尤其适合对电离辐射敏感的特别人群,如新生儿。

2. 不存在骨伪影 具有极佳的软组织分辨率,能清晰显示四肢关节的肌肉、肌腱、脂肪等软组织(图 1-2-1)。

3. 任意方向成像 MRI 是唯一能够直接得到横断面、矢状面、冠状面及任意方向影像的检查技术,这为分析、观察影像提供了便利(图 1-2-2)。

4. 直接进行血管成像 MRI 技术利用流空效应直接显示心脏大血管及周围结构;利用"流入增强效应"和相位对比的敏感性,不使用对比剂即可进行非创伤性的 MR 血管成像(MR angiography,MRA)(图 1-2-3)。

5. 多组织参数成像 MR 图像信号强度的高低代表了组织的特性参数。这些参数包括组织的质子密度及一定成像条件下的组织 T_1 值、T_2 值等十余个。针对不同组织参数,可选择的成像方法包括:

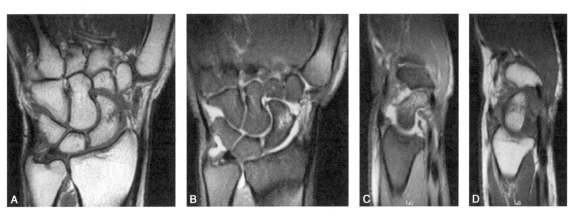

图 1-2-1　腕关节 MR 图

腕骨（舟状骨）急性扭伤　A. 冠状面 T_1WI；B. 冠状面 T_2WI；C. 矢状面 T_2WI；D. 矢状面 T_1WI

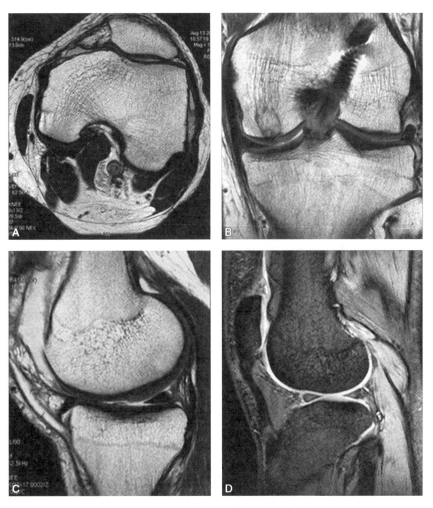

图 1-2-2　膝关节 MR 图

A. 横断面 T_1WI；B. 冠状面 T_1WI；C. 矢状面 T_1WI；D. 矢状面 T_2WI

笔记

3

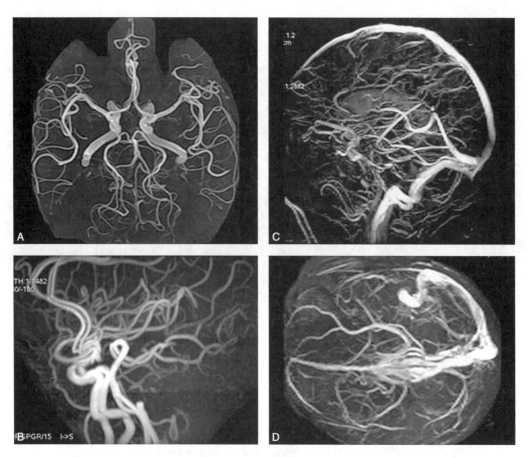

图 1-2-3 颅脑 MRA

A、B. 颅内动脉 3D-TOF-MRA；C、D. 颅内静脉 2D-TOF-MRA

①MR 图像若主要反映组织间 T_1 值的差别时，为 T_1 加权像（T_1 weighted imaging，T_1WI），T_1WI 有利于观察解剖结构；②若主要反映组织间 T_2 值的差别时，则为 T_2 加权像（T_2 weighted imaging，T_2WI），T_2WI 对显示病变组织较好；③质子密度加权像（proton density weighted imaging，PDWI），其图像的对比主要依赖于组织的质子密度，有利于显示组织结构及其毗邻关系（图 1-2-4）。

此外，用于 MR 成像的组织参数还有很多，这些参数都可以通过相应的技术得到，并在疾病的定性、定量诊断中具有重要的意义。正是上述特点，MRI 技术在较短的时间内得到了广泛的应用。由于该技术所具有的潜力，也使它成为发展速度最快的影像技术之一。

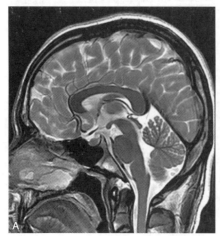
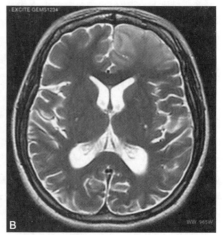

笔记

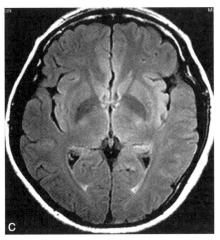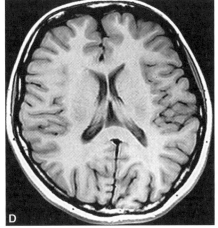

图 1-2-4 颅脑 MR 图

A.矢状面 T_2WI；B.横断面 T_2WI；C.横断面 T_2 flair；D.横断面 T_1WI

（二）MRI 技术的局限性

1. 成像速度慢　相对于 X 线 CT 的成像速度而言，MR 成像往往需要多个扫描序列，且单个序列的扫描时间较长，完成某一部位或器官所有检查所需的时间会更长。因此，成像速度慢，使得其适应证减少，如不适合于对运动性器官、危急重症患者等进行检查。

2. 对钙化和骨皮质病灶不敏感　MRI 上钙化及骨皮质通常表现为低信号，不利于发现病变及其定性。

3. 图像伪影多　MRI 是所有影像检查中最易发生伪影的成像技术，其表现形式多种多样（图 1-2-5）。

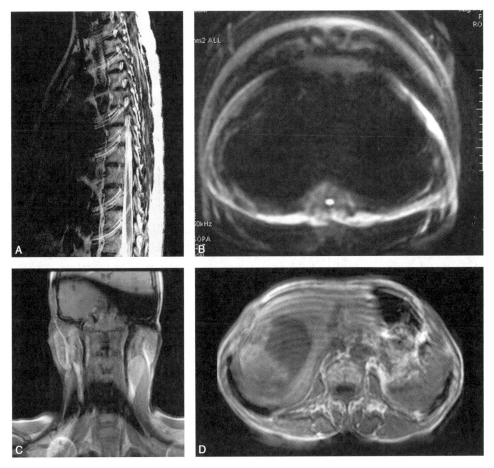

图 1-2-5 MR 伪影

A.脊柱伪影；B.腹部伪影；C.头颈部伪影；D.腹部伪影

4. 禁忌证多 MRI 系统中强大的静磁场和射频场有可能使心脏起搏器和其他电子支持设备失灵,也容易使各种体内铁磁性植入物或异物移位,体内的金属还会因射频脉冲和梯度场的反复切换生成诱导电流而发热,从而对受检者造成伤害。因此,体内装有心脏起搏器、胰岛素泵及神经刺激器、疑有眼球金属异物等均属于绝对禁忌证。

二、MRI 技术的应用评价

参与 MRI 并决定 MR 图像信号强度的参数较多,只要某个参数发生变化,就会在 MRI 信号上得到反映。因此,MRI 具有极大的临床应用潜力。它不仅能显示病变组织,还能反映活体组织功能和代谢过程中的生理生化信息。

（一）提供"超直观"的影像

1. 提供"超直观"的影像 MRI 不仅能直接得到横断面、矢状面、冠状面及任意方向的二维影像,而且还能进行高分辨率的三维采集,并在较短时间内把上述的信息"重组"（reformation）为三维的、分别显示兴趣结构的、带有仿真色彩的、甚至以内镜的信息模式显示的"直观信息"。观察习惯平面上的多组织参数成像信息和重点组织参数的多平面显示对病变的定位、定性诊断具有明显的优越性（图 1-2-6）。

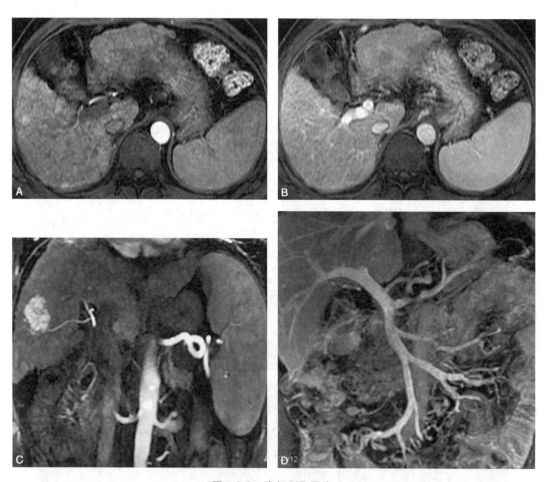

图 1-2-6 腹部 MR 图像

A. T_1WI+C(动脉期);B. T_1WI+C(门脉期);C. 冠状面 T_1WI+C(动脉期);D. 冠状面 T_1WI+C(门脉期)

2. 进行组织特异性成像 使用特殊的 RF 脉冲序列特异性地显示水、脂肪、软骨及液体或某种病理组织等,对一些病变的诊断具有其他影像学检查所无法比拟的优势（图 1-2-7）。

（二）得到"多元性"的信息

多元化信息是指形态学以外的、以往的放射学方法不能提供的影像信息。这些信息包括组

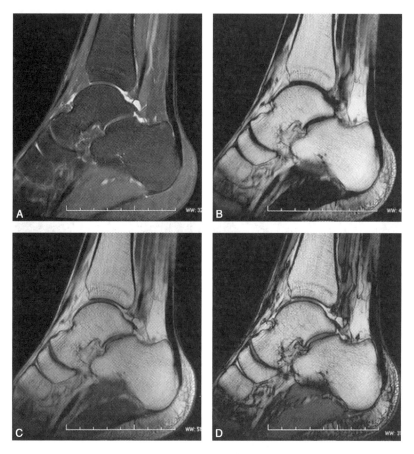

图 1-2-7 水脂分离成像
A. 水像;B. 脂像;C. 同相位像;D. 反相位像

织灌注信息、组织扩散信息、脑皮质功能定位、电影成像、磁共振波谱(MRS)及磁共振弹性成像等。

1. 组织灌注信息 利用 MR 灌注成像(perfusion weighted imaging,PWI)可以得到反映局部循环状况改变的 MR 灌注信息,如兴趣组织的血流量、血容量、循环时间等(图 1-2-8)。

2. 组织扩散信息 利用 MR 扩散成像(diffusion weighted imaging,DWI)可以得到反映水分子在细胞内、外扩散运动改变的扩散信息(图 1-2-9),可用于脑及脑外实质性脏器。在 DWI 技术基础上,还可以利用 MR 弥散张量成像(diffusion tensor imaging,DTI),显示脑白质纤维束走行及改变。

3. 脑皮质功能定位 即狭义的 MR 功能性成像(functional MRI,fMRI),fMRI 已从最初简单识别

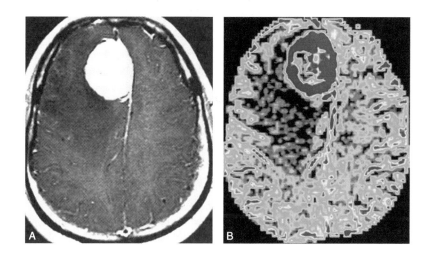

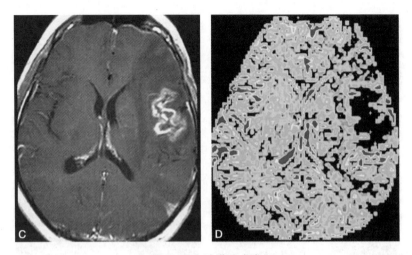

图 1-2-8 脑灌注成像

A. 脑膜瘤增强；B. 脑膜瘤增强灌注成像；C. 放射性脑坏死增强；D. 放射性脑坏死灌注成像

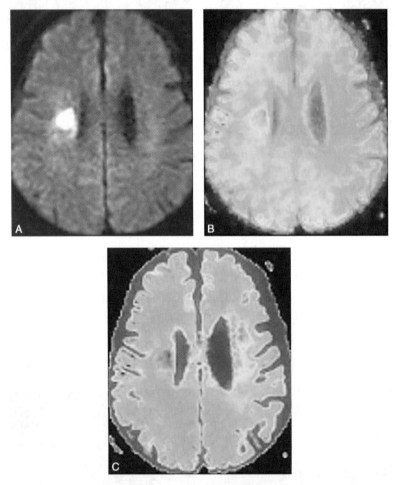

图 1-2-9 脑弥散成像

A. DWI；B. eADC；C. ADC

主要功能脑区(图 1-2-10)，发展到广泛用于神经病学、老年病学、生理学、心理学等各个领域，如可用于观察小提琴演奏者对不同训练模式的脑皮质反应，优化训练模式。

4. 电影成像 心脏与其他动态功能器官的电影成像，动态显示器官的运动。

5. 磁共振波谱(MRS) 依据检测组织的化学成分、含量鉴别某些疾病，如前列腺癌与前列腺增生，脑肿瘤术后复发与术后改变等(图 1-2-11)。

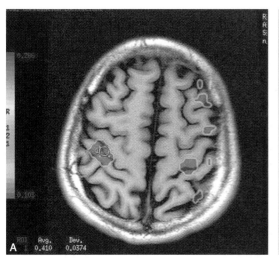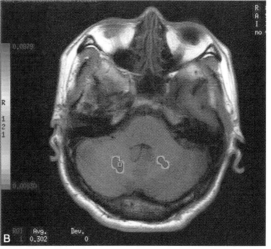

图 1-2-10 脑皮质功能定位
双侧初级运动区和双侧小脑半球激活（双手握拳维持肌张力）

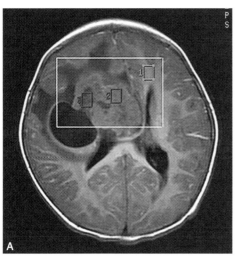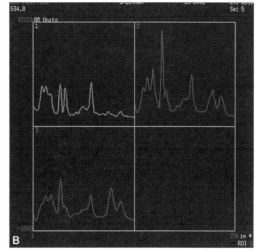

图 1-2-11 脑磁共振波谱
A. 横断面 T_1WI；B. MRS（NAA 降低，Cho 升高）

知识拓展

磁共振弹性成像

弹性是人体组织一种重要的物理特性，不同组织具有不同的弹性。许多疾病过程引起人体组织的机械属性（即弹性）改变，这是人工触诊法诊断疾病的病理生理学基础。磁共振弹性成像（magnetic resonance elastography，MRE）是利用 MRI 技术，测量由外力引起的组织内部质点位移空间分布，经一系列计算获得人体组织弹性系数的空间分布图的新型、无创的成像方法。它能直观显示和量化组织弹性，使"影像触诊"成为可能。MRE 技术的临床应用仍处在起步阶段，其前景体现在以下方面：①对乳腺癌的检测；②对前列腺疾病的诊断和鉴别诊断；③通过探测肝组织弹性，对肝脏局部或弥漫性肝实质病变进行诊断；④通过人体弹性大数据，建立人体生物力学模型以模拟外科手术。

随着 MRI 设备的迅速发展，MRI 检查技术日趋完善，其发展主要体现为超高场、短磁体、开放性以及低损耗等方面的高性能磁体、高性能双梯度系统以及减低涡流、静音降噪技术，多通道相控阵线圈以及并行采集技术等,提高了图像信噪比,缩短了成像时间,为许多新技术在临床的运用奠定了基础,很好地解决了 MR 图像质量、成像速度和临床功能,满足了临床与科研的需要。

(周学军)

第三节 MRI 检查安全性及生物学效应

近 40 年的临床应用尚未发现 MRI 本身对被检者和检查者的伤害,但是由于 MRI 检查的特殊性,中高场 MRI 系统的普及以及 MRI 新技术的不断涌现,MRI 检查的安全性和 MRI 系统生物效应问题值得关注。

一、MRI 检查的安全性

随着 MRI 设备的发展,主磁场强度和梯度系统性能都有很大程度提高,因此,这也会带来一些安全问题。这些问题包括磁体附近的铁磁性物体极易受到吸引而造成机器或人员的伤害,受检者体内的各种金属置入物可能在磁场的作用下移位、发热或功能丧失,制冷剂的安全性及孕妇的 MRI 检查等。

(一)投射效应

在强磁场作用下铁磁性物体从磁体以外的地方,以一定速度投向磁体,这种现象称为投射效应(图 1-3-1)。它实际上是磁体强大吸引力的外在表现。受到铁磁性投射效应作用的物体称为铁磁性投射物。在 MRI 系统中,一切铁磁性物体都可能成为投射物而造成伤害。磁性越强的物体,其投射效应越明显。主磁场的磁场强度不同,铁磁性投射物"飞"向磁体时的加速度也就不同。MRI 检查时可能出现的铁磁性投射物主要有外科手术器械、氧气瓶、医疗仪器(尤其是各种监护仪器)、担架、轮椅以及受检者随身携带的各种金属物品,如缝衣针、别针、螺丝刀、扳手、小刀、金属拉链、金属纽扣、指甲刀、钢笔(圆珠笔)、钥匙、硬币、饰物、发卡、手表、打火机、手机、传呼机、助听器等(图 1-3-2)。

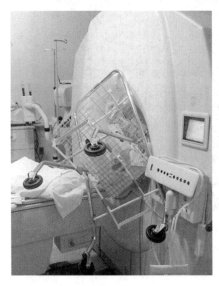

图 1-3-1 铁磁性物质的抛射

投射效应是 MRI 系统最大的安全性问题之一。铁磁性投射物造成磁体室内人员及设备损伤的情况常有报道,所造成的伤害程度不一。因此,为了避免投射物伤害事故的发生,MRI 检查室应建立一整套安全防范措施,要求所有进出磁体室的人员均要树立安全意识,有必要在磁体室入口处安装金属探测器,并设置明显的警示标志等,严防上述铁磁性投射物品带入磁体室。需要注意的是,非铁磁性金属物品虽然不产生投射效应而造成某种伤害,却能形成金属伪影而干扰图像。因此,患者、家属及医务人员进入磁体间前应将所有铁磁性物体和金属物体去除。

(二)体内植入物

MRI 受检者体内各种铁磁性物体也会在磁力和磁扭矩的作用下发生移位或倾斜,MRI 的射频电磁波还有可能使植入体内的某些电子设备失灵。

1. 体内植入物 体内植入物是指通过各种方式植入体内并长期驻留体内的异物(包括某些具有特殊功能的机械或电子器件)。常见的体内植入物(图 1-3-2)包括:弹片、铁砂、义齿、动脉夹、人工股骨头、人工血管、心脏起搏器或除颤器、人工心脏瓣膜、人工耳蜗、神经刺激器、骨增长刺激器、植入性药物泵、探查电极和避孕环等。根据体内植入物在磁场中的表现,一般可将其分为铁磁性和非铁磁性两大类,非铁磁性植入物又有金属性和非金属性之分。体内具有非铁磁性植入物的患者是可以接受 MRI 检查的。但是,如果这类植入物为金属性,它可在 MR 图像中产生严重的金属伪影。有铁磁性植入物的受检者一般来说是不宜接受 MRI 检查的,除非有资料表明该铁磁性植入物在磁场中的倾斜程

笔记

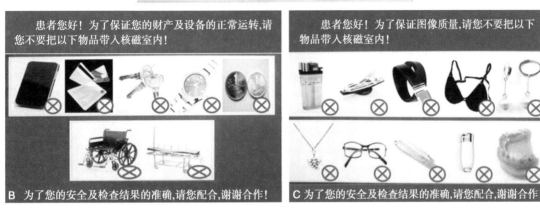

图 1-3-2 MRI 检查的安全性要求
A. 体内植入物;B. 体外铁磁性物体;C. 随身携带的金属物体

度或位移都很小。随着生物材料和生物医学工程技术的发展,体内植入物的种类日益增多。为了保证 MRI 设备和受检者的安全,在 MRI 检查前应向植入材料厂家或临床医生核实,以确认植入产品的 MRI 兼容性。

2. 体内植入物的安全性 MRI 系统对铁磁性植入物可能造成的影响有:植入物的位置变化、植入物功能紊乱、被检体局部升温。局部升温可能给患者造成严重伤害,如脑出血、组织拉伤或灼伤等。因此,在对受检者体内植入物的磁特性缺乏了解的情况下,进行 MRI 检查必须非常慎重,否则有可能造成不堪设想的后果。

(1) 心脏起搏器:现代心脏起搏器是一种植入式(一般理入皮下)电子刺激器件,用于产生异常心脏所需的兴奋脉冲。它常用不锈钢外壳封装,静磁场和 RF 场都可能干扰心脏起搏器的正常工作。因此,严禁安装有心脏起搏器的人员进入 5 高斯线以上的磁场范围。

(2) 金属植入物:金属植入物除了潜在的损害以外,还因改变局部磁场均匀性而形成所谓的金属伪影,其程度与植入物的磁化率、几何形状及位置等有关。因此,体内有金属异物的患者,特别是眶内异物、靠近生物敏感区(脊髓)的弹片或弹丸等,不宜进行 MRI 检查。体内金属异物的患者一般有明确的外伤史,如果不明确有无体内金属异物,可在 MRI 检查前先进行 X 线摄影或 CT 检查。

(三)制冷剂的安全性

超导型 MR 成像仪一般使用液氮或液氦作为制冷剂,当发生失超或容器受到猛烈撞击时,可能发生液氮或液氦的泄漏。通常泄漏的液氮或液氦会通过专用管道排出,若意外进入磁体室,可引起室内人员的冻伤或窒息。因此,一旦发生制冷剂泄漏,所有人员必须撤离磁体室,而且在磁体室必须安装氮气或氦气检测报警器,以便及时发现制冷剂泄漏。

(四)孕妇的 MRI 检查

MRI 一直被认为是一种安全的检查手段,尽管还没有足够的证据证明 MRI 对胎儿存在不良影响,但它对妊娠妇女的安全性仍然是一个有争议的话题。为此,美国 FDA 至今未对孕妇(胎儿)、婴儿接受 MRI 检查的安全性予以肯定,英国 NRPB 也建议妊娠 3 个月内的孕妇谨慎应用 MRI 检查。同时,孕期的工作人员对 MRI 电磁场的接触也应受到限制。一般说来,她们的活动范围要尽量在 1mT 线(10

高斯线）以外，以避免接受 MRI 产生的小剂量慢性辐射。此外，Gd-DTPA 等 MRI 对比剂可透过胎盘屏障进入胎儿体内，不主张孕妇使用 MRI 对比剂。

（五）幽闭恐惧症

在 MRI 检查中，由于受检者所处的磁体孔洞较小，加之梯度场噪声较大，有些受检者可能出现焦虑、压抑、恐慌等严重心理反应，感到明显而持久的过度恐惧，即幽闭恐惧症。MRI 受检者的上述不良心理反应一般很短暂，但是却经常导致检查延缓、图像质量下降甚至检查失败。为此，需要采取以下措施来降低其发生：①患者充分了解 MRI 检查的相关信息，如磁体孔洞的大小、梯度场噪声、医患对讲系统等；②允许一名被检者的亲属或朋友进检查室陪同；③使用 MRI 专用耳机播放音乐；④改变体位或进床方向，如仰卧位改为俯卧位或侧卧位、头先进改为足先进等；⑤使用置于头线圈上的反光镜，以分散受检者的注意力；⑥提高磁体间的照明强度；⑦在短而宽的磁体孔或开放型（即永磁型）磁体中接受 MR 检查。对于严重幽闭恐惧症患者可适当使用镇静药物，或选择 CT 等其他检查方法。

视频：MRI 检查安全性

二、MRI 系统的生物效应

引起 MRI 系统生物学效应的主要原因有：静磁场、梯度磁场、射频脉冲和 MRI 噪声四个方面。

（一）静磁场的生物效应

静磁场生物效应包括温度效应、磁流体动力学效应、中枢神经系统效应，其大小取决于磁场强度。

1. 温度效应 静磁场对哺乳动物体温的影响称为温度效应。1989 年富兰克等人采用荧光温度计在精确的实验和环境条件下对 1.5T 磁场中人体的体温变化进行了测量，该实验所用的测温方案比较科学其结果被广泛接受。经测量，20min 内机体深浅体温无变化，也证明静磁场基本不影响人体体温。

2. 磁流体动力学效应 磁流体动力学效应是指处于静磁场环境中，心血管系统中的血流以及其他流动液体（如脑脊液）产生的生物效应。在静磁场中它能使血液中红细胞的沉积速度加快、感应出生物电位及心电图发生改变等。

（1）静态血磁效应：血液在静磁场中的沉积现象称为静态血磁效应。由于血液的流动可以完全阻止血细胞的沉降，因此单纯在静磁场环境中，静态血磁效应可以忽略不计。

（2）动态血磁效应：心血管系统在磁场中诱导出生物电位现象称为动态血磁效应。该生物电位与血流速度、脉管直径、磁场强度、磁场和血流方向的夹角以及血液的磁导率等因素相关，且在肺动脉和升主动脉等处最明显。生理学的研究表明，心肌去极化的阈值电压约为 40mV，此阈值电压已经相当于磁场强度为 3T 的静磁场中产生的血流电压，这可能是超高场 MRI 检查过程中容易出现受检者心律不齐或心率降低等变化的原因。因此，心脏病变的患者做 MRI 检查时尤应注意。

（3）心电图改变：处于静磁场中的受检者其心电图（ECG）将发生变化，主要表现为 T 波的抬高以及其他非特异性的波形变化（如小尖头波的出现等）。这是生物电位诱导变化的结果。在 MRI 中，由静磁场引起的 ECG 变化并不伴随其他心脏功能或循环系统的功能不全，因此一般认为没有生物风险。但是，对于有心脏疾患的受检者，必须在 MRI 检查过程中全程监测其 ECG 的变化。

3. 中枢神经系统效应 研究结果表明受检者急性、短期地暴露于 3.0T 及以下的静磁场中，中枢神经系统没有明显的不良反应和生物学影响。但是在 4.0T 以上的超高场 MRI 设备中，大多数志愿者会出现眩晕、恶心、头痛、口中有异味等主观感觉。超高场的生理效应基础以及应对措施等均需要进一步深入研究，这也是阻碍 7.0T MRI 设备进入临床应用阶段的安全障碍之一。因此，目前 FDA 将临床人体成像的最高场强限制在 3.0T 以内，在 3.0T 以下的静磁场内短时间暴露是安全的，不会引起不可逆性的损伤。

（二）梯度磁场的生物效应

MRI 检查中，梯度磁场高速切换会导致梯度磁场强度的剧烈变化，并对人体造成一定的影响，特别是引起周围神经刺激，因此实际应用时梯度磁场强度和切换率的工程数值是有阈值限制的。

根据法拉第电磁感应定律，变化的磁场在导体中将产生诱导电流或感应电流。人体组织作为导体，当穿过它的磁通量发生变化时同样会产生感应电流并在人体内部构成回路，越是靠近机体外周的组织电流密度越大（作用半径大），而越接近身体中心的组织电流越小。感应电流的大小与梯度场的切换率、最大磁通强度（梯度场强度）、平均磁通强度、谐波频率、波形参数、脉冲极性、体内电流分布、

笔记

组织细胞膜的电特性和敏感性(导电性)等诸多因素相关。在标准的成像技术中,梯度场每隔10~50ms变化一次,体内感应电流的频率为20~100Hz。梯度场产生的这种感应电流是其生物效应的主要来源,感应电流越大,产生的生物效应就越明显。梯度场脉冲的各种参数都是由序列进行编码的,因而不同序列产生的感应电流大小就不同,随之而来的生物效应也就不同。

诱导电流产生的生物学效应可分为两类,即热效应和非热效应。梯度场引起的热效应非常轻微,其对人体的影响可忽略。非热效应包括心血管效应、磁致光幻视、周围神经刺激效应。

1. 心血管效应 梯度磁场产生的感应电流对心血管的作用为直接刺激血管和心肌纤维等电敏感性细胞,使其发生去极化过程,引起心律不齐、心室或心房纤颤等。

2. 磁致光幻视 在4.0T及以上超高场MRI设备的静磁场环境中,梯度感应电流作用于中枢神经系统可导致视觉磁致光幻视,又叫光幻视或磁幻视,是指在梯度场作用下受检者眼前出现闪光感或色环的现象。这种现象目前被认为是梯度场最敏感的生理反应之一。光幻视与梯度场切换率和静磁场强度均有关系,且在梯度场停止后自动消失。

3. 周围神经刺激效应 感应电流刺激皮肤感觉神经或外周骨骼肌神经,受检者会表现为发麻、肌肉不随意收缩或跳动等现象,即周围神经刺激效应。当机体外周的组织感应电流密度达到神经活动电流密度$3000A/cm^2$的10%这个安全阈值($300A/cm^2$)时,就有可能导致误动作。常见于EPI扫描时引起受检者周围神经(N)或肌肉的刺激,由于引起周围神经刺激的切换率(dB/dt)阈值一般在60T/s,而MRI仪设置的dB/dt工作值都在45T/s以下。高场强、EPI技术时,容易超出安全标准。

（三）射频脉冲的生物效应

MR成像时RF激励脉冲"蕴藏"的电磁波功率即射频能量将全部或大部被人体组织、器官等所吸收,其生物效应主要表现为人体体温的变化。

一般用特殊吸收率(specific absorption ratio, SAR)来表述组织中电磁能量吸收值或RF功率沉积值的度量,即指单位质量生物组织中RF功率的吸收量,单位为W/kg。SAR值也可理解为每秒钟传递RF能量的多少。SAR又有局部SAR和全身SAR之分,它们分别对应于局部组织和全身组织平均的射频功率吸收量。美国国家标准协会(ANSI)及食品和药物管理局(FDA)制定的医疗用途RF电磁场安全标准为,全身平均SAR不能超过0.4W/kg,或者每克组织的SAR空间峰值≤8.0W/kg。

在MR成像中,SAR的大小与质子共振频率(静磁场强度)、RF脉冲的类型和翻转角度(90°或180°)、重复时间和带宽、发射线圈类型(线圈效率)和受检者体重及扫描部位等相关。射频脉冲的频率越高,作用时间越长,产生的热量越大,因此在3.0T场强MRI仪上,SAR值将明显增加(SAR值与场强的平方成正比)。射频脉冲引起的热效应与组织深度相关,体表皮肤的产热最为明显,而深部组织几乎不产热。在长ETL的FSE序列及单次激发FSE序列中使用了连续的180°复相位脉冲作用,其SAR问题更为突出。降低SAR值的方法主要有:减小ETL、延长TR、增加回波间隙(ES)、减少扫描层数、利用GRE或EPI序列代替FSE或SS-FSE、修改射频脉冲的角度等。

RF辐射主要被外周组织吸收,可导致皮肤温度升高,如果不控制SAR值,会发生皮肤灼伤危险。体温升高的程度与多种生理、物理及环境因素有关,如RF照射时间的长短、能量沉积的速率、环境温度和湿度的高低、受检者自身的温度调节能力。对于老年受检者、各种原因所致的发热患者、糖尿病患者、心血管病患者、肥胖患者等体温调节功能受损或不健全的受检者,接受高SAR值扫描时需要认真评估。由于钙阻断剂、β受体阻断剂、利尿药、血管舒张剂等药物可能影响机体体温调节功能,这些药物使用者MRI检查时必须注意观察其体温变化。人体中散热功能不好的器官,如睾丸、眼球等对温度的升高非常敏感,因此应尽量避免对其进行长时间、高SAR值的MRI检查。

（四）MRI噪声的生物效应

MRI设备的噪声主要指梯度场噪声,即MR扫描过程中梯度磁场的不断切换而形成的特殊噪声。在主磁场的共同作用下,梯度线圈将产生很强的洛伦兹力,使梯度线圈载体在梯度磁场转换期间发生剧烈的机械振动,从而产生特殊噪声。噪声强度与梯度场的强度及其切换速度(即切换率)、所用的序列及其成像参数相关。MRI设备的主磁场强度越高,梯度电流上升速度越快或脉冲的频率越高,机械振动发出的噪声就会越大。这种噪声不仅影响医患之间的通话联络,还可对受检者造成一定程度心理或生理伤害。梯度噪声生理伤害主要表现为暂时性(可逆性)听力下降。对于那些噪声高度敏感受检者,可造成永久性听力损害或其他精神效应。为此,英国卫生部于 1993 年制定了"临床用磁共振诊断设备安全性指导原则",该原则要求噪声超过 85dB 的 MRI 扫描,需采取听力保护措施,保证受检者的安全。

目前临床应用的 MRI 检查引起的噪声一般在 65~95dB,应该在安全范围之内。为了增加扫描时受检者的舒适度,目前对噪声的控制主要包括以下两个方面:

1. 被动噪声控制 最简单、最经济的预防噪声的方法就是佩戴耳塞或 MRI 专用耳罩,但会造成医患语言交流障碍。

2. 主动噪声控制 主动噪声控制是主动应用噪声消除技术或抗噪声技术来显著减弱噪声的方法。这些方法包括:①对成像序列及其成像参数作适当的调整;②在 MRI 仪上施加降噪技术,如梯度线圈真空隔绝腔技术、缓冲悬挂技术、噪声固体传导通路阻断技术、静音扫描序列技术等;③在磁体间墙壁和天花板使用专业吸音材料以降低或消除反射噪声。

本章小结

MRI 是利用静磁场中的磁共振现象,经梯度磁场空间编码、射频线圈采集信号,再由计算机按一定数学方法处理而得到人体内部断面数字图像的一种成像技术。该技术具有直接任意方向、多组织参数成像的特点,能得到人体组织器官的形态学信息和功能学信息。但是,由于强大的静磁场、快速切换的梯度磁场和"蕴藏"着高能量的射频磁场的作用,MRI 还存在成像速度慢、图像伪影多、禁忌证多等局限性。因此,在 MRI 检查过程中,应关注 MRI 检查安全性,尤其注意铁磁性物体的投射效应、体内植入物的安全性、梯度场噪声、孕妇婴儿 MRI 检查安全性及受检者的不良心理反应等,并重视 MRI 检查所带来的生物学效应。

(张 多)

扫一扫,测一测

思考题

1. 简述 MRI 技术的特点。
2. MRI 检查能得到哪些"多元性"信息?
3. 什么是投射效应?
4. 什么是特殊吸收率?

第二章　MRI 原理

1. 掌握:磁共振发生的基本条件;MR 信号的产生及 MR 信号的空间定位。
2. 熟悉:质子弛豫过程;弛豫时间及其与信号强度的关系。
3. 了解:原子核的特性、K 空间的概念及填充方式。
4. 学会:将磁共振成像原理与临床检查技术相结合。
5. 具有:缜密的逻辑思维和科学分析解决问题的能力。

特定原子核在恒定静磁场中,受到特定频率射频脉冲作用时,原子核将吸收射频脉冲的能量而发生能级跃迁,即磁共振现象。当射频脉冲中止后,发生共振跃迁的原子核将释放吸收的射频能量逐渐恢复至初始状态,并释放电磁能量即产生射频信号,此时应用特殊装置接收原子核弛豫时产生的信号,输入计算机图像重建便形成了 MR 图像。

第一节　MR 现象

磁共振现象(MR 现象)是磁共振成像的关键,MR 现象的产生必需满足以下三个条件:①具有磁矩的自旋原子核能够产生共振跃迁(即自旋量子数或磁矩不为零的原子核);②稳定的静磁场;③特定频率的射频脉冲。

一、原子核的特性

原子由原子核和核外电子构成。原子核不停地绕其自身轴旋转,称为"自旋(spin)"。原子核由质子和中子组成,质子带有正电荷,随之旋转的电荷则产生电流,因此质子自身具有磁性,其周围产生微小磁场,并具有磁矩。这种由带有正电荷的原子核自旋产生的磁场称为核磁,质子的自旋是产生磁共振现象的基础。

并非所有原子核均能自旋而产生核磁,当原子核内的质子数和中子数是偶数时,这种原子核不能自旋而产生核磁,磁矩为零;只有当原子核中的质子数或中子数中任何一个为奇数时,原子核自旋会具有磁矩并能产生磁共振现象,该原子核称为磁性原子核。具有磁矩的原子核亦称为磁偶极子,正常情况下,物质中的磁偶极子呈不规则排列,各磁矩取向不同,相互抵消,不显示磁性。

满足共振跃迁的原子核即磁性原子核有百余种,如 ^1H、^{14}N、^{31}P、^{13}C、^{17}O、^{19}F、^{39}K、^{23}Na 等。现今用于 MR 成像的质子为 ^1H(氢原子核即氢质子,以下简称"质子"),主要原因为:①水(H_2O)和脂肪($-CH_2$)中都有氢原子,人体的含水量大约 60%,在生物组织中含量丰富;② ^1H 旋磁比最大(42.58MHz/T),因而磁矩最大,信号最强。

二、磁场对原子核的作用

当人体进入静磁场中,自旋的原子核其运动方式会从自旋运动转化为进动运动。在进入静磁场前人体无磁性(图2-1-1A),宏观磁化矢量为零;进入主磁场后人体被磁化,并产生一定的宏观磁化矢量。

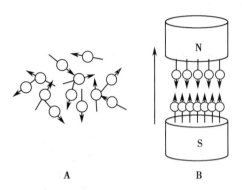

图 2-1-1　进入主磁场前后人体组织中质子的核磁状态变化

图 A 示进入主磁场前;图 B 示进入主磁场后

1. 磁化　物质在外磁场的作用下,在磁场方向上产生磁性的过程称为磁化;物质在磁场中被磁化产生磁性的能力,称为磁化率亦称为磁敏感性。当人体进入主磁场中时,体内原子核产生的小磁场呈有规律排列,即发生了塞曼分级或能级分裂。对于氢质子,会呈现两种排列方式:一种是与主磁场方向平行,另一种是与主磁场方向相反。与主磁场平行同向的氢质子处于低能级,其磁化矢量方向与主磁场方向一直;平行反向的氢质子处于高能级,其磁化矢量与主磁场相反。由于低能级的质子略多,因而产生了一个与主磁场方向一致的宏观纵向磁化矢量(图2-1-1B)。

2. 拉莫尔进动　处于主磁场中的原子核,其磁矩并非按主磁场的方向排列,而是有一定夹角。原子核除了本身自旋外,其自旋轴以一定夹角绕主磁场方向(即磁力线方向)旋进,类似一种陀螺样旋转运动,原子核的这种运动方式称为"进动"或"旋进",即拉莫尔进动(图2-1-2)。

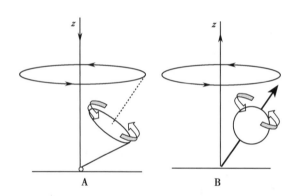

图 2-1-2　陀螺的旋转摆动与氢质子的进动示意图

图 A 示陀螺在旋转力(弧形箭,以虚线为轴)与地球引力(直线黑箭)的作用下,出现以地球引力场为轴的旋转摆动(带箭头的黑线圆圈)。图 B 示在主磁场中的质子(黑箭)除自旋运动(弧形箭)外,还以主磁场为轴进行旋转摆动(带箭头的黑线圆),即进动

拉莫尔进动是在主磁场存在时出现的,所以进动与主磁场密切相关。主磁场的大小决定着原子核的磁矩与 Bo 轴的角度,磁场越大,角度越小,Bo 方向上的磁矩值就会越大,因此可用来进行成像的 MR 信号会越强,图像效果会更好。公式:

$$\omega = \gamma \cdot Bo \qquad \text{(公式 2-1-1)}$$

式中,ω 为拉莫尔频率(进动频率),γ 代表自旋原子核的磁旋比,Bo 代表主磁场强度。原子核的进动频率与外磁场的场强成正比,外磁场场强越大,质子的进动频率越快。

3. 净宏观磁化矢量的形成　由于原子核的自旋轴是与主磁场磁力线的方向成角(即低能级的原子核自旋轴与主磁场磁力线方向正向成角,高能级的原子核自旋轴与主磁场磁力线方向反向成角),可将原子核的磁矩进行矢量分解(图2-1-3A),分别分解到主磁场磁力线方向(即 Bo 方向,定义为 z 轴)和与主磁场垂直的方向上(定义为 xy 平面)进而形成了纵向磁化分矢量和横向磁化分矢量。由于低能级的原子核数略多于高能级的原子核数,所以分解在正 z 轴上的纵向磁化分矢量总和大于分解在负 z

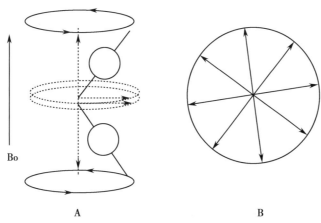

图 2-1-3　进动质子的纵向及横向磁化分量示意图

图 A 显示,处于低能级和高能级状态下的质子由于进动产生纵向磁化分矢量和旋转的横向磁化分矢量;图 B 显示,各质子旋转的横向磁化分矢量由于相位不同而相互抵消,没有宏观横向磁化矢量 Mxy 的产生

轴上的纵向磁化分矢量总和,因而在 z 轴即主磁场的方向上产生了宏观纵向磁化矢量(Mz)。若我们沿 z 轴方向看 xy 平面上横向磁化分矢量的分布(图 2-1-3B),圆圈及其箭头表示质子进动产生的横向磁化分矢量绕 z 轴旋转,由于在 xy 平面内未施加任何磁场或射频脉冲,每个旋转的横向磁化分矢量所处的相位不同,磁化矢量相互抵消数值为零,无宏观横向磁化矢量(Mxy)产生,即 Mxy = 0。所以此时产生的宏观磁化矢量(Mo,Mo=Mz+Mxy)即是宏观纵向磁化矢量 Mz(图 2-1-4)。

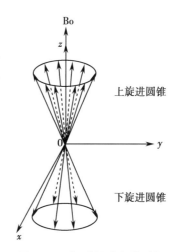

图 2-1-4　氢质子进入外磁场后叠加产生宏观纵向磁化矢量

综上可见,当人体进入一定场强的主磁场后,仅产生宏观的纵向磁化矢量,其大小与其含质子数量即质子密度(指单位体积内含有的质子数目)呈正相关,质子密度越大,产生的宏观纵向磁化矢量 Mz 越大。当静磁场的场强增加时,物质中的原子核能级分裂后低能级的原子核数目比高能级的原子核数目更多,再加上原子核自旋轴与静磁场磁力线的夹角也会因 Bo 的增加而减小,所以产生的宏观纵向磁化矢量也会增加。

三、MR 现象

当静磁场中物质的原子核受到一定频率的电磁波即射频脉冲的作用时,在它们的能级之间发生共振跃迁,这种现象称为 MR 现象。

1. 射频脉冲的作用　射频脉冲(RF)即射频磁场,作用于静磁场中的磁性原子核后,会发生以下两个方面的改变:①使低能级的原子核吸收能量跃迁至高能级产生能级跃迁即磁共振跃迁;②导致磁化矢量的变化,宏观纵向磁化矢量的减小,宏观横向磁化矢量的增加,宏观磁化矢量发生偏转即章动运动。

MR 现象即指射频磁场发出的射频脉冲把能量传递给低能级原子核的过程。磁共振的条件为射频脉冲的频率与质子的进动频率必须相同(图 2-1-5)。所以施加射频脉冲的要求是:①频率与拉莫尔频率一致;②方向与静磁场方向垂直(如此,可将宏观磁化矢量偏离主磁场的方向,便于对 Mo 的测量)。

2. 磁共振现象后磁化矢量的变化　磁共振现象发生后,宏观纵向磁化矢量 Mz 逐渐变小,宏观横向磁化矢量 Mxy 逐渐增加。磁共振跃迁后,由于低能级的质子获得 RF 能量跃迁至高能级即转化为高能质子,低能质子的数目逐渐减小,而高能质子的数目逐渐增多,所以质子的磁矩在 z 轴上形成的纵向磁化分量逐渐相互抵消,纵向磁化矢量 Mz 逐渐变小。如果 RF 持续作用,高能质子的数目会多于低能质子的数目,此时,纵向磁化矢量就变为负值。同时,每个磁性原子核的横向磁化分矢量的方向在射

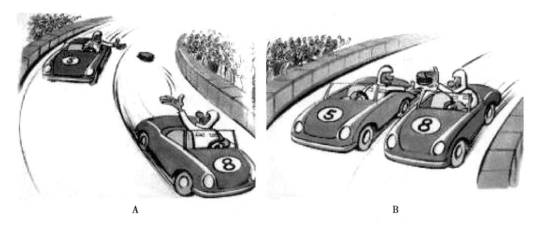

图 2-1-5　射频脉冲传递能量给氢质子的漫画示意图
图 A 显示射频脉冲的频率大于了氢质子的频率,氢质子不能接收到射频脉冲的能量,因而不能发生共振跃迁;图 B 显示,两者的频率刚好一致,此时氢质子接收到了射频脉冲传递的能量,并发生共振跃迁

频磁场的作用下将逐渐趋于一致,即每个质子的横向磁化分矢量是逐渐叠加的,所以宏观横向磁化矢量 Mxy 逐渐增加(图 2-1-6)。

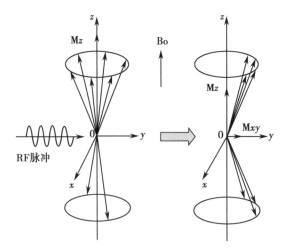

图 2-1-6　RF 作用后磁化矢量的变化示意图
随着 RF 的作用,Mz 逐渐减小,Mxy 逐渐增大

3. 章动　在射频脉冲作用前,形成的宏观磁化矢量 Mo 指向 z 轴即主磁场的方向。当 RF 作用时,宏观纵向磁化矢量 Mz 方向不变逐渐减小,而宏观横向磁化矢量 Mxy 逐渐增大且方向绕着 z 轴方向不断旋转变化,致使 Mo 的运动轨迹为螺旋形,这种运动方式称为章动运动。

四、弛豫

弛豫是物理学的一种现象,磁共振现象时,RF 把能量传递给部分低能态的质子,打破了物质系统固有的平衡状态转化为不稳定状态即激发态,一旦激励去除后系统会逐渐释放过多的能量恢复至原来的稳定状态即平衡态。

RF 作用中止后,质子释放在射频激发时吸收的射频能量,从激发态恢复到平衡态的过程称为弛豫,由激发态恢复至平衡态所需的时间称为弛豫时间。磁共振成像时受检脏器的每一个质子都要经过反复的 RF 激发和弛豫过程。弛豫过程包含两个同步发生但彼此独立的过程:①纵向弛豫,即纵向磁化矢量 Mz 逐步恢复的过程;②横向弛豫,即横向磁化矢量 Mxy 逐步消失的过程。

(一)纵向弛豫

1. 机制　纵向弛豫又称为 T_1 弛豫、自旋-晶格弛豫或热弛豫。射频脉冲中止后,纵向磁化矢量 Mz 由最小恢复到原来大小的过程称纵向弛豫(图 2-1-7)。纵向弛豫的机制可概括为"能量的传递"。纵向弛豫过程中,共振跃迁的自旋质子要把能量释放到周围的晶格中恢复到原来的稳定状态,需要周围组织形成的晶格磁场的激发,晶格磁场的波动频率与氢质子拉莫尔频率接近一致时,才能更有效地激发氢质子恢复到平衡态。

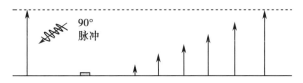

图 2-1-7　T_1 弛豫时纵向磁化矢量恢复的过程

2. 纵向弛豫时间　射频脉冲中止后,纵向磁化矢量 Mz 由最小恢复到原来大小所需的时间,称为纵向弛豫时间。在纵向弛豫过程中,Mz 按照指数规律恢复(图 2-1-8),开始恢复得快,速度逐渐变慢,用 T_1 值来代表纵向弛豫时间,体现不同组织纵向弛豫的差别。T_1 值是指纵向磁化矢量恢复到原来的 63% 所需要的时间。

影响纵向弛豫时间的因素有:①静磁场的场强 Bo;②组织分子的大小。不同组织的 T_1 值是不同的(图 2-1-9)。

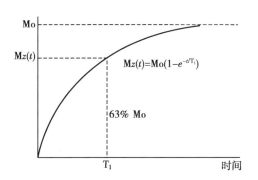

图 2-1-8　以 T_1 值为增长率的纵向弛豫曲线

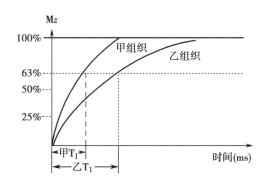

图 2-1-9　不同组织的纵向弛豫
图示甲组织的 T_1 值比乙组织短

（二）横向弛豫

1. 机制　横向弛豫又称为 T_2 弛豫或自旋-自旋弛豫。RF 脉冲中止后,横向磁化向量 Mxy 由最大逐步减少至零的过程称横向弛豫(图 2-1-10)。横向弛豫的机制可概括为"质子的失相位"。射频脉冲

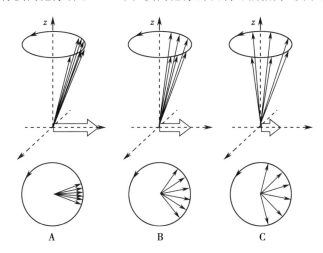

图 2-1-10　宏观横向磁化矢量的衰减
图 A~C 的上部分均为坐标图,下部分示沿 z 轴方向观察质子横
向磁化分矢量的变化。图示 90° 脉冲关闭后,从图 A 到图 C,质子
逐渐失相位,横向磁化矢量逐渐减小

中止后,热运动致局部附加磁场发生波动,使自旋核周围的磁场强度不再一样,此时自旋核的进动频率不再一样,质子的进动由原来的同步变为异步,最终导致失相位,质子横向磁化分量的相位逐渐不一致,横向磁化矢量由大到小而为零。因相位的失散存在于自旋质子与自旋质子之间,故又称自旋-自旋弛豫。

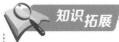

相位的概念

为了便于认知弛豫过程中 Mxy 的变化,需要先理解相位的概念。平面内旋转的矢量与某一参照轴的夹角称为相位。多个矢量在空间的方向一致时,称同相位;多个矢量在空间的方向不一致时,称离相位;由不同相位达到同相位的过程,称聚相位;由同相位变成不同相位的过程,称失相位或去相位。同相位、离相位表述的是状态,聚相位、失相位或去相位表述的是过程。

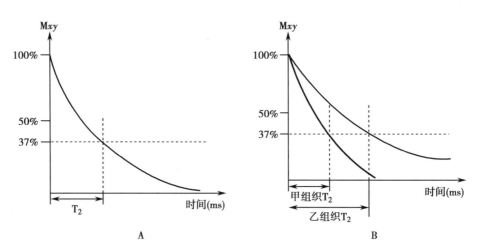

图 2-1-11 组织的 T$_2$ 弛豫示意图

图 A 示 90°脉冲关闭后 Mxy 衰减的过程;图 B 示甲组织 T$_2$ 弛豫比乙组织快,其 T$_2$ 值比乙组织短

2. 横向弛豫时间 RF 脉冲中止后,横向磁化矢量 Mxy 由最大逐步减少至零的过程所需的时间称为横向弛豫时间。在横向弛豫过程中,Mxy 按指数规律衰减,开始衰减得快,速度逐渐变慢,用 T$_2$ 值来代表横向弛豫时间,体现不同组织横向弛豫的差别。T$_2$ 值是指横向磁化矢量衰减到原先的 37% 所需的时间(图 2-1-11)。

依据横向弛豫的机制可知,只有成像质子周围组织分子的大小会影响到横向弛豫时间,其与静磁场的场强大小无关。

3. T$_2^*$ 弛豫 在质子发生横向弛豫时,如果静磁场场强不均匀,将会加速质子间的失相位,静磁场的不均匀程度越高,质子间失相位的速度越快。质子在不均匀静磁场中的横向弛豫,称为 T$_2^*$ 弛豫。由于受到静磁场不均匀程度的影响,T$_2^*$ 弛豫时 Mxy 衰减更快,即 T$_2$ 值>T$_2^*$ 值(图 2-1-12)。使用匀场线圈可提高静磁场的均匀性,减缓 Mxy 的衰减速度,使得采集到的 MR 信号强度更高。

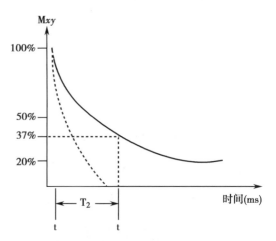

图 2-1-12 组织自由感应衰减即 T$_2^*$ 弛豫和 T$_2$ 弛豫的差别

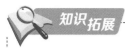

T₁值与T₂值的比较

纵向弛豫和横向弛豫是同时发生,但后者弛豫得快,即 T_2 值比 T_1 值短。影响 T_1 值与 T_2 值的因素不同,T_1 值与外加磁场场强、组织分子大小相关,T_2 值只与组织分子的大小相关,但信号检测过程应设法避免主磁场不均匀性所致 T_2^* 弛豫的干扰。

不同组织类型的 T_1 值也有差别。自由水具有非常高的运动频率,其 T_1 值要大于其他组织;脂质分子的运动频率更接近于 ^1H 的共振频率,弛豫效能佳,脂质的 T_1 值小于水分子的 T_1 值;结合水的运动频率较接近于成像质子的共振频率,弛豫效能高,结合水的 T_1 值小于自由水的 T_1 值。肿瘤组织中自由水的占比大于正常组织,所以正常组织的 T_1 值小于肿瘤组织。通过对不同组织的 T_1 值、T_2 值差别的认识,能更好地理解组织结构差异在不同加权像上的信号特征。

五、MR信号的产生

在90°射频脉冲作用下,质子发生磁共振,在与静磁场垂直的方向即 xy 平面内形成横向磁化矢量 Mxy,90°射频脉冲停止后的 T_0 时刻,所有质子的进动在 xy 平面内处于同步状态。依据法拉第电磁感应定律,磁力线切割闭合线圈会产生感应电流。如果我们在 xy 平面内设置一个线圈,所以进动的 Mxy 将在线圈内产生电流,这就是磁共振信号(图2-1-13)。磁共振发生后,在弛豫的过程中伴随着横向弛豫,Mxy 在绕着 Bo 轴旋转逐渐减小并切割线圈就产生了 MR 信号。

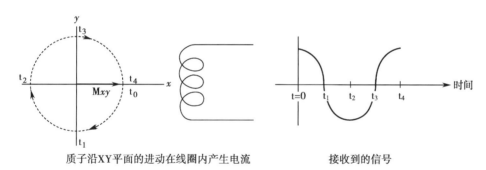

质子沿XY平面的进动在线圈内产生电流　　　接收到的信号

图2-1-13　不同时刻 Mxy 与 MR 信号之间的关系

(一)自由感应衰减信号

使用一个90°RF脉冲来激发自旋质子,使纵向磁化矢量 Mz 转到 xy 平面。90°RF脉冲关闭后,自旋质子在 xy 平面内进动,并且处于相同的相位;横向磁化矢量 Mxy 开始随时间衰减,自旋在接收线圈内感应产生一个电流。

如图2-1-13所示,当 t_0 时,磁力线或磁化矢量 Mxy 与线圈垂直,此时对线圈的切割程度最大,产生的电信号最强,即 MR 信号呈现最大值;t_1 时,磁化矢量 Mxy 与线圈平行,此时对线圈不产生切割,MR信号为零;当 t_2 时,磁力线或磁化矢量 Mxy 与线圈反向垂直,此时对线圈的切割程度也是最大,产生的电信号最强,即 MR 信号呈现负向最大值;t_3 时,磁化矢量 Mxy 与线圈平行,此时对线圈不产生切割,MR信号为零。由于 Mxy 在弛豫过程中的旋进,使得磁化矢量与线圈的切割程度不断变化,再加上 Mxy 在RF中止后逐渐减小,最终将产生一个幅度和方向不断变化的震荡信号即自由感应衰减信号。FID信号是在90°RF脉冲之后采集的信号,由于主磁场的不均匀性存在,该信号的衰减符合 T_2^* 方式。

(二)MR信号强度

MR信号强度与采集 MR 信号时切割线圈的剩余横向磁化矢量 Mxy 大小相关,而 Mxy 的大小,又主要与组织的 T_1 值、T_2 值及质子密度相关。

1. T_1 值与信号强度的关系　T_1 值短,纵向弛豫速度快,Mz 恢复得充分,RF激励后产生 Mxy 大,信号强度高;反之,亦然。例如:颅脑 T_1 加权像中,头皮脂肪和颅骨板障内脂肪 T_1 短,呈高信号,MR图像上表现为白色;脑灰白质磷脂成分多,T_1 较长,呈中低信号,在 MR 图像上表现为灰色。

2. T_2 值与信号强度的关系 T_2 值长,横向弛豫速度慢,Mxy 衰减慢,MR 信号采集时剩余的 Mxy 多,信号强度高;反之,亦然。

3. 质子密度与信号强度的关系 质子密度是指机体单位体积内含有的氢质子或成像质子的数目,通常讨论的是体素内含有的质子数目。质子密度大,静磁场磁化后形成的宏观纵向磁化矢量 Mz 大,当 RF 激励后产生 Mxy 大,信号强度高;反之,亦然。

利用人体不同组织质子密度、T_1 值、T_2 值的差异,可提供良好的图像对比度。

第二节 MR 成像

磁共振现象发生后,当 RF 中止,质子就会发生弛豫,弛豫时横向磁化矢量在 xy 平面内切割接收线圈就会产生电信号,此时采集到的电信号即 MR 信号。接收线圈采集的 MR 信号含有全层的信息,因此,在磁共振成像过程中,需要对 MR 信号进行空间定位,让采集到的 MR 信号带有空间定位编码信息,带有编码信息的 MR 信号依次填入 K 空间后,通过图像重建即数学转换解码,最终形成 MR 图像。MR 信号的空间定位编码是通过梯度场的作用来实现的。

一、层面选择和层厚的决定

通过控制层面选择梯度场和射频脉冲来完成 MR 图像层面选择和层厚的决定。射频脉冲的带宽即射频脉冲频率的变化范围。层面选择梯度场施加后,外磁场的强度等于主磁场的场强 Bo 加上梯度磁场在相应位点的磁场强度,在层面选择梯度场施加的方向上外磁场的场强是变化的,所以质子的进动频率也是变化的。基于磁共振现象产生的条件,通过施加相应频率范围的 RF 就可选择性激励对应层面的质子发生共振跃迁。

以 1.5T 磁共振仪为例,在 1.5T 的场强下,质子的进动频率约为 64MHz。图 2-2-1 所示为颅脑横断面扫描,在层面选择时,必须在上下方向(即 z 轴方向)上施加一个梯度场,z 轴梯度线圈中点位置(Go)的磁场强度为 1.5T,质子的进动频率保持在 64MHz。从 Go 向头侧磁场强度逐渐降低,质子进动频率逐渐变慢;从 Go 向足侧磁场强度逐渐增高,质子进动频率逐渐加快。单位长度内质子进动频率

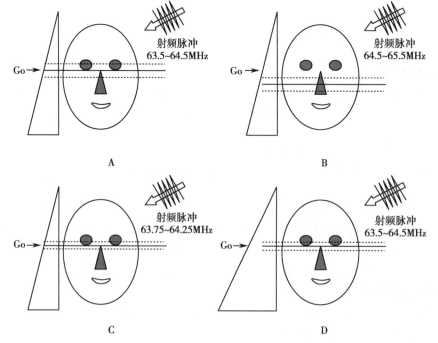

图 2-2-1 层面的选择和层厚的决定示意图
图中横实线表示层中心位置,两条虚横线之间的距离表示层厚

差别的大小与施加的梯度场强度有关,施加梯度场强越大,单位长度内质子进动频率的差别越大。如果我们施加的梯度场造成质子进动频率的差别为 1MHz/cm,而所用的射频脉冲的频率为 63.5～64.5MHz,那么被激发的层面的位置(层中心)就在 z 轴梯度线圈中点(Go),层厚为 1cm,即层厚范围包括了 z 轴梯度线圈中点上下各 0.5cm 的范围(图 2-2-1A)。

对射频脉冲的频率、带宽和 z 轴梯度场场强作不同的调整,层面和层厚将发生如下变化:①层面选择梯度场不变,射频脉冲的频率改成 64.5～65.5MHz,则层厚保持不变,层面中心向足侧移动 1cm(图 2-2-1B);②层面选择梯度场不变,射频脉冲的频率范围变成 63.75～64.25MHz,则层面中心不变,层厚变薄为 0.5cm(图 2-2-1C);③射频脉冲仍保持 63.5～64.5MHz,梯度场场强增加使质子进动频率差达到 2MHz/cm,则层面中心保持不变,层厚变薄为 0.5cm(图 2-2-1D)。

因此,在检查部位与层面选择相对位置保持不变的情况下,层面和层厚受梯度场、射频脉冲影响的规律如下:

(1)层面的选择:层面选择梯度场不变,调整 RF 的频率范围即可选择成像层面。射频脉冲的频率增加,则层面的位置向梯度场高的一侧移动,反之亦然。

(2)层厚的决定:MR 图像的层厚取决于层面选择梯度磁场的场强和射频脉冲的带宽。层面选择梯度场场强不变,射频脉冲的带宽加宽,层厚增厚;射频脉冲的带宽不变,层面选择梯度场的场强增加,层厚变薄;反之亦然。

二、频率编码

前面的层面选择仅仅确定了被激发和采集的层面及层厚,可这时采集的 MR 信号包含有全层的信息,我们必须把采集的 MR 信号分配到成像层面内不同的空间位置上(即各个像素中)才能显示成像层面内的不同结构。因此在完成了层面选择后我们还必须进行层面内的空间定位编码,层面内的空间定位包括频率编码和相位编码。我们先介绍频率编码。

傅里叶变换可以区分不同频率的 MR 信号,通过施加频率编码梯度场,可使频率编码方向上不同位置的 MR 信号包含有不同的频率信息。采集到混杂有不同频率的 MR 信号后,通过傅里叶变换能解码出不同频率的 MR 信号,而不同的频率代表不同的位置。频率编码梯度在 MR 信号采集的同时施加,用于读取信号,所以又称为读出梯度。

以头颅横断面为例,一般以前后方向为频率编码方向,我们在 MR 信号采集时在前后方向上施加一个后高前低的梯度场(图 2-2-2A),这样在前后方向上质子所感受到的磁场强度就不同,其进动频率即存在差别,前部的质子进动频率低,而后部的质子进动频率高(图 2-2-2B)。这样采集的 MR 信号中就包含有不同频率的空间信息,经傅里叶转换后不同频率的 MR 信号就被区分出来,分配到前后方向

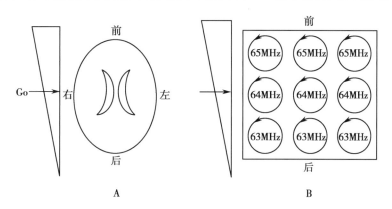

图 2-2-2 频率编码示意图

图 A 示颅脑横断面,施加了一个后低前高的梯度场,Go 代表梯度场中点;图 B 仅以 3 行 3 列 9 个像素作为示意,中间一行由于位于梯度场中点(Go),质子进动频率保持 64MHz,最后面一行质子进动频率减慢到 63MHz,最前面一行质子进动频率加快为 65MHz。这样采集到的 MR 信号中就混杂有不同频率的信号,而不同频率代表前后方向上的不同位置。MR 信号采集后经傅立叶转换即可解码出不同频率的 MR 信号,分配到前后不同位置的像素上。而不同频率代表前后方向上的不同位置

各自的位置上。

三、相位编码

相位编码是层面内的空间编码。在前后方向上施加了频率编码梯度场后,经傅里叶转换的 MR 信号仅完成了前后方向的空间信息编码,而左右方向上的空间定位编码并未能实现(图 2-2-3A)。要继续对左右方向的空间信息进行相位编码,才能完成层面内的二维定位(图 2-2-3B)。

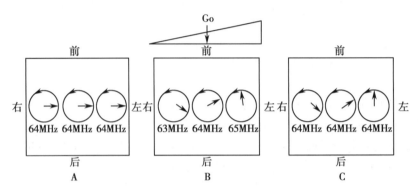

图 2-2-3　相位编码示意图

图 A 示在施加相位编码梯度前,左右方向上各体素中氢质子的进动频率均为 64MHz,相位也一致(黑箭所示)。图 B 示在左右方向上施加一个右低左高的相位编码梯度场,位于相位编码梯度场中点(Go)的体素内的质子进动频率仍为 64MHz,而最右边体素内的质子进动频率减低到 63MHz,最左边体素内的质子进动频率增加到 65MHz。相位编码梯度场施加一段时间后,左右方向上各体素内的质子由于进动频率不同出现相位差异(黑箭所示)。图 C 示在 MR 信号采集前,把相位编码梯度场关闭,左右方向上体素内的质子进动频率又回到 64MHz,即左右方向的进动频率差别消失,但由于相位编码梯度场造成的左右方向上各体素内质子的相位差别(黑箭所示)被保留下来

施加相位编码梯度后,可使在相位编码方向上不同位置的质子进动频率不同,经过一定时间质子间由于进动频率差异会形成一定相位差,随后相位编码梯度关闭后,质子的相位差被保留下来,在相位编码梯度场的方向上不同的位置上 MR 信号的相位不同,近而完成了相位编码。

和频率编码一样,相位编码也使用梯度场,但与频率编码梯度场不同的是:①梯度场施加方向不同,应该施加在频率编码的垂直方向上,还以脑横断面为例,如果频率编码梯度场施加在前后方向,则相位编码梯度场施加在左右方向上(图 2-2-3B)。②施加的时刻不同,频率编码是在 MR 信号采集的同时施加,而相位编码梯度场是在层面选择梯度场作用之后,信号采集前施加。

在施加相位编码梯度场期间,相位编码方向上(以左右方向为例)的质子将感受到不同强度的磁场(如左高右低),因而将出现左快右慢的进动频率,由于进动频率的不同,左右方向各个位置上的质子进动的相位将出现差别(图 2-2-3B)。这时关闭左右方向的相位编码梯度场,左右方向的场强强度的差异消失,各个位置的质子进动频率也恢复一致,但前面曾施加过一段时间梯度场造成的质子进动的相位差别被保留下来(图 2-2-3C),这时采集到的 MR 信号中就带有相位编码信息,通过傅里叶转换可区分出不同相位的 MR 信号,而不同的相位则代表左右方向上的不同位置。

傅里叶变换区分不同频率的 MR 信号能力很强,但区分 MR 信号相位差别的能力较差,只能区分相位相差 180° 的 MR 信号。所以 MR 信号的相位编码需要多次重复进行,即有多少"列"就要重复多少次,而且每次编码的梯度场强是不同的,要逐渐变化,从正向最大逐渐场强减小至零,随后方向变为负向,场强再逐渐增大。编码的次数取决于矩阵的大小,矩阵越大,相位编码的次数就越多。

以一个矩阵为 256×256 的 MR 图像为例,需要进行 256 次相位编码方能完成,也就是说需要用不同场强的相位编码梯度场作用后重复采集 256 个 MR 信号,不同的相位编码梯度场得到的 MR 信号也称相位编码线或 K 空间线,需要采集 256 个相位编码线填充在 K 空间相位编码方向上的不同位置上(图 2-2-4 左),经过傅里叶转换才能重建出空间分辨力合乎要求的 MR 图像。以刚才的左右方向为相位编码的颅脑横断面为例,这 256 种不同的相位编码梯度场一般情况下是先施加强度最大的梯度场,方向为一侧高另一侧低(如左高右低),保持梯度场方向不变,梯度场强度逐渐变小一直到零,然后改

变梯度场方向(即改成左低右高),梯度场强度则从小开始,逐渐变大,其梯度场强度变化的步级与刚才左高右低时一样。

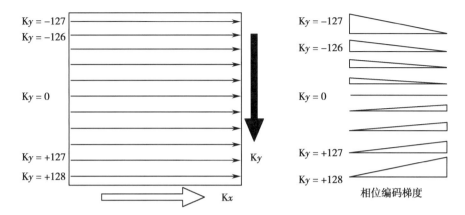

图 2-2-4 K 空间结构及相位编码梯度场变化示意图

图左侧为 K 空间填充示意图,图右侧为相应的相位编码梯度场变化示意图。填充 Ky =
−127 的 MR 信号的相位编码梯度场为一侧高另一侧低,梯度场强最大。填充 Ky=−126 的
MR 信号的相位编码梯度场的高低方向没有改变,但梯度场强有所降低。保持梯度场高低
方向不变,梯度场强逐渐降低。到填充 Ky=0 的 MR 信号时,相位编码梯度场等于零。此后
相位编码梯度场高低方向切换到相反方向,梯度场强逐渐升高,到采集填充 Ky=+127 的
MR 信号时,相位编码梯度场强达到最高

四、K 空间

K 空间实际上是个数学概念,比较复杂。对于影像技师来讲,只需要了解一些 K 空间的基本概念和重要特征。K 空间的概念对于理解 MR 成像技术,特别是快速成像技术至关重要。

1. K 空间的基本概念　K 空间也称为傅里叶空间,是带有空间定位编码信息的 MR 信号原始数据的填充空间。每一幅 MR 图像都有其相应的 K 空间数据。对 K 空间的数据进行傅里叶转换,可将原始数据中的空间定位编码信息进行解码,得到 MR 的图像数据,即把不同信号强度的 MR 信息分配到相应的空间位置上(即分配到各自的像素中),即可重建出 MR 图像。

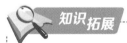 知识拓展

K 空间的基本特性

了解 K 空间的特性对于认识理解 MR 信号的采集及图像的重建是非常重要的。K 空间的特性主要表现为:①K 空间中的点阵与图像的点阵不是一一对应的,K 空间中每一点包含有扫描层面的全层信息。②K 空间在频率编码 Kx 方向上、相位编码 Ky 方向上都呈镜像对称;半傅里叶采集技术就利用了这一特性,在采集信号时只采集一半多一点的信号,剩余的信号可以通过复制拷贝方式填充完成。③填充在 K 空间中央区域的 MR 信号(K 空间线或相位编码线)主要决定图像的对比,填充 K 空间周边区域的 MR 信号主要决定图像的解剖细节;这是三个特性中最重要的一个,在 MRI 增强扫描图像采集时,是确定扫描时机的重要依据。

2. K 空间的填充方式　常规 MRI 序列中,K 空间最常采用的填充方式为循序对称填充,即在图 2-17 左图中是先填充 Ky=−127,然后是 Ky=−126,…,Ky=0,…,Ky=+126,最后为 Ky=+128。熟知这一填充方式非常重要,如利用梯度回波 T_1WI 序列进行肝脏动态增强扫描(NEX=1),如果整个序列采集时间为 20s,则决定图像对比的 MR 信号的采集时刻应该在扫描开始后第 10s,因而想要获得开始团注对比剂后第 25s 的肝脏动脉期,扫描的开始时刻需要提前 10s,即开始团注对比剂后的第 15s 就应该启动扫描序列。

实际上,K 空间中相位编码线的填充顺序是可以改变的,我们可以采用另一种填充方式即 K 空间

 笔记

中央优先采集技术,将采集的第一个信号置于 K 空间的中央区域,随后再依次填充。即扫描一开始先编码和采集填充 Ky＝0 附近的一部分相位编码线,决定图像的对比,然后再采集决定图像解剖细节的 K 空间周边的相位编码线。这一技术在利用透视实时触发技术进行的动态增强扫描和对比增强磁共振血管成像(CE-MRA)时有较多的应用。

除了以上两种填充方式,K 空间还可以采用迂回轨迹、放射状轨迹和螺旋状轨迹等其他多种填充方式。

本章小结

具有自旋特性的氢质子在静磁场和射频脉冲的作用下,质子吸收射频能量并发生磁共振现象。射频脉冲终止后,质子发生纵向弛豫和横向弛豫,在弛豫过程中,由于静磁场和被检组织结构的差异性,产生了不同强度的 MR 信号并通过接收线圈接收。为了得到 MR 信号的空间位置,在信号采集的相应时刻分别施加层面选择梯度场、相位编码梯度场和频率编码梯度场对 MR 信号进行空间定位,并将采集到的 MR 信号按照一定规律填充在 K 空间中,最后经过傅里叶转换解码形成 MR 图像。

（张　多）

扫一扫,测一测

思考题

1. 简述磁共振信号的产生过程。
2. 简述纵向弛豫的定义、机制、纵向弛豫时间的影响因素。
3. 简述横向弛豫的定义、机制、横向弛豫时间的影响因素。
4. 简述 T_1、T_2 值、质子密度与 MR 信号强度的关系。
5. 简述 MR 信号采集时,空间编码的实施步骤。

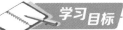

1. 掌握：自旋回波序列；反转恢复脉冲序列；梯度回波脉冲序列；平面回波成像序列及其各自衍生序列的结构及检测原理。
2. 熟悉：脉冲序列的相关成像参数；常用脉冲序列及各自衍生序列的特点和临床应用。
3. 了解：脉冲序列的组成；脉冲序列的分类。
4. 学会：运用所学知识，根据患者病情选择合适的磁共振成像序列。
5. 具有：合理调整常用成像序列扫描参数，满足图像质量控制要求的能力。

第一节 概 述

MR 信号需要通过一定的脉冲序列(pulse sequence)才能获取。脉冲序列是 MRI 技术的重要组成部分，只有选择适当的脉冲序列才能使磁共振成像参数(射频脉冲、梯度磁场、信号采集时间)及影响图像对比的有关因素相结合，得到较高信号强度和良好的组织对比的 MR 图像。

一、脉冲序列的组成

MRI 的脉冲序列是指射频脉冲、梯度磁场和信号采集时间等相关参数的设置及在时序上的排列，以突出显示组织磁共振信号的特征。一般的脉冲序列由五部分组成，按照它们出现的先后顺序分别是：射频脉冲、层面选择梯度场、相位编码梯度场、频率编码梯度场(也称为读出梯度)和 MR 信号。射频脉冲是磁共振信号的激励源，在任何序列中，至少具有一个射频脉冲。梯度磁场则实现成像过程中的层面选择、频率编码和相位编码，有了梯度磁场才能使回波信号最终转换为二维、三维图像。所有的脉冲序列最终以信号的采集结束。

MRI 的脉冲序列按照检测信号类型分为：

1. 自由感应衰减信号(FID)类序列 FID 类序列指采集到的 MR 信号是 FID 信号，如部分饱和序列。
2. 自旋回波信号(SE)类序列 SE 类序列指采集到的 MR 信号是利用 180°聚相脉冲产生的 SE 信号，如常规的自旋回波序列、快速自旋回波序列及反转恢复序列等。
3. 梯度回波信号(GRE)类序列 GRE 类序列指采集到的 MR 信号是利用读出梯度场切换产生的梯度回波信号，如常规梯度回波序列、扰相梯度回波序列、稳态进动序列等。
4. 杂合序列 杂合序列指采集到的 MR 信号有两种以上的回波信号，如快速自旋梯度回波序列、平面回波成像序列等。

目前已研发的 MRI 脉冲序列种类繁多，不同的脉冲序列会获得不同信号对比的加权图像，能满足临床诊断要求并实现解剖定位。最常用的脉冲序列有自旋回波(spin echo, SE)脉冲序列、反转恢复

（inversion recovery，IR）脉冲序列、梯度回波（gradient recalled echo，GRE）脉冲序列和平面回波成像（echo planar imaging，EPI）序列等。

二、脉冲序列的相关参数

MRI脉冲序列是射频脉冲和梯度磁场的变化在时序上的排列，每个脉冲序列都会有与时间相关的参数。

1. 重复时间（repetition time，TR） 是指脉冲序列执行一次所需要的时间，即脉冲序列执行过程中，从前一个射频脉冲开始到下一周期相同的射频脉冲再次出现所经历的时间。氢质子受到射频激励后发生弛豫现象，直到恢复到其最初的平衡态需要一定的时间。TR的作用就是使受激励的氢质子进行充分的弛豫。TR越长，氢质子纵向磁化量弛豫越充分，但扫描时间越长。

2. 回波时间（echo time，TE） 是指从产生宏观横向磁化矢量的射频脉冲开始到产生回波信号所需要的时间。在多回波序列中，射频脉冲到第一个回波出现之间的时间称为TE_1，到第二个回波产生之间的时间间隔称为TE_2，以此类推。在自旋回波脉冲序列和梯度回波脉冲序列中，TR和TE共同决定图像的加权对比。

3. 有效回波时间（effective TE） 在一些可以产生多个回波信号的序列中，如快速自旋回波或平面回波成像序列，一次射频激励脉冲可产生多个回波，分别填充K空间的不同位置，而每个回波TE是不同的。我们把从射频脉冲开始到填充K空间中央的那个回波产生之间的时间称为有效回波时间。

4. 回波链长度（echo train length，ETL） 是快速成像序列的参数。它是快速自旋回波序列和平面回波序列中，一次90°激励脉冲后产生并采集回波信号的个数。与具有单个回波的脉冲序列相比，相应的具有回波链的快速成像序列的扫描时间会缩短为原来的1/ETL。

5. 回波间隔时间（echo spacing，ES） 也称为回波间隙，是指回波链中相邻两个回波之间的时间。回波间隙越小，采集整个回波链所需的时间越短，扫描时间缩短。

6. 反转时间（inversion time，TI） 是指反转恢复脉冲序列中，180°反转脉冲到90°射频激励脉冲之间的时间间隔。

7. 激励次数（number of excitation，NEX） 也称为信号平均次数（number of signal averaged，NSA）或信号采集次数（number of acquisitions，NA），NEX是指在一个脉冲序列执行过程中，图像的每一相位编码线被重复采集的次数。NEX越大，图像质量越好，但扫描时间越长。

8. 扫描矩阵（matrix） 指MR图像中相位编码和频率编码的步数。矩阵越大，图像空间分辨力越高。MR信号采集过程中，相位编码方向上的采集矩阵越大，扫描时间越长。

9. 扫描视野（field of view，FOV） 也称为扫描野，它是指实施扫描的解剖区域的大小，即图像区域在频率编码和相位编码方向上的实际尺寸。扫描野不变，扫描矩阵越大，像素面积越小，图像空间分辨力越高。

10. 层面厚度（slice thickness） 是指二维成像中被激发层面的厚度。由选层梯度场强度和射频脉冲的带宽共同决定。

11. 层间隔（slice gap） 是指两个相邻层面之间的间隙。MRI中层面的选择是由频率选择性的射频脉冲确定的，而层面的厚度则由选层脉冲的带宽决定。理论上选层脉冲只会激励选中层面内的氢质子，但是，由于梯度的线性和射频脉冲的频率特性等影响，层面附近的氢质子往往也会受到部分激励，这种现象称为交叉激励或层间干扰（cross talk）。为了减少层间污染，二维MRI时常需要设置一定的层间距。

12. 翻转角（flip angle） 是指在射频脉冲的作用下，组织的宏观磁化矢量偏离主磁场B_0方向的角度称为射频翻转角。翻转角的大小由射频脉冲的强度和持续时间共同决定。

（曹　琰）

第二节　自由感应衰减序列

如果一个脉冲序列所采集的MR信号是自由感应衰减（FID）信号，这种序列就称为自由感应衰减序列。部分饱和序列和采集FID信号的反转恢复序列就属于这种序列。

一、部分饱和脉冲序列的检测原理

部分饱和(partial saturation,PS)脉冲序列也称饱和恢复(saturation recovery,SR)序列。给组织施加射频脉冲激发后,将会产生一个最大化的宏观横向磁化矢量,激励脉冲结束后横向磁化矢量将以指数规律快速衰减产生 FID 信号。

当 TR 很短时(TR≪T_1),下一个 90°激励脉冲到来时所有组织的纵向磁化矢量恢复得很少,即所有组织均被饱和,因而组织信号很弱;当 TR 足够长时(TR≫T_1)时,每一个 90°激励脉冲前所有组织的纵向磁化矢量都已经完全恢复,组织间就会失去 T_1 对比,当 TR 适当时每一个 90°激励脉冲之前,组织的纵向磁化矢量只是部分恢复,这时采集到的信号可以反映组织间的 T_1 对比,得到 T_1WI。由于 FID 信号衰减速度特别快,所以很难用该序列采集反映组织 T_2 对比的图像。

二、部分饱和脉冲序列的特点

SR 序列采集到理想的 FID 信号的关键是选择合适的 TR。选取 TR 较长,质子饱和程度小,受激励后会产生相当高的信号,但扫描时间也会随之延长,TR 太短,尽管扫描时间缩短,但饱和程度加深,信号减弱。当 TR 与受检组织 T_1 值处于同一数量级(如 3~5 倍 T_1)时,能达到扫描时间适中、组织饱和程度恰当及组织间对比良好三者平衡,可以进行 FID 信号的检测。

(曹　琰)

第三节　自旋回波脉冲序列

自旋回波脉冲序列简称 SE 序列,是目前磁共振成像最基本的经典脉冲序列,其他序列的结构和特点可以与 SE 序列进行比较。

一、自旋回波脉冲序列的结构和原理

(一)自旋回波脉冲序列

SE 脉冲序列是由一个 90°射频脉冲后随一个 180°聚相脉冲组成。SE 序列首先使用 90°射频脉冲使质子受到激励而发生磁共振现象,纵向磁化矢量消失而完全翻转至横向平面,产生一个最大的横向磁化矢量,此时受到激励的质子进动处于同相位。当 90°射频脉冲停止后质子发生弛豫,由于主磁场的不均匀和组织 T_2 值的影响质子进动失去相位一致性(失相位),横向磁化矢量迅速衰减,此过程为自由感应衰减信号,但是这个信号不被立即接收。为了获得可用来成像的信号,序列在 0.5TE 处施加一个 180°脉冲,此 180°脉冲为聚相脉冲,它剔除了主磁场不均匀造成的横向磁化矢量的衰减,使失相位的质子重新相位相聚,再次形成横向磁化矢量,当横向磁化矢量达到最大值后再次失相位而逐渐衰减,这个过程利用接收线圈记录得到一个回波称自旋回波(图 3-3-1)。

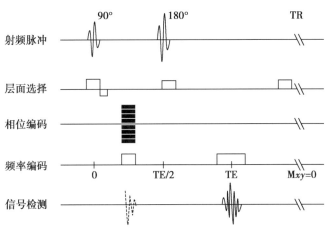

图 3-3-1　自旋回波(SE)序列示意图

SE 序列中 90°射频脉冲中点到获取回波中点的时间间隔称之为回波时间(TE);把两次相邻的 90°脉冲中点的时间间隔称之为重复时间(TR)。

（二）快速自旋回波序列

快速自旋回波(fast spin-echo,FSE 或 turbo SE,TSE)序列是为了解决 SE 序列扫描时间长而设计产生。FSE 序列也是在一个 TR 周期内首先发射一个 90°射频脉冲,然后相继发射多个 180°聚相脉冲,形成多个自旋回波(图 3-3-2),我们称为回波链。回波链中的回波数目称为回波链长度(ETL)。回波链中相邻两个回波中点的时间间隔称为回波间隙(ES)。FSE 序列中两次相邻的 90°射频脉冲中点的时间间隔称之为 TR。射频脉冲激励后产生多个回波,分别填充在 K 空间的不同位置,我们把 90°脉冲中点到填充 K 空间中央的回波中点的时间间隔称为有效 TE。由于一个 TR 周期获得多个相位编码数据,所以可以使用较短的 TR 周期形成一幅图像,从而缩短了扫描时间。FSE 序列的扫描时间 t 与扫描参数 TR 、 NEX 、 ETL 及相位编码数(Ny)的关系可以用下式表示:

$$t=TR \cdot N_y \cdot NEX/ETL \qquad \text{（公式 3-3-1）}$$

上述公式表明,与普通 SE 序列相比,FSE 序列的扫描时间降低了 ETL 倍。增加回波链的数量能够显著地减少扫描时间,不过回波链过长,将会使模糊伪影变得明显,典型的 ETL 为 4~32 个。

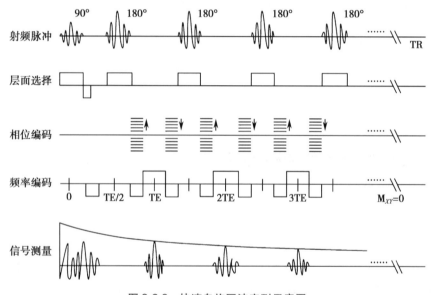

图 3-3-2 快速自旋回波序列示意图

（三）双回波（多回波）自旋回波(SE)序列

SE 序列中,在 90°射频脉冲后利用一个 180°聚相脉冲可产生一个回波信号,称为单回波 SE 序列,在实际工作中常用于获取 T_1WI。如使用多个 180°聚焦脉冲,则可以取得多个回波信号(图 3-3-3),称为多回波 SE 序列,此序列的每个回波信号均需开启一次读出梯度去采样,但各回波的相位编码梯度却是相同的,这些回波数据采集后被置于不同的 K 空间。因此,与单回波 SE 序列相比,多回波序列在

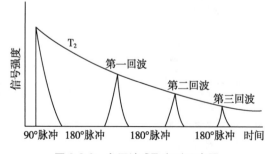

图 3-3-3 多回波 SE 序列示意图

TR 相等的情况下可以得到多幅图像,且图像权重不一。通常采用两个回波,即双回波 SE 序列,使得一次扫描同时获得两幅不同对比度的图像:一幅可为质子密度加权像,一幅为 T_2 加权像。

(四)FSE 序列与双回波(多回波)SE 序列共性和区别

FSE 序列与双回波(多回波)SE 序列有些类似,两者都以 90° 射频脉冲激发,随后都利用多个 180° 聚相脉冲来产生多个回波信号。不同之处在于,双回波(多回波)SE 序列的每个回波信号在采集时的相位编码梯度是相同的,因此每个回波被置于不同的 K 空间中,从而生成多幅不同权重的图像;而 FSE 序列多个回波信号的采集具有不同的相位编码梯度,被置于同一 K 空间中,最终重建出一幅单一权重的图像。

二、自旋回波脉冲序列的图像特点

(一)自旋回波序列

在 SE 序列中,决定图像对比特征的回波强度不仅与受检组织的 T_1 值、T_2 值、质子密度以及流动液体等条件有关,而且还与 TR、TE 等成像参数有关。因而成像时通过对 TR 和 TE 值的选择,可获得不同程度的 T_1 加权像、T_2 加权像和质子密度加权像。

1. T_1 加权像 选用短 TR(300~600ms 左右)和短 TE(10~25ms)时,得到的 MR 影像为 T_1 加权像。如选用与组织的 T_1 值接近的短 TR 时,在 TR 期间,具有长 T_1 的组织纵向磁化矢量恢复的幅度低,施加下一个 90° 脉冲后,长 T_1 组织的质子群的自由感应衰减信号(FID)的幅度就低,从而回波的幅度也低,呈低信号,如脑脊液。而具有短 T_1 的组织在应用短 TR 时其过程恰好相反,回波的幅度高,呈高信号,如脂肪。另外,选择短 TE(相当于 90° 脉冲后立即采集回波信号),这时所有组织尚未来得及发生横向弛豫,采集到的信号就不会带有组织 T_2 弛豫信息,则可忽略组织的 T_2 对回波信号的影响;又因为多数组织的质子密度差别不大,所以应用短 TR 和短 TE 时,回波信号反映的是不同组织的纵向弛豫时间的差别。不同组织在 T_1 加权像上显示的对比主要受 TR 的影响。

2. T_2 加权像 选用长 TR(1500~2500ms)和长 TE(80~120ms)时,得到的 MR 影像为 T_2 加权像。如选用比组织的 T_1 显著长的 TR 时,所有组织的纵向磁化矢量已经完全恢复(T_1 弛豫完成),当下一个 90° 射频脉冲激发产生的横向磁化矢量中就不会带有不同组织的 T_1 弛豫差别,那么组织 T_1 弛豫对图像对比就不会产生影响。另外,选择一个较长 TE 去采集回波信号,这时不同的组织由于 T_2 弛豫快慢不同残留下来的横向磁化矢量大小不同,所采集到的回波信号就带有不同组织的 T_2 弛豫信息。因此 TE 控制着横向磁化矢量衰减的程度,从而决定着图像 T_2 加权程度(T_2 对比)。延长 TE 时,长 T_2 与短 T_2 组织的对比就会增加,如果 TE 足够长,接近两种组织的 T_2 值时形成的对比就会较大。随着 TE 延长,T_2 加权的作用加大。

3. 质子密度加权像 选用长 TR(1500~2500ms)和短 TE(10~25ms)时,得到的 MR 影像为质子密度加权像。因为选用比受检组织的 T_1 值显著长的 TR 时,被上一个 90° 射频脉冲激发的质子群在下一个周期的 90° 射频脉冲到来时纵向磁化矢量已全部恢复,这时回波信号的强度与组织的 T_1 无关,只与质子密度和 T_2 值有关。如果再选用比受检的 T_2 值明显短的 TE,则回波强度与组织的 T_2 关系也不大了,此时回波信号的强度仅与质子密度有关,所以这种图像称为质子密度加权像。

4. SE 序列的优缺点 主要优点为:①序列结构比较简单,信号变化容易解释;②图像具有良好的信噪比;③图像的组织对比良好;④对磁场的不均匀敏感性低,因而磁化率伪影很轻微。此外,SE 序列也存在着一些不足:①90° 脉冲能量较大,纵向弛豫需要的时间较长,需采用较长的 TR(特别是 T_2WI),因而序列采集时间较长,T_2WI 常需要十几分钟以上,而 T_1WI 采集时间一般也需要 2~5min;②由于采集时间长,体部磁共振成像时容易产生伪影;③采集时间长,因而难以进行动态增强扫描;④为减少伪影,NEX 常需要 2 以上,进一步增加了采集时间。

(二)快速自旋回波序列

FSE 序列通过 TE、TR 控制图像信号加权,也可获得 T_1WI、T_2WI、PDWI 和重 T_2WI。FSE 序列的一个 TR 周期中,有多个自旋回波信号产生而组成一个回波链,且每个回波信号的 TE 是不同的,回波链中的任何一个回波都可以填充在 K 空间中心(填充到 K 空间中心的回波将决定图像的对比),我们把

90°脉冲中点到填充K空间中央的回波中点的时间间隔称为有效TE。如果把第一个回波填充在K空间中心(即选择很短有效TE),得到的是T_1WI或PDWI;如果把回波链中的最后一个回波填充在K空间中心(即选择很长的有效TE),得到的是重T_2WI;如果在回波链中选择一个合适的回波填充在K空间中心(即选择合适长的有效TE),得到的是合适的T_2WI。

FSE序列与SE序列相比也有其独特的特点,主要表现为:

(1)快速成像:自SE序列在90°射频脉冲激励后利用180°聚相脉冲采集一个自旋回波信号,完成1条K空间线的数据采集,而FSE序列在一次90°射频脉冲后利用多次180°聚相脉冲采集多个回波信号来完成多条K空间线的数据采集,使采集时间大为缩短。ETL越长,回波信号数目越多,TR次数越少,采集时间越短。

(2)回波链中每个回波信号的回波时间不同:FSE序列产生的每个回波信号的TE不同,第一个回波信号TE最短,最后一个回波信号TE最长,同样每个回波信号强度也不相同,第一个回波信号强度最大,最后一个回波信号强度最小,填充到K空间各个位置的回波信号对图像对比都有不用程度贡献,因此与SE序列对比,FSE序列的组织对比将有不同程度下降,一般ETL越长,图像的组织对比越低。

(3)FSE序列图像模糊效应:FSE脉冲序列的回波链在不同的TE采集回波信号,回波信号的强度将逐渐下降,第一个回波信号强度最大,之后信号逐渐减弱,到最后一个回波信号强度最小。这种有强度差别的回波信号填充到K空间中傅里叶转换将发生相位错误,导致图像模糊。ETL越长,图像越模糊。

(4)脂肪组织信号强度增高:脂肪组织在SE T_2WI上呈中等偏高信号,而在FSE T_2WI上脂肪组织信号明显高于SE序列。

(5)对磁场的不均匀不敏感:与SE序列相同,FSE序列也是利用180°聚相脉冲产生回波,可以剔除主磁场不均匀,因而对磁场的不均匀不敏感。

(6)能量沉积增加:FSE序列的连续多个180°聚相脉冲能量很大,这些能量传递到人体组织将在短时间内积聚,特殊吸收率(specific absorption ratio,SAR)增加,可引起体温升高等不良反应,这在高场强MRI仪中表现得更为突出。ETL越长,ES越小,SAR值增加越明显。

三、自旋回波序列的应用

SE序列是临床用途最广泛的标准成像序列,适用于绝大多数MRI检查。SE序列多用于获得T_1WI,常用于颅脑、骨关节、软组织、脊柱脊髓等部位的常规T_1WI序列;因为顺磁性对比剂具有缩短T_1的效应,在T_1WI上进行增强前后信号强度比较,可作为增强检查的常规序列。但由于扫描时间长,目前很少用SE脉冲序列进行T_2WI和PDW成像。

目前大多临床MRI检查用FSE序列代替SE序列,尤其进行T_2WI,如颅脑、体部、脊柱、骨关节等部位。在FSE-T_2WI上脂肪组织显示高信号,必要时可用脂肪抑制技术。同时,还应根据不同的检查目的选择合适的ETL值,如T_1WI和PDWI时,ETL常为2～4;T_2WI时,ETL常为5～20;水成像时,ETL常为20以上。

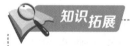

快速恢复FSE序列

利用FSE序列进行PDWI或T_2WI时,需要选择很长TR,TR延长则扫描时间延长。快速恢复FSE(fast recovery FSE,FRFSE)序列是一种能够加快组织纵向弛豫,缩短TR,从而加快成像速度的方法。FRFSE也采用90°射频脉冲激发,在回波链的最后一个回波采集后,再施加一个180°聚相脉冲,产生磁化矢量相位重聚,磁化矢量相位重聚后立刻施加一个负90°脉冲,把180°脉冲重聚的横向磁化矢量反向旋转回B_0方向,加快了长T_1值组织(如接近纯水成分的脑脊液)纵向磁化矢量恢复,从而可用较短的TR进行T_2WI,缩短了扫描时间。FRFSE只能用于PDWI和T_2WI,不能用于T_1WI。目前广泛应用于颅脑、脊柱、骨关节、腹部与盆腔。

单次激发 FSE 序列

　　单次激发 FSE(single shot FSE,SS-FSE)序列是采集速度更快的 FSE 序列。FSE 序列是在 90°射频脉冲激发后,利用多个 180°脉冲采集多个自旋回波,需要多次 90°脉冲激发后才能完成 K 空间填充。而 SS-FSE 序列是在 90°射频脉冲激发后,利用连续的 180°脉冲采集了填充 K 空间所需的所有回波信号,即一次 90°脉冲后完成 K 空间填充,从而使成像速度明显加快。由于 SS-FSE 序列是单次激发,序列中不存在 TR 概念(TR 无穷大),仅用于 T_2WI;由于回波链很长,图像模糊效应较明显,脂肪组织信号强度很高,SAR 升高明显;为保证回波链中后期的回波仍有一定信号,回波链中的 ES 很短。SS-FSE 序列主要用于颅脑、腹部脏器屏气超快速 T_2W 成像及屏气或呼吸触发水成像。

（曹　琰）

第四节　反转恢复脉冲序列

　　反转恢复类脉冲序列指一类具有 180°反转预脉冲的序列,包括普通反转恢复(IR)序列、快速反转恢复(fast inversion recovery,FIR)序列、短反转时间反转恢复(short TI inversion recovery,STIR)序列、液体衰减反转恢复(fluid attenuated inversion recovery,FLAIR)序列等。

一、反转恢复脉冲序列的结构和原理

（一）反转恢复（IR）脉冲序列

　　IR 序列是由一个 180°预脉冲、一个 90°激励脉冲和一个 180°聚焦脉冲组成,实际上就是在 SE 序列前施加一个 180°预脉冲(图 3-4-1)。180°脉冲是将纵向磁化矢量反转 180°,即转至与主磁场平行但与主磁场方向(正轴)相反的方向(负轴),随后纵向磁化矢量(负轴方向)发生 T_1 弛豫,逐渐向正轴方向恢复,当质子纵向磁化矢量恢复一定时间后施加一个 90°射频脉冲使已恢复的纵向磁化矢量偏转为横向磁化矢量,之后再施加一个 180°聚焦脉冲,采集回波信号。IR 序列中,选择不同的 180°预脉冲至 90°射频脉冲的时间间隔即反转时间(TI),就可以产生不同的对比,也可选择性抑制不同 T_1 值的组织信号。把相邻两个 180°预脉冲中点的时间间隔称为重复时间(TR);把 90°射频脉冲中点至回波中点的时间间隔称为回波时间(TE)。

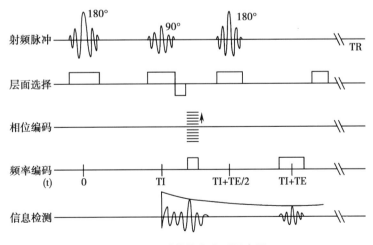

图 3-4-1　反转恢复序列示意图

　　具有 180°预脉冲的序列具有以下共同特点:①由于 180°反转预脉冲后组织纵向弛豫过程延长(即从 $-Mz$ 向 Mz 弛豫),组织间的纵向弛豫差别加大,T_1 对比增加,相当于 90°脉冲的 2 倍左右;②180°预脉冲后,组织发生纵向弛豫,纵向磁化矢量从反向最大逐渐变小到零,而后从零开始到正向逐渐增大到最大,如果当某组织的纵向磁化矢量到零的时刻给予90°脉冲激发,则该组织由于没有纵向磁化矢量,也没有横向磁化矢量产生,该组织就不产生信号,利用这一特点可以选择性抑制某些特定T_1值的组织信号。

（二）STIR 序列和 FLAIR 序列

在 IR 序列中,就每一种组织而言,其纵向磁化矢量均经历从负向最大到零点、从零点到正向最大的过程。如果我们选取特定的 TI 值,使得某一种组织的纵向弛豫正好恢复到零点,即此时该组织的纵向磁化矢量值为零,这一时刻发射90°激励脉冲,然后采集 MR 信号,该组织则不会产生 MR 信号(图 3-4-2)。组织纵向磁化矢量过零点所对应的 TI 值依赖于该组织的 T_1 值,组织的 T_1 值越短,需要使用的 TI 值越短;组织的 T_1 值越长,该 TI 值就越大。

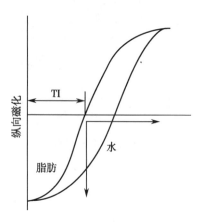

图 3-4-2 短时反转恢复序列示意图

脂肪组织的 T_1 值比较短,IR 序列中一般采用短的 TI 值来抑制脂肪信号,该序列称为短时间反转恢复(STIR)序列,属于脂肪抑制序列。由于组织的 T_1 值具有场强依赖性,不同场强下脂肪的 T_1 值有所不同,一般选取 TI 值为脂肪组织 T_1 值的 0.693 倍,这时会获得较为满意的脂肪抑制效果。STIR 序列能更好地显示被脂肪信号遮蔽的病变,并鉴别脂肪与非脂肪结构,可用于抑制骨髓、眶窝、腹部等部位的脂肪信号,并降低上述部位的运动伪影。但 STIR 序列不应用于增强检查。

另一种以 IR 序列为基础发展的脉冲序列称为液体衰减反转恢复(FLAIR)脉冲序列,该序列采用长 TI 和长 TE,产生液体(如脑脊液)信号为零的 T_2WI,是一种水抑制的成像方法。在脑部或脊髓的 T_2WI 上,选取 TI 为脑脊液 T_1 值的 0.693 倍,由于脑脊液的 T_1 值很长,使用的 TI 值也相对较长。一旦脑脊液信号为零,异常组织、特别是含水组织周围的病变信号在图像中就会变得很突出,从而提高了病变的检出能力。目前 FLAIR 序列常用于脑的多发性硬化、脑梗死、脑肿瘤等疾病的鉴别诊断,尤其是当这些病变与富含脑脊液的结构邻近时。

二、反转恢复脉冲序列的特点

IR 序列的信号不仅与组织 T_1 值和质子密度有关,还与 TR 和 TI 有关。TR 一般应选取足够长,以使纵向弛豫能够充分完成,这时 IR 序列图像的权重主要由 TI 控制。在纵向磁化矢量从负向最大向正向最大恢复的过程中,在不同的时间点测量到的不同组织间的 Mz 的差别也是不同的,也就是说选取不同的 TI,所获图像中组织间的对比就有差别。因此,IR 序列中图像对比度不是由 TR 决定,而是由 TI 来决定的。

IR 序列具有 T_1 对比效果好、SNR 高的优点;因一般设置 TR 在 2000ms 以上,故采集时间较长,扫描层面较少。临床上一般使用 IR 序列来获得 T_1WI,形成重 T_1 加权像,以减轻 T_2 的作用,可精细显示解剖结构。

三、快速反转恢复脉冲序列的特点和应用

快速反转恢复(FIR)序列也称反转恢复快速自旋回波(IR-FSE)。是由一个180°预脉冲、一个90°射频脉冲和多个180°聚相脉冲组成。可以理解为180°反转预脉冲后随一个 FSE 序列构成。由于 FIR 序列中有回波链的存在,与 IR 相比,成像速度大大加快。FIR 序列先施加一个反转脉冲,在适当时刻(TI)在施加一个脉冲,之后利用多个聚相脉冲(即复相位脉冲)采集多个回波,形成回波链。

快速反转恢复(FIR)序列具有成像速度明显加快、T_1 对比大、可选择不同的 TI 值选择性抑制脂肪和水信号的优点;但其 T_1 对比不如 IR 序列,且图像模糊。

由于 FIR 序列的扫描速度快,可用于获得脑灰质的重 T_1WI,T_1 对比虽不及 IR T_1WI 序列,但优于 SE T_1WI 序列或 FSE T_1WI 序列。为了鉴别脑部、脊髓 T_2WI 上靠近脑脊液的小病变,水抑制技术均采用 FIR 序列完成。

（曹 琰）

第五节　梯度回波脉冲序列

梯度回波(GRE)类序列是指采集梯度回波的一类脉冲序列,包括常规 GRE 脉冲序列、扰相 GRE 脉冲序列、稳态 GRE 脉冲序列等。GRE 序列是目前临床上应用很广泛的一组 MRI 脉冲序列。

一、普通梯度回波序列的结构和原理

(一)梯度回波序列的结构

普通 GRE 序列构成与其他序列相似,均由五个部分组成,即射频脉冲、层面选择梯度场、相位编码梯度场、频率编码梯度场和 MR 信号(图 3-5-1)。常规 GRE 序列把两侧相邻的小角度脉冲中点的间隔时间称为重复时间(TR);小角度脉冲中点到回波中点的时间间隔称为回波时间(TE)。

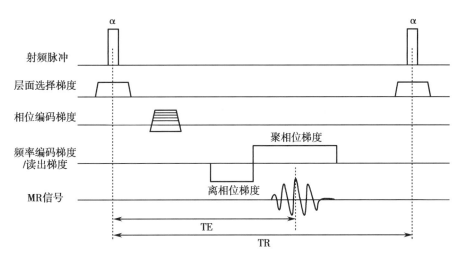

图 3-5-1　普通 GRE 序列结构示意图

普通 GRE 序列由五部分组成,其主要特点为:激发角度小于 90°,回波的产生依靠读出梯度场的切换

(二)梯度回波序列的原理

和自旋回波一样,梯度回波也是 MR 成像的信号,但自旋回波的产生是利用了 180°聚相脉冲,梯度回波的产生则与之不同(图 3-5-2)。

梯度回波是在射频脉冲激发后,在读出方向即频率编码方向上先施加一个梯度场,这个梯度场与主磁场叠加后将造成频率编码方向上的磁场强度差异,该方向上质子的进动频率也随之出现差异,从而加快质子的失相位,组织的宏观横向磁化矢量很快衰减到零,我们把这一梯度场称为离相位梯度场(图 3-5-3)。随后立刻在频率编码方向施加一个强度相同,方向相反的梯度场,原来在离相位梯度场作用下进动频率慢的质子进动频率加快,原进动频率快的质子进动频率减慢,这样由于离相位梯度场造成的质子失相位将逐渐得到纠正,组织的宏观横向磁化矢量逐渐恢复,经过与离相位梯度场作用相同的时间后,因离相位梯度场引起的质子失相位得到纠正,组织的宏观横向磁化矢量逐渐恢复直到信号幅度的峰值,我们把这一梯度场称为聚相位梯度场(图 3-5-4);从此时间点后,在聚相位梯度场的

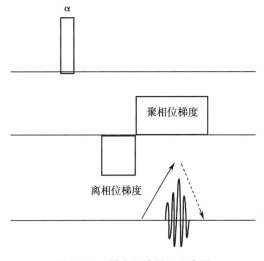

图 3-5-2　梯度回波原理示意图

在 α 脉冲激发后在频率编码方向上先施加一个离相位梯度场,再施加一个聚相位梯度场,从而形成一个完整的回波

继续作用下质子又发生反方向的离相位,组织的宏观横向磁化矢量又开始衰减直至到零,这样产生一个信号幅度从零到大又从大到零的完整回波。由于这种回波的产生是利用了梯度场的切换产生的,因此称为梯度回波。

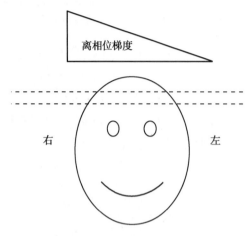

图 3-5-3 离相位梯度场示意图
以头颅横断面扫描为例,频率编码方向为左右方向,在 α 角脉冲激发后在频率编码方向上施加一个右高左低的离相位梯度场,造成右边质子进动频率快于左边,加快了质子失相位,组织的横向磁化矢量很快消失

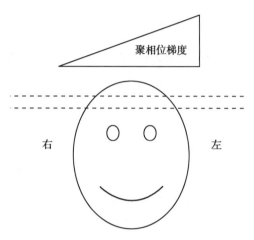

图 3-5-4 聚相位梯度场示意图
以头颅横断面扫描为例,频率编码方向为左右方向,在前一次离相位梯度场施加后一段时间,待横向磁化矢量消失后,在频率编码方向上施加强度相同、方向相反的聚相位梯度场(此时右低左高),原来进动频率低的左边质子进动加快,逐渐恢复宏观横向磁化矢量

与 SE 序列相比,GRE 序列与 SE 序列存在一定差别,GRE 序列射频脉冲激发没有 180°聚相脉冲作用,明显缩短 MR 信号的产生及采集所需时间,加快了扫描速度。

二、梯度回波序列的特点

(一)梯度回波序列的特点

SE 序列得到的图像质量稳定,具有很好的信噪比和组织对比,但成像速度慢是其明显缺点。梯度回波序列采集到的 MR 信号是梯度回波信号,具有以下特点:

1. 小角度激发,加快成像速度 SE 序列采用 90°脉冲对组织进行激发,90°脉冲能够产生最大的横向磁化矢量,因而获得的 MR 信号最强,一般 SE 序列的采集时间(TA)很长。梯度回波采用小角度激发,小角度激发有以下优点:①脉冲能量较小,SAR 值降低;②产生宏观横向磁化矢量的效率较高,与 90°脉冲相比,30°的脉冲能量仅为 90°脉冲的 1/3 左右,但产生的宏观磁化矢量达到 90°脉冲的 1/2 左右(图 3-5-5);

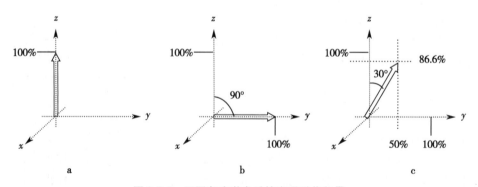

图 3-5-5 不同角度激发后的宏观磁化矢量
a. 表示平衡状态下,组织宏观纵向磁化矢量为最大(100%);b. 表示 90°脉冲激发后宏观纵向磁化矢量偏转 90°产生最大宏观横向磁化矢量达 100%,而纵向磁化矢量为零;c. 表示小角度(30°)脉冲激发后宏观纵向磁化矢量偏转 30°,产生的宏观横向磁化矢量未达最大(90°脉冲时的 50%),纵向磁化矢量保留下了平衡状态下的 86.6%

③小角度激发后,组织可以残留较大的纵向磁化矢量,纵向弛豫所需要的时间明显缩短,因而可选用较短的 TR,从而明显缩短 TA,这就是梯度回波序列相对 SE 序列能够加快成像速度的原因。

在实际应用中,我们通常称小角度脉冲为 α 脉冲,α 角常介于 10° 和 90° 之间。

2. 采用梯度场切换采集回波信号进一步加快采集速度 GRE 序列采用读出梯度场切换采集回波信号,其速度远较用 180° 聚相脉冲快,TE 明显缩短。因此与 SE 序列相比,GRE 序列扫描时间明显缩短。

3. T_2^* 弛豫(或 T_2^* 效应) 在 SE 序列中,射频脉冲激发将使组织产生宏观横向磁化矢量,射频脉冲结束后,组织的宏观横向磁化矢量逐渐衰减,衰减的原因是同相位进动的质子失相位,而造成质子失相位的原因有两部分:①组织真正的 T_2 弛豫;②主磁场不均匀。SE 序列的 180° 聚相脉冲可剔除主磁场不均匀造成的质子失相位从而获得真正的 T_2 弛豫信息。GRE 序列中施加的离相位梯度场将暂时性增加磁场的不均匀性,从而加速质子失相位,因此,GER 序列中施加离相位梯度场后,质子失相位由三个原因引起的:①组织真正的 T_2 弛豫;②主磁场不均匀性;③离相位梯度场造成的磁场不均匀。GRE 序列中的聚相位梯度场只能纠正离相位梯度场造成的质子失相位,但并不能剔除主磁场不均匀造成的质子失相位,因而获得的只能是组织的 T_2^* 弛豫信息而不是真正 T_2 弛豫信息(图 3-5-6)。

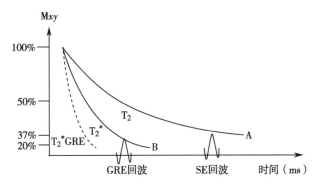

图 3-5-6 不同弛豫状态示意图

同一组织三种不同弛豫状态横向磁化矢量的衰减。A 线为 T_2 弛豫曲线,为 SE 序列的 180° 复相位脉冲剔除掉主磁场不均匀性后造成的质子失相位所获得组织真正的 T_2 弛豫信息(自旋回波),B 线表示 T_2^* 弛豫,受 T_2 弛豫和主磁场不均匀性影响,明显快于 T_2 弛豫,虚线表示施加离相位梯度场后组织横向磁化矢量的衰减曲线,其衰减下降明显快于细线(T_2^*),由于聚相位梯度场只能剔除离相位梯度场造成的质子失相位,只能得到 T_2^* 弛豫信息(GRE 回波)。基于上述原理,即便 GRE 序列选用较 SE 序列短的 TE,其回波幅度也常低于 SE 序列,故 GRE 序列图像的固有信噪比也比 SE 序列低

4. GRE 序列的固有信噪比较低 GRE 序列利用梯度场切换产生回波,不能剔除主磁场不均匀造成的质子失相位,因此在相同的 TE 下,GRE 序列得到的回波幅度将明显低于 SE 序列,即便有时 SE 序列的 TE 长于 GRE 序列,其回波幅度也常常大于后者。另外,GRE 序列常用小角度激发,射频脉冲激发所产生的横向磁化矢量本来就比 SE 序列小。因此,GRE 序列图像的固有信噪比将低于 SE 序列。

5. GRE 序列对磁场的不均匀性敏感 自旋回波类序列的特点之一就是对磁场的不均匀性不敏感,因为 180° 聚相脉冲可剔除主磁场不均匀造成的质子失相位。GRE 序列中,回波的产生依靠梯度场的切换,不能剔除主磁场不均匀造成的质子失相位,因此,GRE 序列对磁场的不均匀性比较敏感。这一特性的缺点在于容易产生磁化率伪影,特别是在气体与组织的界面上;优点在于容易检出能够造成局部磁场不均匀的病变,如出血、钙化及异常金属沉积等。

6. GRE 序列中血流常呈现高信号。

(二)梯度回波序列的扫描参数

1. T_1WI 与 SE 序列一样,利用 GRE 序列进行 T_1WI 也需要选择短的 TE 以尽量剔除 T_2^* 弛豫对图像对比的污染,读出梯度场切换所需的时间明显短于 180° 脉冲所需的时间。因此 GRE 序列的最短

TE明显短于SE序列。T_1WI权重则取决于TR和激发角度(翻转角度),保持TR不变,激发角度越大,图像的T_1权重越重;保持激发角度不变,TR越短,图像的T_1权重越重。GRE序列一般选用$50°\sim80°$的激发角度时,常需要采用相对较长的TR(如$TR=100\sim200ms$)。当TR缩短到数十毫秒甚至数毫秒时,激发角度则可减少到$10°\sim45°$。

2. T_2^*WI 与SE或FSE T_2WI序列相比,GRE T_2^*WI序列的成像参数具有以下特点:①小角度激发和相对短的TR,一般激发角度为$10°\sim30°$,TR常为$200\sim500ms$;②相对短的TE,一般为$15\sim40ms$。

3. PDWI GRE PDWI序列在临床上应用较少,选用与T_2^*WI相似的激发角度和TR、尽量短的TE可得到PDWI。

GRE脉冲序列中,翻转角度(θ)、TR决定T_1WI程度,θ增大,TR减小,T_1权重增加;TE决定T_2^*加权程度,TE增大,T_2^*权重增加(表3-5-1);设置不同的扫描参数,可分别获取T_1WI、T_2^*WI、PDWI(表3-5-2)。

表3-5-1 常用脉冲序列中影响图像对比度的因素

序列	T_1对比	T_2对比	T_2^*对比
SE序列	TR	TE	/
IR序列	TI	TE	/
GRE序列	θ、TR	/	TE

表3-5-2 常用脉冲序列中不同加权像的参数设置

序列	PDWI	T_1WI/重T1WI	T_2WI
SE序列	长TR、短TE	短TR、短TE	长TR、长TE
IR序列	长TI、短TE	中等TI、短TE	中等TI、长TE
GRE序列	小θ、短TR、短TE	大θ、短TR、短TE	小θ、短TR、长TE

三、扰相梯度回波序列

当常规GRE序列的TR明显大于组织的T_2值,组织的横向弛豫会在下一次α脉冲激发前完成,此时横向磁化矢量几乎衰减到零,下一次α脉冲激发所产生的信号将不会受到前一次小角度脉冲的影响。但当TR小于组织的T_2值,或不能满足$TR\gg T_2^*$值时,在下一次小角度脉冲激发前,上一次小角度脉冲激发产生的横向磁化矢量尚未完全衰减,这种残余的横向磁化矢量会影响下一次小角度脉冲激发产生的横向磁化矢量,主要表现为带状伪影,且组织的T_2值越大、TR越短、激发角度越大,带状伪影越明显。

为消除这种带状伪影,我们必须在下一次小角度脉冲激发前将前一次射频脉冲激发后残留横向磁化矢量消除。采用的方法是在前一次α脉冲激发完成信号采集后对质子相位干扰,加快失相位,为下一次小角度脉冲的激发做好准备。扰相的方法有两种:①梯度破坏,又称梯度扰相,是常用的一种扰相方法,即施加扰相位梯度场;②RF破坏,又称射频扰相。

(一)扰相GRE序列构成及原理

扰相GRE脉冲序列的构成类同于常规GRE序列,只是在下一次小角度射频脉冲激发前增加一个扰相因素(图3-5-7)。一种方法是通过在层面选择、相位编码和频率编码三个方向上施加扰相梯度场以达到梯度扰相,造成磁场不均匀,使剩余的横向磁化矢量弛豫加速从而消除残余的横向磁化矢量;另一种方法是通过施加任意的射频脉冲,其相位在每个发射、接受周期都发生变化,彻底扰乱剩余横向磁化矢量的相位以实现射频扰相,达到去除剩余横向磁化矢量的目的。施加扰相位梯度场或扰相位射频脉冲的梯度回波序列称为扰相GRE脉冲序列。

该序列在临床实际工作中不同的生产商有着不同的名称,如SPGR(spoiled gradient recalled echo)、FLASH(fast low angle shot)、FFE(fast filed echo)等。

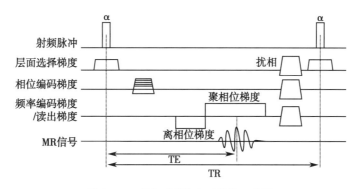

图 3-5-7 扰相 GRE 序列结构示意图

扰相 GRE 序列结构,与常规 GRE 序列不同的是在下一次激发脉冲到来前分别在层面选择、相位编码、频率编码三个方向都施加一个很强的梯度场造成磁场不均匀性以加快质子失相位,达到彻底消除前一次激发脉冲回波采集后残留的横向磁化矢量

（二）扰相 GRE 序列的临床应用

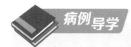

女性,60 岁,反复右膝关节疼痛 6 年,加重 1 个月。患者 6 年前开始右膝关节疼痛,无向他处放射,劳累时加重,休息后可缓解,由于病情较轻无特殊治疗。之后疼痛反复发作,1 个月前症状突然加重,出现关节肿胀,行走时出现绞锁,休息后仍不能缓解,为明确诊断来院就诊。查体:右膝关节肿胀,局部压痛,右膝关节浮髌试验(+)、研磨试验(+)。X 线示:右膝关节骨质增生、关节间隙狭窄。

问题:

1. 临床医生根据症状、体征结合 X 线检查诊断右膝关节退行性改变,同时合并有半月板撕裂可能。如需进一步了解半月板情况,应进行哪项影像学检查?

2. 膝关节 MR 扫描的优势是什么?

3. 膝关节 MR 扫描常需要哪些扫描序列?

常规 GRE 序列与扰相 GRE 序列在临床上的应用比较广泛,两种序列的作用相近,但当不能满足 $TR \gg T_2^*$ 的条件时,临床上更多采用扰相 GRE 序列,以尽量消除带状伪影。下面就以扰相 GRE 序列为例介绍其临床应用(下面以 1.5T 扫描机为例介绍成像参数),其他场强的 MRI 扫描应做适当调整。

1. 扰相 GRE T_1WI 序列 扰相梯度回波 T_1WI 在临床上的应用非常广泛,已成为很多部位常规检查序列。根据成像目的的不同,其成像参数变化也比较大,下面介绍扰相 GRE T_1WI 序列的常用技术。

（1）二维扰相 GRE 腹部屏气:为上、中腹部脏器检查的常规 T_1WI 序列之一。对于 1.5T 扫描机,一般 TR 为 80~200ms,激发角度 60°~90°,选用短的 TE(通常为 4~4.5ms),根据所选成像参数的不同,TA 一般为 15~30s,一次屏气常可扫描 15~30 层,可以覆盖肝胆胰脾和双肾。利用该序列除了可以进行常规 T_1WI 外,还可以进行动态增强扫描,配用脂肪抑制技术可以清晰显示胰腺病变,通过对 TE 的调整还可以进行化学位移成像。与 SE T_1WI 相比,该序列用于腹部成像时的优点表现在:①T_1 对比良好;②成像速度快,可以进行动态增强扫描;③对受检者屏气要求高,如屏气不好会有明显的呼吸运动伪影。

（2）三维扰相 GRE 腹部屏气:当腹部脏器屏气扫描要求层厚较薄,或需要同时兼顾脏器成像和血管成像时可考虑选用该序列。该序列既可作平扫 T_1WI,也可进行动态增强扫描。在 1.5T 扫描机上,TR 一般为 4~8ms,选用尽量短的 TE(小于 3ms),激发角度一般为 10°~20°,根据成像参数和扫描层数的不同,扫描时间常为 20~30s。与二维扰相 T_1WI 序列相比,该序列的优点为:①在层面较薄时可以保持较高的信噪比;②没有层间距,有利于小病灶的显示;③可同时兼顾脏器实质成像和三维血管成像的需要。但其软组织 T_1 对比往往不及二维扰相 GRE T_1WI。

（3）利用扰相 GRE 序列进行流动相关的 MRA：有关流动相关的 MRA 的原理将在 MRA 章节中介绍，这里仅介绍扰相 GRE T_1WI 在 MRA 中的应用。无论时间飞跃（TOF）MRA 还是相位对比（PC）MRA，也无论是二维 MRA 还是三维 MRA 均可采用扰相 GRE T_1WI 序列。在 1.5T 的扫描机上，三维 TOF MRA 序列的 TR 一般为 25~45ms，TE 一般为 6.9ms，激发角度一般为 20°~30°，TA 一般为 5~10min。可以看出，三维 TOF MRA 实际上一个 T_1 权重比较重的 T_1WI，这可以抑制背景静止组织信号，有效反映血液的流入增强效应，无需注射对比剂即可清晰显示血管结构。临床上，三维 TOF MRA 多用于头、颈部的血管成像。

（4）对比增强 MRA（CE-MRA）：一般也采用三维扰相 GRE T_1WI 序列，其原理参阅 MRA 一节。在 1.5T 的扫描机上，TR 常为 3~6ms，TE 为 1~2ms，激发角度为 25°~40°。因此，三维 CE-MRA 所用的扰相 GRE 序列也属于 T_1WI 序列，可有效抑制背景组织信号，注射对比剂后 T_1 值明显缩短的血液则呈现明显高信号。与前面介绍的三维扰相 GRE 腹部屏气相比，用于 CE-MRA 的扰相 GRE T_1WI 序列的 T_1 权重更重。因此，CE-MRA 血管结构显示清晰，比流动相关的 MRA 得到的信息更为可靠，能作为直径较大的血管，特别是体部和四肢血管病变的首选筛查手段。

（5）扰相 GRE T_1WI 序列用于心脏成像：扰相 GRE T_1WI 序列配合用心电门控和呼吸门控（或屏气），可以进行心脏成像及心脏功能的初步分析。

（6）扰相 GRE T_1WI 序列用于关节软骨成像：利用三维扰相 GRE T_1WI 序列可很好显示关节软骨，在 1.5T 扫描机上，TR 常为 10~15ms，选用尽量短的 TE，激发角度为 10°~15°。在该序列图像上，透明软骨呈较高信号，而纤维软骨和韧带呈低信号。该序列适用于膝关节、髋关节、腕关节、颞颌关节等部位。

（7）其他应用：由于扰相 GRE T_1WI 序列成像速度比 SE T_1WI 序列快，临床上也可利用扰相 GRE T_1WI 序列进行脑、垂体、骨与软组织的快速 T_1WI 或动态增强扫描。

2. 扰相 GRE T_2^*WI 序列

（1）二维扰相 GRE T_2^*WI 序列应用：在 1.5T 扫描机上，二维扰相 GRET_2^*WI 的 TR 常为 200~600ms，TE 常为 15~40ms，激发角度常为 10°~30°，根据扫描参数的不同，TA 通常为 2~5min。目前二维扰相 GRE T_2^*WI 序列主要用于：①大关节病变的检查，常作为膝关节半月板损伤的首选检查序列；②脊柱病变特别是退行性病变的检查；③出血病变的检查，如脑出血、关节出血等，对出血病变的检查比 FSE T_2WI 序列更为敏感。

（2）三维扰相 GRE T_2^*WI 序列用于磁敏感加权成像（susceptibility weighted imaging，SWI）：临床上常用于脑微出血、小血管（静脉）畸形、脑血管病的检查。

四、稳态自由进动序列

（一）GRE 序列稳态的概念

在学习稳态进动快速成像序列前，我们有必要了解何谓 GRE 序列中的"稳态"，根据上述序列磁化矢量的弛豫过程可以认为存在两种稳态，即纵向稳态和横向稳态。

1. 纵向稳态　我们知道纵向弛豫的速度不是恒定不变的，宏观磁化矢量偏离平衡状态越远，纵向弛豫越快，反之纵向弛豫越慢。

梯度回波序列中，由于施加小角度脉冲，因此射频脉冲激发后，仍残留有较多的宏观纵向磁化矢量，如果 TR 间期不足以使所有组织都完成纵向弛豫，则下一次脉冲激发前组织的宏观纵向磁化矢量由两部分构成：①前一次激发后残留的纵向磁化矢量；②TR 间期中纵向弛豫所恢复的纵向磁化矢量。

假设一梯度回波序列中射频脉冲激发角度为 60°，TR = 150ms，某组织每一次射频脉冲激发后，残留的宏观磁化矢量为平衡状态的 50%，由于每一次激发后残留的磁化矢量不同，且偏离纵向磁化矢量平衡状态越远的纵向弛豫速度越快，宏观纵向磁化矢量恢复得更多，经过数个脉冲后，在以后每一次射频脉冲激发前，组织的宏观纵向磁化矢量将基本稳定保持在约为平衡状态时的 63% 水平（图 3-5-8）。梯度回波序列中这种经过数个射频脉冲激发，每一次 TR 间期后组织的宏观纵向磁化矢量保持稳定状态的现象即为纵向稳态，可存在于任何梯度回波序列中。

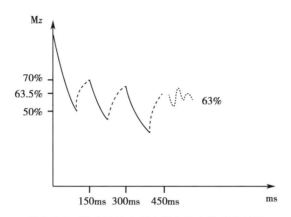

图 3-5-8 梯度回波序列中纵向稳态的形成过程
假设一梯度回波序列中射频脉冲激发角度为 60°，TR = 150ms，第一个 TR 间期后，组织残留的宏观纵向磁化矢量为平衡状态的 50%，如图所示假设每一个 TR 间期内纵向弛豫可使宏观磁化矢量依次增加 20%、30%、31%，则宏观纵向磁化矢量依此恢复至 70%、65%、63.5% 水平，以此类推，经过数个脉冲后，在以后每一个射频脉冲激发前，该组织的宏观纵向磁化矢量将基本保持一致，约为平衡状态时的 63% 左右

2. **横向稳态**　在梯度回波序列中，当射频脉冲关闭后，组织的横向磁化矢量将发生 T_2^* 弛豫，且 T_2^* 弛豫的速度与横向磁化矢量的大小有关，后者越大衰减越快，反之则衰减越慢。与纵向稳态一样，实际上经过几次 α 脉冲激发后，在以后每一个 α 脉冲激发前，组织的残留横向磁化矢量将保持稳定，这就是所谓的横向稳态。

（二）稳态进动成像序列

如前所述，梯度回波序列中当不能满足 $TR \gg T_2^*$ 的条件时，则选择利用扰相梯度场或扰相射频脉冲去除前一个回波采集后残留的横向磁化矢量以尽量消除带状伪影。我们也可以不去除这种残留的横向磁化矢量，利用这种残留的横向磁化矢量以保留前一个回波采集后残留的横向磁化矢量；在空间编码梯度场施加后，于层面选择方向、相位编码方向和频率编码方向各施加一个与相应空间编码梯度场大小相同、方向相反的梯度场即聚相位梯度场，剔除空间编码梯度场造成的失相位，并发生相位重聚。这样，残留的横向磁化矢量就可以最大限度地保留，并与下一次射频脉冲激励产生的回波一并采集，此时磁化矢量在纵向和横向都达到稳态，我们把这一类序列称为稳态进动成像序列。

如果相位梯度场仅施加在相位编码方向，我们把这种序列称为稳态进动快速成像（fast imaging with stead-state precession，FISP）序列，如果在层面选择、相位编码及频率编码方向上均施加相位梯度场，这种序列称为真实稳态进动快速成像（true fast imaging with stead-state precession，True FISP）序列（图 3-5-9）。

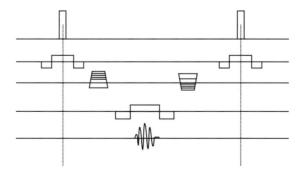

图 3-5-9 True FISP 脉冲序列结构图
以真实稳态进动快速成像序列为例，与扰相 GRE 序列不同的是该序列不施加扰相梯度，而是在层面选择、相位编码、频率编码三个方向都施加与相应编码梯度大小相同、方向相反的梯度场，以纠正这三个梯度场造成的质子失相位，从而在下一次射频脉冲激发前最大程度地保留前一次射频脉冲激发后残留的横向磁化矢量

1. FISP 序列 这个序列目前在临床上应用较少。

2. 真实稳态进动快速成像序列 是聚相位 GRE 脉冲序列中常用的一种,其构成类同于常规 GRE 序列,在下一次小角度 RF 脉冲激发前在层面选择、相位编码、频率编码三个方向上施加了聚相位梯度场,使编码梯度场造成的质子群失相位得到纠正,在纵向和横向上均达到了真正的稳态,故而得名。

（1）扫描参数特点:该序列采用很短的 TR、很短的 TE 和较大的激发角。如在 1.5T 设备中,TR 常小于 5ms,TE 小于 2ms,翻转角为 40°~70°。这种参数下,组织的信号大小与其 T_2^*/T_1 正相关,因此 T_2^* 值较长的成分如脑脊液、胆汁、胃肠液、血液等均呈现高信号。

（2）True FISP 序列的特点

1）优点:①成像速度快,单层图像采集时间常在 1s 以内,因此没有明显运动伪影;②由于采用极短的 TR 和 TE,血液流动造成的失相位程度较轻,同时由于三个方向局相位梯度的流动补偿效应,流动的血液包括心腔和血管内的血液均呈现高信号;③长 T_2^* 的液体包括血液、脑脊液、胆汁等呈现明显高信号,液体与软组织间形成很好的对比。

2）缺点:①软组织之间对比很差,常不能检出实质性脏器内部的实性病变,如肝细胞癌等;②对磁场不均匀性比较敏感,容易出现磁化率伪影。

（3）临床应用:①配合心电门控或心电触发技术进行心脏成像,可清晰显示心脏结构,并进行心脏功能分析;②配合心电触发技术进行冠状动脉成像;③大血管病变如动脉瘤、主动脉夹层等病变的检查;④利用 3D True FISP 序列进行水成像,主要用于内耳水成像及 MR 脊髓造影(MRM);⑤有助于胆道梗阻、门静脉血栓等病变的检出,但不适用于肝脏实性病变的检出;⑥可用于胃肠道占位病变的检查。

（夏 晓）

第六节 平面回波成像

平面回波成像(echo planar imaging,EPI)技术是指准备脉冲作用后,采用 EPI 技术采集回波信号的一类脉冲序列,其构成可认为是准备脉冲加 EPI 技术。该技术是目前采集 MR 信号最快的一类脉冲序列,利用单次激发 EPI 序列可在数十毫秒内完成一幅 MR 图像的采集。

一、平面回波成像序列的构成及其检测原理

EPI 技术是在梯度回波基础上发展而来的一种 MR 信号采集方式。在准备脉冲作用后,利用读出梯度场的连续正反向切换,产生多个梯度回波,因而 EPI 技术将采集一个梯度回波链(图 3-6-1)。由

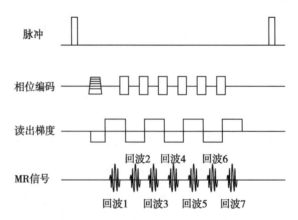

图 3-6-1 常规 EPI 序列结构示意图

EPI 序列利用读出梯度场连续切换产生回波,先施加的是反向的离相位梯度场,然后切换到正向,成为聚相位梯度场产生第一个梯度回波,正向梯度场施加的时间过第一个回波中点后,实际上又成为正向的离相位梯度场,施加一定时间后,切换到反向,这时反向梯度场成为聚相位梯度场,从而产生与第一个回波方向相反的第二个梯度回波,反向梯度场施加的时间过第二个回波中点后又成为反向离相位梯度场。如此周而复始,产生一连串正向和反向相间的梯度回波

于读出梯度场的连续正反向切换，采集的是一串正向和反向相间的 GRE 回波，其回波信号在 K 空间中填充方式是一种不同于一般 SE 序列、IR 序列或 GRE 序列的迂回式填充（图 3-6-2）。这种 K 空间迂回填充轨迹需要相位编码梯度场与读出梯度的相互配合，相位编码梯度场在每个回波采集结束后施加，其持续时间的中点正好与读出梯度切换过零点时重叠。

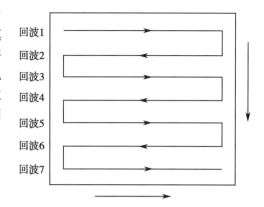

图 3-6-2 EPI 序列的 k 空间填充轨迹
EPI 序列连续正反向切换产生的梯度回波链决定了其 MR 原始数据在 K 空间中需要进行迂回填充

二、平面回波成像序列的分类

（一）按射频脉冲激发的次数分类

按照一幅图像需要进行射频脉冲激发的次数，EPI 序列可分为多次激发 EPI（multi shot EPI，MS-EPI）和单次激发 EPI（single shot EPI，SS-EPI）。

1. 多次激发 EPI（MS-EPI） MS-EPI 是指一次射频脉冲激发后利用读出梯度连续切换采集多个梯度回波，填充了 K 空间的多条相位编码线，需要多次射频脉冲激发和相应次数的 EPI 采集及数据迂回填充才能完成整个 K 空间的填充。MS-EPI 需要进行的激励次数取决于 K 空间相位编码步级数和 ETL。

从序列结构和数据采集特点来看，MS-EPI 与 FSE 较为相似，两者均是在一次射频脉冲激发后采集多个回波，填充 K 空间的多条相位编码线，并且需要重复多次激发方能填充完整个 K 空间。两种序列不同之处在于：①FSE 序列是利用 180°聚焦脉冲采集自旋回波链，MS-EPI 则是利用读出梯度场的连续切换采集梯度回波链；②FSE 的 K 空间是单向填充，而 MS-EPI 的 K 空间是迂回填充；③梯度场连续切换比连续的 180°脉冲所需的时间要短，因此 MS-EPI 回波链采集要比 ETL 相同的 FSE 序列快数倍。

2. 单次激发 EPI（SS-EPI） SS-EPI 指在一次射频脉冲激发后采集了所有数据并一次填充 K 空间。SS-EPI 是目前采集速度最快的 MR 成像序列。

MS-EPI 与 SS-EPI 比较，各有特点，后者成像速度快于前者，更适合用于对速度要求很高的功能成像；前者的图像质量一般较好、信噪比更高、伪影更少。

（二）按 EPI 技术准备脉冲分类

EPI 技术本身只能算是一种 MR 信号的采集方式，它需要结合一定的准备脉冲才能成为真正的成像序列，故 EPI 序列的加权方式、权重和用途都与其准备脉冲密切相关，按准备脉冲方式可将 EPI 序列分为梯度回波 EPI（GRE-EPI）序列、自旋回波 EPI（SE-EPI）序列、反转恢复 EPI（IR-EPI）序列。

1. 梯度回波 EPI（GRE-EPI）序列 GRE-EPI 序列是最基本的 EPI 序列，即在 90°脉冲后利用 EPI 技术采集梯度回波链（图 3-6-3）。GRE-EPI 序列通常采用 SS-EPI 方法采集信号，一般用作 T_2^*WI 序列。

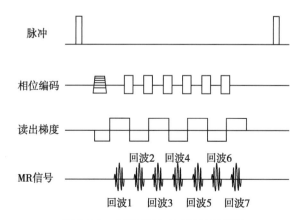

图 3-6-3 GRE-EPI 序列结构示意图
GRE-EPI 序列利用读出梯度场连续切换产生回波，先施加的是反向的离相位梯度场，然后切换到正向，成为聚相位梯度场产生第一个梯度回波，逐次周而复始，产生一连串正向和反向相间的梯度回波

2. 自旋回波 EPI(SE-EPI)序列　90°脉冲后紧跟一个 180°脉冲,产生一个自旋回波信号;然后再利用 EPI 技术采集一个梯度回波链(图 3-6-4),因此该序列得到的图像能反映组织的 T_2 弛豫特性,获得 T_2WI,临床上一般用作 T_2WI 或水分子扩散加权成像(DWI)序列。

3. 反转恢复 EPI(IR-EPI)序列　IR-EPI 序列是指在 EPI 采集前施加 180°预脉冲的 EPI 序列。可以分为两种,一种是在 GRE-EPI 序列前施加 180°预脉冲(图 3-6-5),常采用多次激励用作超快速 T1WI 序列,一般采用 MS-EPI 序列,ETL 较短(ETL=4~8);另一种是在 SE-EPI 序列前施加 180°预脉冲,序列可采用单次或多次激励,可作为 FLAIR 或 DWI 序列。

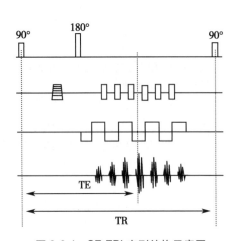

图 3-6-4　SE-EPI 序列结构示意图

SE-EPI 序列的准备脉冲是 SE 序列,180°聚相位脉冲产生的自旋回波信号填充在 K 空间中心以决定图像对比度,EPI 采集的梯度回波链则主要决定图像的细节。把 90°脉冲重点与自旋回波中点的时间间隔定义为 TE,把两次相邻的 90°脉冲中点的时间间隔定义为 TR,如果单次激发 SE-EPI,则 TR 无穷大

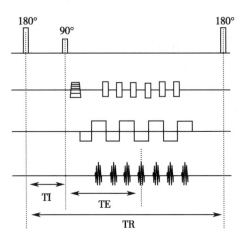

图 3-6-5　IR-EPI 序列结构示意图

IR-EPI 序列最早施加的是 180°反转预脉冲,180°脉冲后,组织将发生纵向弛豫,经过一定时间后,由于纵向弛豫速度不同,各组织的宏观纵向磁化矢量将出现差别,这时利用 90°脉冲把这种宏观纵向磁化矢量差别偏转 90°,变成宏观横向磁化矢量的差别,立刻使用 EPI 技术采集回波来记录这种宏观横向磁化矢量的差别。我们把 180°反转预脉冲中点与 90°脉冲中点的时间间隔定义为 TI;把 90°脉冲中点与填充 K 空间中心的回波中点的时间间隔定义为有效 TE;把两次相邻的 180°反转脉冲中点的时间间隔定义为 TR,如果是单次激发 IR-EPI 序列 TR 则为无穷大

三、平面回波成像序列的特点和临床应用

1. 单次激发 GRE-EPI 序列　该序列多在 1.0T 以上扫描机使用,一般采用 SS-EPI,TR 为无穷大,在 1.5T 扫描机上,TE 一般为 30~50ms。单层 TA 仅需要数十毫秒,1s 可完成数十幅图像的采集。该序列主要用于:①MR 对比剂首次通过灌注加权成像;②基于血氧水平依赖(blood oxygenation level dependent,BOLD)效应的脑功能成像。

2. 多次激发 SE-EPI 序列　该序列一般临床应用较少,激发次数常为 4~16 次,一般用于腹部屏气 T_2WI。

3. 单次激发 SE-EPI 序列　该序列在临床应用较多,TR 为无穷大,因此剔除了 T_1 弛豫对图像对比的污染,根据需要和扫描机的软硬件条件,TE 一般为 50~120ms。成像速度很快,单层图像的 TA 在数十到 100ms。在临床上的应用主要有:①脑部超快速 T_2WI,该序列图像质量不及 FSE T_2WI,因此一般用于临床情况较差或不能配合检查的受检者;②腹部屏气 T_2WI,用于腹部的优点是成像速度快,数秒钟可完成数十幅图像的采集,即便不能屏气也没有明显的呼吸运动伪影,但磁化率伪影较明显;③在该序列基础上施加扩散敏感梯度场即可进行水分子扩散加权成像(DWI),主要用于超急性期脑梗死的 MRI 检查。

4. 多次激发 IR-EPI 序列　该序列临床应用较少,ETL 一般为 4~8,相位编码步级一般为 128,因此需要进行 16~32 次激发。该序列一般用于心肌灌注加权成像。

5. 单次激发反转恢复 SE-EPI 序列 该序列临床应用不多,可作为脑部超快速 FLAIR 扫描,在此序列基础上施加扩散敏感梯度场也可进行 DWI。

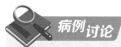

女性,40 岁,外伤致腰部疼痛伴功能受限 1h。患者 1h 前骑车时,不慎摔倒致腰部受伤,当即感腰部疼痛,呈持续性,不放射,腰部活动受限,无法正常行走。无头晕、头痛、胸闷、气紧,无腹胀、腹痛及二便失禁,120 急诊入院就诊,作腰椎 X 线检查后,诊断为"腰 3 椎体压缩骨折。查体:四肢无畸形,腰部活动受限明显,腰部双侧竖脊肌肌肉肌张力增高,腰 3 椎体棘突叩痛、压痛明显。

病例讨论

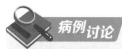

男性,55 岁,上腹部胀痛不适伴乏力、食欲缺乏半年余。患者半年前无明显诱因下出现上腹部胀痛不适伴乏力、食欲缺乏,体重较前减轻 10 余斤。腹部胀痛呈间断性,无伴腰背部疼痛,无畏寒发热,无恶心呕吐,无黄疸,为明确诊断来院就诊。患者既往有乙肝、肝硬化病史 20 年。实验室检查:乙肝表面抗原(+)、乙肝 e 抗原(+)、乙肝核心抗体(+),甲胎蛋白(AFP)1526.57ng/ml,谷丙转氨酶 100U/L,谷草转氨酶 98U/L。腹部 B 超示:右肝低回声;CT 示:肝硬化、右肝实质占位性病变,考虑肝癌。

病例讨论

本章小结

磁共振脉冲序列种类繁多,成像参数多变,各具特点,影响图像质量的因素众多。本章重点讲解了常见的自旋回波序列、反转恢复脉冲序列、梯度回波脉冲序列、平面回波成像序列及与这些序列相关的一些重要衍生序列。作为医学影像技术人员,应当在熟悉常用脉冲序列的结构及检测原理、特点及临床应用的基础上,根据受检查者具体病情正确选择脉冲序列,并对常用成像序列的扫描参数进行合理调整,满足图像质量控制要求,为后续的学习及工作打下基础。

视频:MRI 脉冲序列

（夏　晓）

扫一扫,测一测

思考题

1. 简述脉冲序列的相关参数。
2. 简述 SE 序列的结构及图像特点。
3. 简述 FSE 序列的特点。
4. 简述 GRE 序列的原理。
5. 简述扰相 GRE T_1WI 序列的临床应用。
6. 简述稳态进动成像序列的特点及临床应用。

1. 掌握:各种应用技术的成像原理。
2. 熟悉:各种应用技术的临床应用及特点;MR 血管成像、弥散加权成像及 MR 水成像的图像后处理。
3. 了解:灌注成像、MR 波谱成像、MR 脑功能成像、磁敏感加权成像等应用技术的图像后处理。
4. 学会:根据患者病情合理选择磁共振应用技术。

第一节　组织抑制技术

在 MR 成像中,为了更好地显示感兴趣区,经常采用一些特殊的方法实现组织抑制或调整序列参数实现组织对比度的逆转,该技术主要包括:脂肪抑制技术、区域饱和技术、磁化传递技术等。

一、脂肪抑制技术

脂肪抑制技术是采用特殊的磁共振成像技术使组织中的脂肪不产生 MR 信号。脂肪抑制是 MRI 检查中非常重要的技术,合理的利用脂肪抑制技术不仅可以明显改善图像质量、提高病变的检出率,还可以为鉴别诊断提供重要信息。

（一）脂肪抑制技术的意义

脂肪组织在 T_1WI 呈高信号,在 T_2WI 呈较高信号。脂肪组织的这种特性一方面为病变的检出提供很好的天然对比,但这种特性也可能降低 MR 图像质量,影响病变的检出,具体表现为:①水脂肪界面上的化学位移;②脂肪组织引起的运动伪影;③脂肪组织降低图像的对比;④脂肪组织降低增强扫描的效果。

因此,MRI 中脂肪抑制的主要意义是:①减少化学位移位移、运动位移;②抑制脂肪组织信号,增加图像的组织对比;③增加增强扫描的效果;④鉴别病灶内是否含有脂肪(在 T_1WI 上出血、含蛋白的液体均可表现为高信号)。

（二）常用的脂肪抑制技术

MRI 脂肪抑制技术多种多样,但总的来说基于两种机制:化学位移现象和脂肪与其他组织的纵向弛豫差别。针对脂肪组织的特性,MRI 可根据不同场强,检查的部位、目的,合理选择不同的脂肪抑制技术。

1. 化学位移频率选择饱和技术　同一元素的原子处于不同的分子结构中,由于各种分子化学结构的差异,使同一元素的原子在相同强度的磁场中其 larmor 频率不同,这种差异称为化学位移。基于脂肪和水的化学位移,利用这种频率的差异,在成像序列激发脉冲施加前,先连续施加数个与脂肪中质子进动频率一致的预脉冲,这样脂肪中的质子将被激发而发生饱和现象,而水分子中的质子由于进动频率不同不被激发。之后施加真正的激发脉冲,脂肪组织因饱和而不产生信号,而水分子中的质子被激发产生信号,从而达到脂肪抑制的目的。化学位移频率选择饱和技术已广泛应用于脂肪抑制技术中。

2. 短反转时间反转恢复(STIR)技术　STIR 技术基于反转恢复序列。由于人体不同组织具有不同的纵向弛豫(T_1)时间,脂肪的 T_1 值最短,因此在 180°磁化反转脉冲作用下,所有组织的纵向磁化都被转移至负 Z 轴,脉冲停止后,各种组织的纵向磁化开始弛豫,负向磁化逐渐缩短,并向 0 值接近。选择脂肪组织纵向磁化矢量接近 0 时刻(TI 值)进行激发,就可以选择性地抑制脂肪组织的信号。STIR 技术是目前临床常用的脂肪抑制技术之一(图 4-1-1),一般采用短 TI,取 TI = 150~190ms。

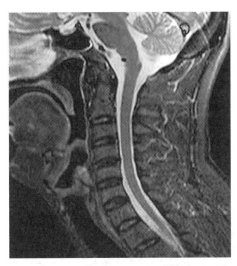

图 4-1-1　颈椎的 STIR 抑脂图像

3. 频率选择反转脉冲脂肪抑制技术　频率选择反转脉冲脂肪抑制技术实际为 STIR 技术和化学位移频率选择饱和技术的组合。在真正成像脉冲施加前,先施加一个预脉冲,这个预脉冲的带宽很窄,中心频率为脂肪质子的进动频率,因此仅有脂肪组织被激发,这个脉冲的能量比较大,会使脂肪的纵向磁化矢量翻转超过 90°,甚至到 180°。等待脂肪组织纵向磁化矢量为 0 时施加激励脉冲,从而抑制脂肪组织信号。一般用于三维快速 GRE 序列。

4. 化学位移水-脂反相位成像技术　人体 MRI 的信号主要来源于水和脂肪两种成分。水分子中的氢质子与脂肪中的氢质子周围电子云分布不同,水氢质子与脂肪氢质子的进动频率不同,水氢质子横向磁化矢量与脂肪氢质子横向磁化矢量的相位关系处于不断变化之中。射频脉冲激励停止后,水氢质子与脂肪氢质子出现相位相同,即为同相位,同相位信号叠加,信号强度增强;水氢质子与脂肪氢质子出现相位相反,则为反相位,反相位信号相减,信号强度减弱。在梯度回波序列中选择恰当的 TE,可分别获得同相位和反相位图像。反相位时,水、脂交界处以及同时含水、脂的部位脂质子的信号明显下降,故可起到脂肪抑制作用。化学位移成像中同相位图像为普通 T_1WI,而反相位图像有较大特点,主要表现为:①水脂混合组织信号明显衰减;②纯脂肪组织的信号没有明显衰减。几乎接近纯脂肪的组织,如皮下脂肪其信号来源主要来自脂肪,水分子含量极少,在反相位图像上两种质子能够相互抵消的横向磁化矢量很少,因此组织的信号没有明显衰减。③勾边效应:反相位图像上,周围富有脂肪组织的脏器边缘会出现一条黑线,勾画脏器的轮廓。这是因为一般脏器信号主要来自水分子,而周围脂肪组织信号主要来自脂肪,在反相位图像上脏器和周围脂肪组织的信号降低不明显,但在两种组织交界面上的各像素中同时夹杂有脏器(水分子)和脂肪,在反相位图像上信号明显降低,出现勾边效应(图 4-1-2)。

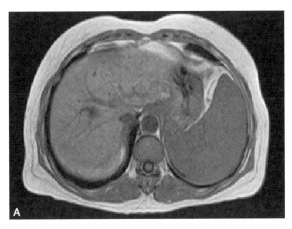
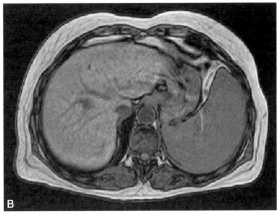

图 4-1-2　化学位移水-脂反相位成像技术在肝脏脂肪浸润中的应用

A. 化学位移成像同相位;B. 化学位移成像反相位,反相位图像上肝脏信号明显低于同相位图像,提示肝细胞内被脂肪细胞浸润

目前,临床上化学位移成像技术多用在脂类腹部脏器 MR 成像中,例如:①肾上腺病变的鉴别诊断:肾上腺腺瘤中常含有脂质,在反相位图像上信号强度常有明显降低,利用化学位移成像技术判断肾上腺结节是否为腺瘤的敏感性约为 70%~80%,特异性高达 90%~95%;②脂肪肝的诊断与鉴别诊断:对于脂肪肝的诊断敏感性超过常规 MRI 和 CT;③判断肝脏局部病灶内是否存在脂肪变性:肝脏局部病变中发生脂肪变性者多为肝细胞腺瘤或高分化肝细胞癌。

5. Dixon 技术　是一种水脂分离成像技术,通过对自旋回波序列 TE 的调整来获得水脂相位一致同相位图像和水脂相位相反的反相位图像。通过对两组图像信息相加或相减可得到水质子图像和脂肪质子图像。Dixon 技术目前在临床上主要应用于腹部成像。

二、区域饱和技术

区域饱和技术是临床上最常用的饱和技术,其成像原理是在成像射频脉冲施加前,利用预饱和射频脉冲对选定的区域进行选择性激发,使该选定区域的组织在成像脉冲施加时已经被饱和而不能产生 MR 信号。

局部饱和技术常用于垂直于层面的流动信号的饱和。在 MRA 中,常在静脉流入端加预饱和来显示动脉影像,显示静脉时则在动脉流入端添加预饱和;颈椎、胸椎、腰椎磁共振成像时,在颈椎、胸椎、腰椎前部施加饱和带,抑制相应由吞咽、心脏大血管波动及呼吸等造成的运动伪影;局部饱和技术还可以抑制卷褶伪影(图 4-1-3)。

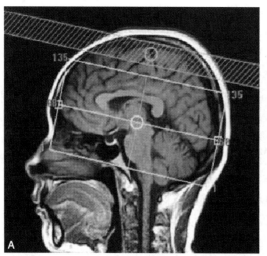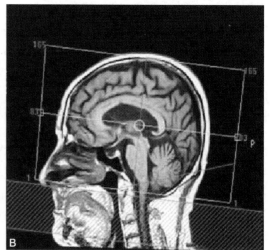

图 4-1-3　局部饱和技术在头颈 MRA 中的应用
A. 颅内动脉像;B. 颅内静脉像

三、磁化传递技术

磁化传递(magnetization transfer,MT)也称磁化传递抑制(MTS),是一种选择性的组织信号抑制技术。在 MRI 过程中,磁化传递技术可以增加图像对比,也可以通过磁化对比图像来获得更多的组织结构信息。

人体组织中存在着自由水和结合水两种不同状态的水分子,即自由池和结合池。自由池质子的磁共振波谱频带窄,幅度高(T_2 弛豫时间长),所以自由池质子能直接产生 MR 信号(弛豫过程),而结合池质子的磁共振波谱频带宽,幅度低(T_2 弛豫时间非常短),通常不能直接产生 MR 信号(处于饱和状态)。由于在两个池的质子始终进行着快速的交换,因此,饱和状态的结合水会把从 MT 脉冲获得的能量传递给自由水中的质子。这部分被饱和的自由水不能产生信号,最终导致组织的信号降低,从而形成一种新的对比,这个过程称为磁化传递。

在射频脉冲激发前,使用一个中心频率与拉莫频率相差数百到数千赫兹的偏振饱和脉冲,使结合池中质子的磁化被饱和,通过磁化传递作用,自由池中质子的磁化被部分饱和,产生的 MR 信号下降。

磁化传递效应对脑脊液,脂肪组织,骨髓及流动的血液无饱和效应。因此,在时间飞跃法血管成像及对比增强扫描中,利用磁化传递抑制技术能够更好地抑制静止组织的信号,使血管或增强组织与静止组织产生更大的对比。

总之,临床上根据不同成像目的而选择不同的饱和技术。常用的脂肪抑制技术包括化学位移频率选择饱和技术、STIR 技术、频率选择反转脉冲脂肪抑制技术、化学位移水-脂反相位成像技术等。随着饱和技术的愈加成熟,通过脂肪抑制技术、区域饱和技术、磁化传递技术等不同饱和技术的联合使用组织抑制效果更好。

（黄燕涛）

第二节　MR 血管成像

一、血流模式

在 MR 成像过程中,人体血管内流动血液的质子与周围组织静止的质子相比,位置不断发生变化,因而表现出不同的 MR 信号特征。

（一）血流的基本类型

血液的各种流动效应与血液在血管中的流动形式有关。人体中的血液为黏性液体,由于血管形态和血液流向的不同,血流有如下类型:

1. 平流　血流的运动方向与血管长轴平行,具有抛物线速度轮廓的非湍流线性流动。流动速度存在差别,与血管壁相接触形成无限薄的血流层,其流速为零,越靠近血管壁的血流其流速越慢,越靠近血管腔中心的血流速度逐渐递增,血管腔中心的血流速度最快,约为平均流速的 2 倍,血流的速度呈抛物线状分布。

2. 湍流　血流除沿着血管长轴方向流动外,还在其他方向进行迅速不规则的运动,在宏观上显示出紊乱地向各个方向作不规则的运动。

3. 涡流　血流质子除沿着血管长轴方向流动外,还在其他方向进行迅速不规则的运动,可以形成大小不一的旋涡。血液通过血管的狭窄处后,在血流的两侧形成旋涡状运动。涡流在磁共振成像中易引起质子失相性(相位弥散)导致信号丢失。涡流是与层流和湍流并存的另一种血流模式。

（二）血流信号

血流信号取决于血流形式、血流方向、血流速度、MR 脉冲序列及成像参数,因而血流的 MR 信号特征比较复杂,可以表现为高信号、低信号和等信号。血液流动产生的流动效应对于静态组织成像而言带来的是伪影,需要采取措施尽量消除。然而,当血管及血液作为目标成像部位时,它就成了磁共振血管成像的基础。

1. 血流表现为低信号　在常规 MR 成像时,特别是利用自旋回波序列(SE)或快速自旋回波序列(FSE)成像时,血流常表现为低信号,其原因有:

（1）流空效应:如果 MR 扫描层面与血流方向垂直或接近垂直时,当施加 90°脉冲时,层面内血管中的血液和周围静止组织同时被激发;当在施加 180°聚焦脉冲时(TE/2),层面内静止组织受到激励发生相位重聚产生回波;但被 90°脉冲激发过的血液在 TE/2 时间内已经离开受激励层面,不能接受 180°脉冲,不产生回波;而此时层面内血管中为 TE/2 时间内新流入的血液,没有经过 90°脉冲的激发,仅接受 180°脉冲的激发也不产生回波,因而血管腔内没有 MR 信号产生而表现为"黑色",这就是流空效应。在一定范围内,TE/2 越长,血流流速越高,流空效应越明显。

（2）扫描层面内质子群位置移动造成的信号衰减:当扫描层面与血流方向平行时,180°的相位重聚脉冲可以剔除由于主磁场恒定不均匀而造成的质子失相位。尽管血流在 TE/2 时间段内仍在扫描层面内,但与 90°脉冲时相比,质子群在层面的位置发生的改变使其所处主磁场环境也发生了变化,180°脉冲不能纠正因主磁场不均匀造成的质子群失相位,因此与静止组织相比,流动质子群的信号发生衰减。

（3）层流流速差别造成的失相位:扫描层面内的血流沿着频率编码梯度场将经历磁场强度的变

化,如果血管中的某个体素内所有质子群的流动速度一样,那么这些质子的进动频率将发生相同的变化,体素内的质子群并不失去相位。但由于层流的存在,体素内的质子因处于层流的不同位置且流速不同,经历梯度场强的变化就不同,进动频率将发生不同的变化,从而造成相位的不同,体素内的质子群将失相位,MR 信号衰减。

(4) 层流引起分子旋转造成的失相位:由于层流的存在,某个体素内的不同位置的质子将具有不同的流速,使得水分子发生旋转,相应的质子相位也将发生变化,质子群失相位,MR 信号强度发生衰减。

(5) 血流的长 T_1 特性:在某些 TR 和 TE 均很短的超快速 T_1WI 中,流空效应对血液的信号影响很小,决定血液信号的主要是其 T_1 值。血液的 T_1 值很长,因此呈相对低信号。

(6) 湍流和涡流:血液的流动方式为湍流或涡流时,其流动方向和速度无规律改变,引起体素内的质子群失相位,进而 MR 信号强度明显衰减。湍流和涡流容易发生在血管狭窄处的远侧、血管转弯处、血管分叉处、动脉瘤等部位。

2. 血流表现为高信号

(1) 流入增强效应:如果血流与 MR 扫描层面垂直或基本垂直,同时所选用 TR 比较短,这样,层面内静止组织的质子群因没有足够的时间发生充分的纵向弛豫,出现了饱和现象,不能接受新的脉冲激励,因而信号发生衰减。但是对于血流来说,总有未经激励未饱和的质子群流入扫描层面,经脉冲激发后产生较强的信号,与静止组织相比表现为高信号。这种与流入有关的信号增强现象称为流入增强效应。

(2) 梯度回波序列:血流在梯度回波序列上表现为高信号。与 SE 序列不同,梯度回波序列(GRE)的回波是利用梯度场的切换产生的,而梯度场的切换是不需要进行层面选择的,因此受小角度激发产生宏观横向磁化矢量的血流尽管离开了扫描层面,但只要不超出有效梯度场和采集线圈的有效范围,还是可以感受梯度场的切换而产生回波,因而呈现相对高的信号强度。

(3) 流速非常缓慢的血流:在椎旁静脉丛或盆腔静脉丛等血管内的血流非常缓慢,流动造成的失相位或流空效应均不明显,那么这些血管内血流的信号与流动本身关系不大,血流信号特征主要取决于血液的 T_1 值和 T_2 值,如果利用 T_2 加权成像,则血液表现为高信号。

(4) 舒张期假门控现象:动脉血流的速度受心动周期的影响很大,收缩期速度最快,舒张期血流速度逐渐减慢,到舒张中末期血流速度最缓慢。如果利用心电门控技术在舒张中后期激发和采集 MR 信号,这时血液信号受流动影响很少,主要受血液 T_1 值和 T_2 值的影响,可表现为信号增高甚至呈现高信号。如果当 TR 与心动周期刚好相吻合(如心率为 60 次/min,TR = 1000ms 或 2000ms)且激发和采集刚好落在舒张中后期时,则血管内的血液可表现为较高信号,这种现象称为舒张期假门控现象。

(5) 偶回波效应:SE 序列进行多回波成像时,如 TE 分别选择在 20ms、40ms、60ms、80ms,则在奇数回波(TE 为 20ms、60ms)的图像上血流的信号表现为低信号,而在偶数回波(TE 为 40ms、80ms)的图像上血流的信号表现为高信号,这种现象称为"偶回波效应"。

(6) 对比增强合并超短 TR、TE 的梯度回波 T_1WI 序列:如果选用超短 TR、TE 的梯度回波 T_1WI 序列,血液信号受流动影响很小,主要取决于血液的 T_1 值。由于该序列的 TR 很短,静态组织呈现较低信号。利用静脉团注顺磁性对比剂使血液的 T_1 值明显缩短(明显短于脂肪的 T_1 值),血液即呈现很高信号。

二、流动补偿

血管内血液的流动产生流动伪影,会降低 MR 图像质量而影响诊断结果。利用流动补偿技术可减少流动伪影对图像的干扰,改善图像质量。

(一) 流动伪影

1. 流动伪影的产生　以自旋回波序列为例,90°脉冲激发后,到 TE 时刻,180°聚相脉冲前后的读出梯度场也是对称的,作用面积正好相互抵消,对于静止组织来说没有积累起来的相位偏移。但是对于沿着读出梯度场方向移动的组织(如流动的血液、脑脊液)情况则不同。由于在 180°聚相脉冲前后流动的质子所处的位置发生了变化,积累起来的相位偏移在 TE 时刻不能完全纠正,因此出现相位错误,这样在傅里叶转换时就会把这种相位偏移错误的当成相位编码方向上的位置信息,流体的信号就会出现在相位编码方向的错误位置上,成为流动伪影。

2. 血管流动伪影的特点 伪影主要特点为:①常发生在慢血流的血管,如静脉;②当血流信号增高时如增强扫描伪影更加明显;③主要发生于沿频率编码方向流动血管;④与心动周期有关;⑤位移沿相位编码方向分布。

(二)流动补偿

流动补偿(flow compensation,FC)也叫梯度力矩消除(GMN),是利用特殊设计的梯度场组合来减少或消除流动伪影的技术。

1. 流动补偿的作用 使匀速运动而发生失相位的质子相位重聚,由此消除脑脊液流动和慢速血流引起的运动伪影。不适用于消除快速血流引起的运动伪影。

2. 流动补偿的临床应用 FC技术能够减少或消除FC梯度场方向上流动液体造成的伪影。在SE序列和GRE序列中,选择FC后,FC梯度场施加于层面选择、频率编码、相位编码三个方向上;在FSE序列中,FC一般仅能在层面选择和频率编码这两个方向中选择一个方向施加。FC对于消除层面内流体引起的流动伪影效果较好,而消除垂直于层面的流体造成的流动伪影效果不甚理想。临床上,应该把FC方向设置为流体流动的方向,流动补偿才会起作用。具体临床应用如下:①减少血液流动伪影,特别是增强扫描时作用更为明显;②减少流动失相位造成的信号丢失,提高MRA的质量;③减少脑脊液流动伪影,在颅脑、脊柱成像时提高 T_2WI 上脑脊液的信号。

三、MR 血管成像技术

磁共振血流成像(magnetic resonance angiography,MRA)目前已成为常规磁共振成像检查手段之一。它可提供血流的形态、方向、流速、流量等信息。MRA的成像方法主要有两种,一种方法是描述组织磁化矢量的大小,如时间飞越法;另一种方法是显示组织磁化矢量的相关方向或相位,如相位对比法。另外,随着快速成像技术的发展,对比增强血管成像技术的应用也不断扩大。

(一)时间飞越法血流成像

1. 基本原理 时间飞越法MRA(time of flight MRA,TOF MRA)是最广泛采用的MRA方法,是基于静止组织磁化饱和与充分磁化的流入血液之间关系。TOF-MRA使用的是伴有补偿的梯度回波序列,其TR较短,TR远小于组织 T_1 时,成像容积内的静止组织被连续多次的反复激励而处于饱和状态,具有很小的磁化矢量,静止组织MR信号被抑制;而成像容积之外的血液因没有接收RF脉冲而处于完全磁化状态,具有很大的磁化矢量,当血液以一定速度流入成像容积时,则产生高MR信号,这样流动血与静态组织之间就产生了很高的信号对比。TOF法MRA必须采用施加额外梯度脉冲的流动补偿,以消除流动引起的失相位,从而增加血流信号。

2. TOF法MRA的方法 TOF法MRA有2D-TOF MRA、3D-TOF MRA等。

(1) 2D-TOF MRA:是采用扰相GRE T1WI序列进行多个连续的单层面采集技术。

1) 2D-TOF MRA的优点:①血流被饱和的程度较小,即使慢血流也能形成良好的信号对比,主要用于慢血流的显示;②2D-TOF的饱和效应较小,扫描速度较快,采集时间短;③由于采用较短TR和较大的翻转角,因此背景组织信号抑制较好,可进行大容积成像。

2) 2D-TOF MRA的缺点:①对于与采集层面平行方向流动的血液不敏感;采集过程中被检者运动可引起信号空间编码错位,可能夸大血管狭窄程度;②由于层面方向空间分辨力相对较低,体素较大,流动失相位较明显,特别是受湍流的影响较大,容易出现相应假象;③后处理重建的效果不如三维成像。

(2) 3D-TOF MRA:采集一个容积,这种容积通常3~8cm厚,然后利用最大密度投影处理获得的数据(图4-2-1),一般采用扰相GRE T_1WI 序列。

1) 3D-TOF MRA的优点:①采集薄层图像,具有较高空间分辨力,后处理重建的血管图像质量较好;②由于体素较小,流动失相位相对较轻,受湍流的影响相对较小,对容积内任何方向的血流均敏感,所以对于迂曲多变的脑动脉的显示有一定优势;③具有较高信噪比,信号丢失少。

2) 3D-TOF MRA的缺点:①对于慢血流,因其在成像容积内停留时间较长,反复接收多个脉冲的激

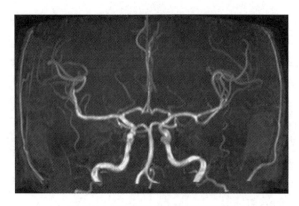

图 4-2-1 脑部动脉 3D-TOF MRA

励也会被饱和而丢失信号,不适于慢血流的显示;②3D-TOF MRA 一般不用于静脉以及有严重狭窄和流速较小的动脉;③扫描时间较长;④背景组织抑制效果不如 2D-TOF MRA。

3. 临床应用 TOF-MRA 是目前临床上应用很广泛的 MRA 方法,主要应用于脑部血管、颈部血管及下肢血管检查等。在应用时需考虑以下几个方面的问题:

(1) TOF 法 MRA 的饱和效应:当血液在成像容积内停留时间较长,因受反复激发饱和导致信号丢失。血管饱和效应的大小决定于流速、TR 和容积厚度。快速血流及垂直于层面的血流饱和效应小。对于垂直于容积层面的血流,当满足 $v = D/TR$ 时(v 为血液流速,D 为容积厚度),血管的 MR 信号最高。

(2) 血管走向:血管走行比较直的血管如颈部或下肢血管采用 2D 方法可获得较好效果,而走行比较迂曲的血管如脑部血管则采用 3D 方法效果较好。

(3) 血流速度:血流速度较快的血管如大多数动脉如脑部多采用 3D 方法,而血流速度较慢的静脉多采用 2D 方法。

(4) 目标血管长度:对于目标血管范围较小者采用 3D 方法,而对于目标血管范围较长者如下肢血管多采用 2D 方法。

临床上,脑部动脉检查多采用 3D 技术,颈部动脉可采用 2D 或 3D 技术,下肢血管多采用 2D 技术,静脉血管多采用 2D 技术。

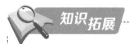

多个层块 3D-TOF MRA

2D-TOF 对较慢的血流敏感,血流-静止组织之间的对比较好,而 3D-TOF 可提供较高的分辨力和信噪比,结合这两种方法可采集多个重叠的 3D 层块(较薄的容积块),这种多个重叠薄层块采集方法称为"MOTSA"(multiple overlapped thin slab acquisition)。MOTSA 结合上述 2 种方法,连续采集多个重叠的薄的 3D 层块,因为这些层块很薄,所以当血液穿过它时几乎没有饱和。典型的MOTSA 层块大约 16~48mm 厚,层块越薄,穿过层块的饱和越少,流动信号越强。MOTSA 的优点:可在大的血管成像范围内提供高对比和高分辨力的图像。MOTSA 的缺点:成像时间较长,而且MOTSA 有一个缺陷,就是层块的相接处有一个类似血管截断的伪影,即层块边缘伪影。将层块重叠,可以减少这个伪影。

(二) 相位对比法血流成像

1. 基本原理 相位对比法 MRA(phase contrast MRA,PC-MRA)是用磁化矢量的相位或相位差异作为信号强度以抑制背景信号、突出血管信号的成像技术。该技术采用双极梯度场对血流进行编码,即在射频脉冲激发后,于层面选择梯度与读出梯度之间施加两个大小和持续时间相同,方向相反的梯度场。双极脉冲第一部分为负向,第二部分为正向。对于静止组织的质子群,两个梯度场的作用相互抵消,第一个梯度场造成的横向磁化矢量的相位变化被第二个梯度场完全纠正,这样到了 TE 时刻静止组织的横向磁化矢量的相位变化等于零,而运动的氢质子在负向期进动较慢,在正向期进动较快,净相位改变为正值。因此运动质子与静止组织产生一定的相位差别,并与它的速度呈正比,利用这个差别即形成相位对比。采集较小的双极流动编码梯度就足以使快血流成像,而慢血流成像则需采用大的双极流动编码梯度。

血流的相位偏移不仅与速度成正比,而且与梯度的幅度和间期成正比。通过改变梯度幅度和间期,使某种速度的血流产生的相位差最大,则该速度的血流在图像上信号最高。采集前可根据所要观察的血流速度,选择一个速度编码值,即选定了梯度的幅度和间期,则在图像上能突出显示该速度的血流。快血流速度编码值约为80cm/s,中等速度编码值约40cm/s,慢血流速度编码值约10cm/s。

PC MRA过程基本上由三步构成:①成像信息采集:采集两组或几组不同相位运动质子群的影像数据;②成像信息减影:选取一种适宜的算法对采集相位减影,静态组织减影后相位为零,流动组织根据不同速度具有不同的相位差值;③图像显示:将相位差转变成像素强度显示在影像上。

PC MRA与TOF MRA的重要区别是像素强度代表的是相位或相位差,而不是组织磁化强度。PC MRA具有区分血流速度、显示血流方向、减影后背景组织信号可完全消除的特点,但数据量大、计算时间长、成像速度慢、参数选择灵活、成像方式复杂。PC MRA的参数选择灵活性较大,比TOF成像方式更为复杂。

2. 常用的PC MRA方法　PC法MRA分为2D-PC MRA和3D-PC MRA。

(1) 2D-PC MRA:是对单个的厚层或称层块成像,每个像素亮度对应其流速,产生的血管图一般不进行后处理形成其他投影。

1) 2D-PC MRA的优点:扫描时间短,信号强度直接与血流速度相关。

2) 2D-PC MRA的缺点:仅提供二维血管影像,不能进行血管结构多视角的观察。空间分辨力低,常用于3D-PC成像前的流速预测成像。

(2) 3D-PC MRA:数据采集采用3D方式,MIP显示血管影像,并可在多个视角对血管进行投影。

1) 3D-PC MRA的优点:①能对各种流速进行编码,显示动脉和静脉;②减少体素内失相位并提高对复杂流动和湍流的显示;③空间分辨力较高(图4-2-2)。

2) 3D-PC MRA的缺点:①成像时间长;②对慢速血流不敏感;③需要先行2D-PC MRA以确定最佳流速编码;④对湍流引起的信号丢失较TOF法更敏感。

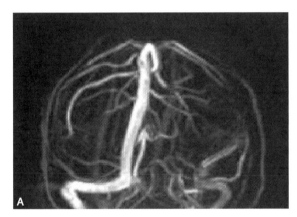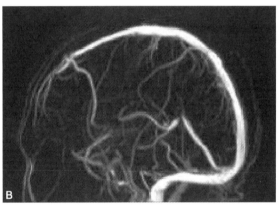

图4-2-2　3D-PC MRA脑部静脉图像
A. 冠状位;B. 矢状位

(3) 电影PC:电影PC是以2D-PC为基础,其图像是在心动周期的不同时刻(时相)获得的,这种采集需要心电或脉搏门控。电影PC在评价搏动血流和各种病理流动状态方面很有用。

3. 临床应用　PC法MRA在临床上应用相对较少,主要用于:①静脉病变的检查;②心脏及大血管的血流分析;③脑脊液流速分析。

与TOF法相比,PC法有更好的背景抑制,具有较高的血管对比,能区分高信号组织(如脂肪和增强的肿瘤组织)与真实血管,能提高小血管或慢血流的检测敏感度;PC法还能利用其速度-相位固有关系获得血流的生理信息,有利于血流定量和方向研究。在高场强(1.0~1.5T)条件下,两种方法均能较好地进行血管成像;而在低场强(0.5T)条件下,PC MRA对头部和体部均较好,而TOF MRA只对大血管,例如Willis环、颈动脉等显示较好。

(三) 对比增强血流成像

1. 基本原理　对比增强MRA(contrast enhanced MRA,CE-MRA)是近年发展起来的一种新的MRA方法,是利用顺磁性对比剂缩短血液T_1效应,使含对比剂的血液得以显影的成像方法。其适用范围广、实用性强,尤其对生理运动区的胸部血管(包括心脏大血管、肺血管)、腹部血管(图4-2-3)以及搏动性强的四肢血管显示极佳。

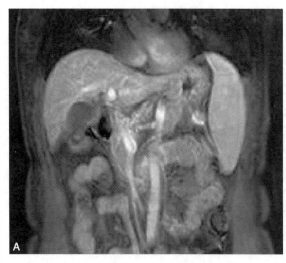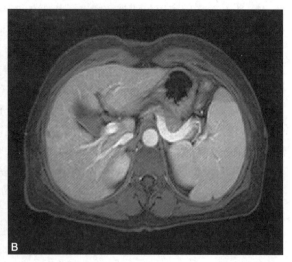

图 4-2-3　CE-MRA 腹部血管成像
A.冠状位;B.横断位

CE-MRA 技术使用极短 TR(≤5ms)、TE(≤2ms)的快速梯度回波序列,由于 TR 、TE 均极短,组织纵向磁化矢量都很小。如果血管内团注顺磁性对比剂,血液的 T_1 值会极度缩短,且远短于背景组织的 T_1 值,血液呈高信号,在血管与背景间形成强烈对比。根据对比剂到达各级血管的首次通过时间,可以设定最佳数据采集时间,有目的地选择动脉或静脉成像。

2. CE-MRA 的特点

(1) CE-MRA 的优点:①成像速度较快;②对其他技术中常见的失相位伪影不敏感;③能真实反映血管狭窄程度;④一次注射对比剂可完成多部位动脉和静脉的显示,不易遗漏。

(2) CE-MRA 的缺点:①需要注射对比剂;②易受时间的影响可能产生静脉的干扰;③不能提供血液流动的信息。

3. 技术要点　CE-MRA 的成像原理比较简单,在实际操作时需要掌握几个关键技术。

(1) 对比剂的应用:对比剂的应用是 CE-MRA 的关键技术之一。通常采用细胞外液非特异性离子型对比剂 Gd-DTPA。根据不同的检查部位、范围和目的,对比剂的入路、用量和注射流率应做相应调整。

一般的 CE-MRA 多采用肘前区浅静脉或手背部浅静脉作为入路。对于下肢静脉,髂静脉或下腔静脉的检查最好采用足背部浅静脉为入路。对比剂的注射可采用 MR 专用高压注射器。由于 Gd-DT-PA 黏度较低,利用人工推注的方法也能达到很好的效果。血管信号强度会随着钆对比剂浓度的增加而提高,MR 血管成像一般采用 0.1~0.3mmol/kg 的注射剂量。

(2) 成像参数的调整:成像参数的调整对于保证 CE-MRA 的质量至关重要。成像参数主要有TR、TE、激发角度、容积厚度和层数、矩阵、FOV 等。

(3) 扫描时机的掌握:扫描时机的掌握是 CE-MRA 成败的关键。扫描序列启动过早或过晚都会严重影响 CE-MRA 的质量,甚至导致检查失败。扫描序列启动的原则是"在目标血管中,对比剂浓度最高的时刻采集填充 K 空间中心区域的 MR 信号"。

决定扫描时刻前需要了解的关键参数有:①循环时间:开始注射到目标血管内对比剂浓度达到峰值所需的时间;②扫描序列的采集时间(TA);③扫描序列的 K 空间填充方式,主要指 K 空间是序列对称填充还是 K 空间中心优先采集。

启动扫描序列的方法有:①循环时间计算法;②透视监控技术;③自动触发技术。

(四) 磁共振血流成像的图像后处理

上述各个方法的血管图像采集之后,得到的只是层面内的血管影像,要想获得整个成像范围的血管影像,需要通过计算机的后处理功能重建出三维立体图形,目前常用的后处理技术有最大密度投影(MIP)、多平面重组(MPR)和容积再现(VR)等。

(黄燕涛)

第三节　MR 水成像

磁共振水成像是指体内静态或缓慢流动液体(如脑脊液、胆汁、尿液、胃肠液、淋巴液、滑膜液)的 MR 成像技术,具有信号强度高、对比度大、安全无创、无需对比剂的优点。

一、成像原理

MR 水成像主要利用水的长 T_2 特性进行成像。人体所有组织中水样成分的 T_2 值远远大于其他实质性脏器,采用重点突出组织 T_2 特性的扫描序列,使水成分保持较大的横向磁化矢量,而其他含水成分少的组织横向磁化矢量几乎衰减为零,称为水成像技术。在重 T_2WI(即选择很长的 TE,常在 500ms 以上)序列上流动缓慢或相对静止的液体均呈高信号,而 T_2 短的实质性器官及流动的液体则表现为低信号,从而使含液体的组织结构得以显影。

二、临床应用

男性,68 岁,中上腹痛不适 5h。患者 5h 前无明显诱因出现中上腹疼痛不适,腹痛呈持续性,疼痛向腰背部放射;无恶心、呕吐,无腹胀、腹泻,无肛门停止排气、排便等症状,为明确诊断来院就诊。患者 5 年前在医院行胆囊结石,胆囊切除术。血常规:$13.2 \times 10^9/L$,中性粒细胞百分比 89.9%,淋巴细胞百分比 5.5%。体检:右中上腹压痛,未及明显腹部包块,移动性浊音阴性,肠鸣音不亢。B 超检查:肝内外胆管扩张、胆囊未显示,胆总管下端因肠道气体干扰显示不清。

问题:

1. 该患者临床诊断应考虑什么?

2. 如要明确诊断需要再进一步做何种检查?

近年来,随着 MRI 设备硬件及软件的不断发展,成像速度不断加快,图像质量不断提高,使水成像技术得到广泛应用,下面介绍临床常用的几种水成像技术。

1. 磁共振胆胰管成像(MRCP)　是目前临床上最常用的水成像技术。主要适应证包括胆道结石、胆道肿瘤、胆道炎症、胰腺肿瘤、慢性胰腺炎、胆胰管变异或畸形等。常用的 MRCP 方式有三维容积采集(3D)和二维厚层块投射扫描(2D)两种(图 4-3-1)。

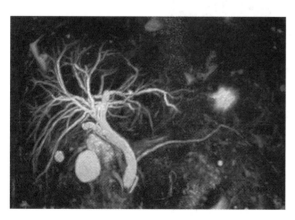

图 4-3-1　MRCP 成像

(1) 三维容积采集:所选用的序列需配合呼吸触发技术进行采集,获得多层连续的薄层图像,利用 MIP 后处理。该方法的优点是:①可获得薄层原始图像;②有助于管腔内小病灶显示;③图像可进行各种后处理。缺点是:①扫描时间相对较长;②检查者如呼吸运动不均匀,则图像质量差。

(2) 二维厚层块投射扫描:对厚度为 2~10cm 的容积进行厚层块激发和采集,一次扫描得到一幅厚层块投影图像。该方法优点是:①扫描速度快,一幅图像仅需 1s 到数秒;②管腔结构的连续性较好。缺点是:①图像不能进行后处理;②不能获得薄层原始图像,容易遗漏小病灶。

上述两种 MRCP 方法各有优缺点,在临床中最好两种方法同时检查。在分析水成像图像时需重视原始图像的观察及与常规 MR 图像相结合。

2. MR 尿路成像(MRU)　是通过重 T_2WI 技术突出显示泌尿系统内的尿液,同时抑制周围软组织信号,在不使用对比剂和逆行插管的情况下显示尿路情况。

MRU 对尿路梗阻性病变的梗阻部位、程度的判断具有很高的敏感性和特异性,特别是对于因肾功能差造成静脉肾盂造影中尿路不能显影者,具有较高的临床应用价值(图 4-3-2)。

3. MR 内耳水成像　内耳膜迷路由膜半规管、蜗半规管、椭圆囊和球囊组成,内含有内淋巴液,外有骨迷路包绕,内耳道内充满脑脊液。采用重 T_2WI 技术,突出膜迷路内淋巴液和内耳道内脑脊液的高信号,经 MIP 多方向、多角度地观察这些细小复杂的解剖结构(图 4-3-3)。

4. 椎管水成像　也被称为磁共振脊髓成像(MRM),可显示椎管与神经根鞘内的脑脊液形态,对于椎管梗阻范围、硬膜囊受压的程度和脊髓膨出有一定的诊断价值(图 4-3-4)。

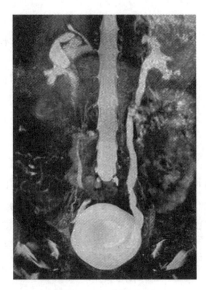

图 4-3-2　MRU 成像

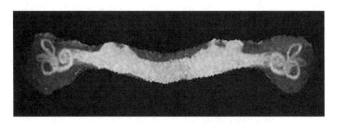

图 4-3-3　MR 内耳水成像

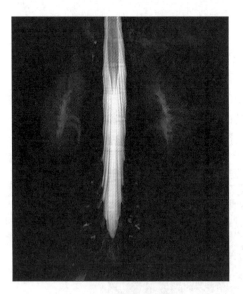

图 4-3-4　MRM 成像

(黄燕涛)

第四节　MR 功能成像技术

磁共振功能成像(functional magnetic resonance imaging, fMRI)是近十余年在常规磁共振成像基础上发展起来的一种新的成像技术,相对于主要显示解剖结构的常规 MR 成像技术而言,fMRI 能反映组织器官功能变化成像技术。它包括弥散加权成像(diffusion weighted imaging, DWI)、灌注加权成像

（perfusion weighted imaging，PWI）、磁共振波谱成像（MR spectroscopy，MRS）、磁敏感加权成像（suscepti-bility weighted imaging，SWI）以及脑功能磁共振成像等。

一、弥散加权成像

弥散加权成像（DWI）又称为扩散加权成像，是研究活体上水分子微观运动的成像方法，主要依赖于水分子的弥散运动而产生磁共振信号变化来形成 MR 图像，是唯一能够检测活体组织内水分子弥散运动的无创性成像技术。

（一）基本概念

1. 弥散（diffusion）　指分子热能激发而使分子发生一种微观、随机的平移运动并相互碰撞，是一种无规律的热运动，也称布朗运动。

2. 弥散系数（D）　即分子弥散运动的速度，指水分子单位时间内随机弥散运动的范围，单位 mm^2/S。

3. 表观弥散系数（apparent diffusion coefficient，ADC）　用于描述 DWI 中不同方向的分子弥散运动的速度和范围。

4. 弥散敏感因子（b value）　即 MR 成像序列对弥散运动表现的敏感程度，是对弥散运动能力检测的指标，单位 s/mm^2。目前 MRI 设备可提供的 b 值范围为 $0 \sim 10\ 000s/mm^2$。

5. 自由扩散与限制扩散　水分子扩散运动不受任何约束，称为自由扩散运动。而水分子受到周围介质的约束，扩散运动受到限制，称为限制扩散。人体中，把脑脊液、尿液等水分子扩散运动视作自由扩散，而组织中水分子的扩散运动属于限制扩散。DWI 通过检测人体组织中水分子扩散运动受限制的程度等信息来间接反映组织微观结构变化。

6. 各向同性扩散和各向异性扩散　在人体组织中，由于组织结构不同，限制水分子扩散运动也不同，如水分子的扩散运动在各方向上受到的限制是对称的，即弥散系数相同，称为各向同性扩散；如水分子的扩散运动在各方向上受到的限制不对称，称为各向异性扩散。各向异性扩散在人体组织中普遍存在，最典型的是白质神经纤维束。

（二）成像原理

DWI 通常基于 SE-EPI 序列，在 SE-EPI 序列 180° 聚相脉冲的两侧各施加一个方向、强度、持续时间均相同的梯度场（弥散敏感梯度场），在 180° 聚相脉冲后收集一连串回波，迂回填充 K 空间，并在一个 TR 间期内完成 K 空间数据的填充（图 4-4-1）。弥散敏感梯度场造成的失相位分为两种情况：①在体素内对称的梯度场方向上没有位置移动的质子，180° 聚焦脉冲可剔除磁场不均匀造成的质子失相位，质子信号不会衰减；②在体素内梯度场施加方向上有位置移动的质子，这些质子在移动过程中因磁场强度的变化，从而造成相位离散，180° 聚相脉冲不能剔除质子失相位，因此会引起质子信号的衰减。

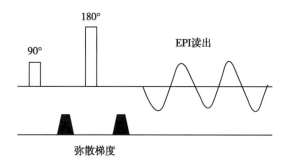

图 4-4-1　单次激发 SE-EPI DWI 序列示意图

水分子在弥散敏感梯度场上扩散越自由，磁场变化越大，说明弥散系数越大、弥散速度越快，则质子的信号衰减越明显；反之弥散速度慢的质子，其信号强度的变化较小。DWI 通过测量施加弥散敏感梯度场前后组织发生的信号强度变化，检测人体组织中水分子弥散运动的程度，间接反映组织微观结构的特征和变化。

（三）技术要点

1. b 值对 DWI 信号的影响　b（弥散敏感因子）值越大对水分子弥散运动越敏感，组织信号衰减越明显，图像信噪比下降越明显，较小的 b 值可得到较高信噪比图像，但对水分子弥散运动不敏感。b 值在 DWI 上组织信号衰减越明显则提示水分子在梯度场方向上弥散越自由（自由扩散）。高 b 值用于观察较慢的弥散运动，低 b 值用于观察速度较快的弥散运动。

2. ADC 值　在 DWI 中通常以 ADC 描述组织中水分子扩散的快慢，而不直接采用弥散系数（D）。这是因为 DWI 观察到的弥散效应除反映水分子自身弥散运动之外，还与使用的 b 值、呼吸、脉搏等运动的影响有关。

$$ADC = (\ln S1/\ln S2)/(b2-b1) \qquad （公式 4-4-1）$$

式中，ADC 值代表表观弥散系数，b1 和 b2 为两个不同的弥散敏感因子，通常 b1 值为 0，b2 值多为 1000s/mm^2，S1 和 S2 分别代表两个 b 值的信号强度。

3. ADC 值对 DWI 信号影响　ADC 值越大，组织内水分子弥散运动越快（扩散自由），ADC 图信号越强（灰度越亮），而 DWI 的相位离散越快，信号越弱（灰度越暗）；反之，ADC 值越小，弥散速度越慢（限制扩散），ADC 图信号越弱（灰度越暗），而 DWI 的相位离散越慢，信号越强（灰度越亮）。

4. ADC 图与 DWI 图　ADC 图与 DWI 图中的信号强度通常相反。如脑脊液在 ADC 图为高信号，在 DWI 图则为低信号。但是 DWI 的信号强度除反映 ADC 值大小以外，还受组织的 T$_2$ 弛豫时间和质子密度的影响，这种现象称为透过效应。

（四）临床应用

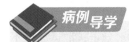

男性，70 岁，言语含糊、走路不稳伴头晕 1d。患者 1d 前突然出现言语含糊、口齿不清，走路不稳，有踩棉花样感觉，感头晕不适，饮水时有呛咳现象；无恶心呕吐、无胸闷心悸，为明确诊断来院就诊。患者既往有高血压病史 20 余年。体检：BP 160/110mmHg，P 105 次/min，R 19 次/min，T 37.4℃。神志清晰，颈软，口角歪斜，伸舌左偏，左侧鼻唇沟变浅，左侧上肢肌力 4 级。CT 检查：脑萎缩。

问题：

1. 该患者临床诊断应考虑什么？

2. 如要明确诊断需要再进一步做何种检查？

1. 超急性期、急性期脑梗死的应用　急性期脑梗死，尤其是超急性期脑梗死因早期常无形态学改变，常规 MRI 常为阴性，但此时由于大量细胞外水分子进入细胞内，引起水分子扩散受限，DWI 上表现为高信号，ADC 图上表现为低信号，提高了病变检出率和准确性（图 4-4-2）。

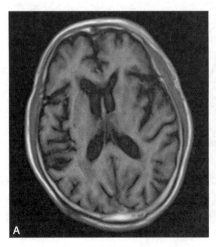
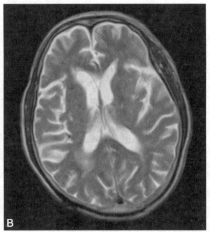

A　　　B

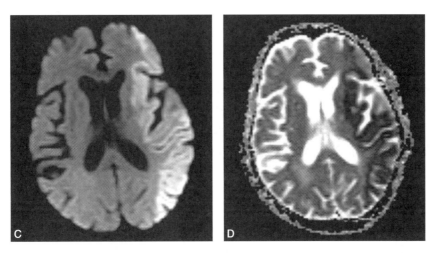

图 4-4-2　急性脑梗死病例 DWI

A、B. T_1WI 和 T_2WI,未见明显异常信号;C. DWI,左侧顶、枕叶大片高信号;D. ADC,左侧顶、枕叶大片低信号

2. 颅脑其他疾病的应用　根据 DWI 信号强度和 ADC 值的变化有助于判断肿瘤的囊实性,如脓肿和肿瘤囊变坏死、表皮样囊肿和蛛网膜囊肿等之间的鉴别。

3. 体部应用　DWI 在肝胆胰脾疾病、前列腺疾病、乳腺疾病、泌尿系统及消化系统等疾病的诊断和鉴别诊断也有广泛应用(图 4-4-3)。

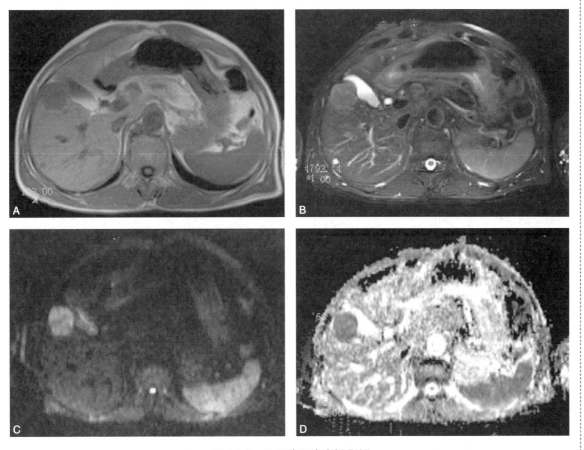

图 4-4-3　肝细胞肝癌病例 DWI

A. T_1WI,肝右叶胆囊旁类圆形低信号灶;B. T_2WI,病灶呈较高信号;C. DWI,病灶呈明显高信号;D. ADC,病灶呈低信号

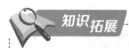

弥散张量成像及白质纤维束示踪技术

弥散张量成像(diffusion tensor imaging,DTI)是在 DWI 的基础上,施加 6~55 个非线性方向梯度场获取扩散张量图像,以描述水分子弥散方向特征的 MR 功能成像技术。应用 DTI 数据选择专用软件,通过相邻体素主本征向量的方向寻找下一个与其最接近的体素,将这些体素连接起来可以建立弥散示踪图,以描述白质纤维束的走行及形态。DTI 是目前唯一能在活体中显示神经纤维束的走行、方向、排列等信息的技术,被广泛应用于中枢神经系统的组织形态学和病理学研究。

二、灌注加权成像

磁共振灌注加权成像(PWI)是建立在流动效应基础上的一种成像技术,是描述血流经过组织毛细血管网时,通过测量一些血流动力学参数,来评价组织的血流灌注状态,反映组织微观血流动力学信息。目前临床上最常用的是脑部 PWI。PWI 技术主要分为对比剂首次经过法和动脉自旋标记法。

（一）成像原理

1. 对比剂首次经过法　对比剂首次经过法利用顺磁性对比剂(GD-DTPA)经静脉注入人体后,通过快速扫描序列对选定区域进行连续多时相的信号采集,动态检测对比剂首次流进受检组织时 MR 信号强度变化,从而获得组织微血管分布及血流灌注等血流动力学信息。在一定范围内,组织信号强度变化率与局部对比剂浓度呈线性关系。经过后处理获得像素的时间-信号强度曲线并转换为时间-浓度曲线,进一步分析曲线,计算得到组织的血流量(CBF)、血容量(CBV)、对比剂的平均通过时间(MTT)及达峰时间(TTP)等。对比剂首次经过法是目前脑组织灌注 MR 成像最常用方法。

2. 动脉自旋标记法　动脉自旋标记(arterial spin labeling,ASL)技术无需注入外源性对比剂,是利用人体动脉血液内水分子作为内源性对比剂,将血流方向的成像区上游空间预先添加射频脉冲,改变血液自旋状态,一定时间后标记过的血液到达成像区,成像得到标记图。将正常对照图与标记图相减得到灌注图。ASL 技术需要测量经过标记和未标记时的基线图像之间的信号改变,这种信号改变的幅度很小,需要进行多次采集、信号平均,经过计算方可定性或定量图。ASL 按标记方式分为两大类:①连续动脉自旋标记(continuous ASL,CASL);②脉冲动脉自旋标记(pulsed ASL,PASL)。CASL 技术在成像层面上游施加连续射频脉冲,来改变血液中纵向磁化强度,标记时间长,图像信噪比高。PASL 技术一般采用单个短射频脉冲进行磁化标记,在标记之前先对成像层面施加一个饱和脉冲,来消除翻转标记脉冲对层面的影响。

（二）常用参数

1. 脑血容量(cerebral blood volume,CBV)　是指单位体积脑组织中的血管腔的容积,采用积分求时间-信号强度曲线下面积得到。

2. 脑血流量(cerebral blood flow,CBF)　是指单位时间内通过脑组织的血流量。

3. 平均通过时间(mean transit time,MTT)　是指对比剂流过一定体积组织的平均时间。

4. 达峰时间(time to peak,TTP)　是指从对比剂开始出现强化到对比剂浓度达到峰值的时间,是最大对比剂团峰到达脑组织的时间。

（三）常用脉冲序列

PWI 技术可以用 T_1WI 序列进行采集,也可以用 T_2^*WI 序列进行采集。由于 Gd-DTPA 不能通过正常脑组织的血-脑屏障,一般多采用 T_2^*WI 序列进行采集。由于团注对比剂经过脑组织的时间很短,为监测对比剂在脑组织中首过效应,PWI 序列必须足够快速。临床上脑部 PWI 序列常采用 EPI 的 T_2WI 序列。SE-EPI 获得的是 T_2WI 对比,GRE-EPI 序列获得的是 T_2^*WI 对比。SE-EPI 序列能减少脑组织-骨和脑组织-气交界面的伪影,对小血管中的对比剂引起的信号变化较敏感,但对大血管不敏感。GRE-EPI 序列几乎对所有管径血管中的对比剂引起的信号变化均敏感,因此 GRE-EPI T_2^*WI 是目前脑部 PWI 最常用的序列。

（四）临床应用

1. 脑血管病

（1）PWI 可早期发现急性脑缺血灶，与 DWI 相结合，确定缺血半暗带，帮助临床决定治疗方案，具体表现为：①DWI 小于 PWI 范围，存在缺血半暗带，反映出治疗时机，临床可及时溶栓；②DWI 大于 PWI 范围，说明梗死组织内有部分的血流再灌注；③DWI 与 PWI 范围一致，说明梗死区侧支循环没有建立，梗死范围进一步扩大，为不可逆损伤；④DWI 正常而 PWI 显示异常，提示一过性脑缺血，没有梗死。

（2）PWI 在梗死中的临床应用价值：①脑缺血改变：CBV、CBF 正常，MTT 延长，提示动脉狭窄或阻塞，但代偿良好；②灌注不良：CBV、CBF 下降，MTT 延长；③侧支循环建立：CBV 正常或轻度增加，MTT 延长；④血流再灌注：CBV 增加，MTT 正常或减少；⑤血流过度灌注：CBV 明显增加。

2. 脑肿瘤　　PWI 能区分肿瘤复发造成的坏死区及评价肿瘤血管分布。

3. 心肌灌注　　PWI 主要用于心肌缺血的研究。

三、磁共振波谱成像

磁共振波谱成像（MRS）是利用质子在化合物中共振频率的化学位移现象测定化合物组成成分及其含量的检测技术。它是目前唯一无创性检测活体组织器官代谢、生化、化合物定量分析的技术。

（一）成像原理

MRS 原理与 MRI 大致相同，都遵循 Larmor 定律，即不同的具有奇数质子的原子核具有不同的磁旋比，在外加静磁场中其进动频率不同，在众多质子中氢质子的磁旋比最大（42.58MHz/T），且在生物体内含量最多，因此产生的 MRS 信号最强，在临床上应用最广泛、成熟。MRS 要求短的射频脉冲以激励原子核，将采集到的自由感应衰减信号（FID）通过傅里叶转换变成波谱。MRS 的成像原理依据化学位移和 J-耦联（自旋耦联）两种物理现象。

化学位移现象是形成 MRS 的重要理论基础。由于不同化合物之间存在着频率差别，MRS 才可将不同的化合物分辨开来，且随着静磁场的场强不同化合物之间的频率差也不同，而当以"百万分之几"（parts per million，ppm）来表示时，则化合物之间的频率差别是恒定的。以氢质子为例，水分子中的氢质子与在脂肪中的氢质子的共振频率相差 3.5ppm，在任何外加磁场中均是如此。

J-耦联（自旋-自旋耦联）现象是原子核之间存在共价键的自旋磁矩的相互作用形成自旋耦联，以 J 为常数，J 值越大耦合越强，波分离越宽。

根据上述两种物理现象可将含有同种原子核的不同化合物或将同一化合物中不同的分子在频率编码上区分开来，有助于 MRS 谱线的显示。化学位移和 J-耦合两种现象构成波谱的精细结构。

（二）MRS 谱线

MRS 谱线的横轴代表化学位移，即频率，可探测到的不同化合物表现为一个或几个特定频率上的峰。纵轴是化合物的信号强度，其峰高度及峰下面积与该化合物的浓度成正比。化合物最大峰高一半处的谱线宽度称为线宽，也称为半高全宽，它与化合物的 T_2^* 弛豫时间和磁场均匀度有关。如果原子核之间存在共价键，其自旋磁矩之间的相互作用形成 J-耦联（图 4-4-4）。

（三）MRS 特点

1. 得到的是代谢产物信息，通常以谱线和数值来表示，而非解剖图像。

2. 对磁场强度和磁场均匀度要求较高。

3. 外加磁场强度升高有助于 MRS 质量的提高，不仅可以提高信噪比，还可以使各种代谢产物的化学位移增大，更好区分各种代谢物。

4. 信号较弱，常需要多次平均才能获得足够的信噪比，因此检查时间较长。

5. 得到的代谢产物含量是相对的，常用两种或以上的代谢物含量比来反映组织的代谢变化。

6. 对于某一特定原子核，需要选择一种比较稳定的化学物质作为相关代谢物进动频率的参照物。

（四）MRS 中常见代谢物的含义

1. N 乙酰天门冬氨酸（N-acetyl aspartate，NAA）　　是脑[1]H MRS 最高峰，波峰在 2.02ppm，主要存在

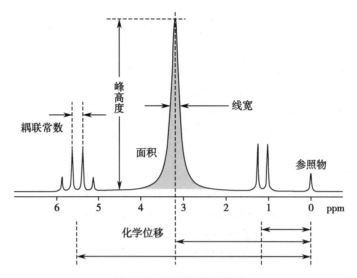

图 4-4-4　磁共振波谱谱线

标准的谱线基线平稳,波峰所在的横轴位置为化学位移,0ppm 为设定的
参照物;图中灰色区域为波峰峰下面积,波峰的高度称为峰高度,波峰高
一半处的宽度称为线宽;化合物的原子核之间具有共价键,形成 J-耦联,
表现为双峰或多峰,不同物质其耦联常数恒定,有助于化合物的识别

于神经元及其轴突,是神经元内标志物,其含量多少反映神经元功能状况。NAA 含量降低表示神经元受损。

2. 胆碱(choline,Cho)　Cho 波峰位于 3.20ppm 处,反映脑内胆碱储备量,是细胞膜磷脂代谢的成分之一,参与细胞膜的合成和代谢。Cho 峰的高低可作为肿瘤细胞增殖的指标,是评价脑肿瘤的重要峰值之一,几乎所有脑肿瘤中 Cho 峰均升高。

3. 肌酸(creatine,Cr)　Cr 波峰位于 3.05ppm 处,是脑组织能量代谢的提示物,在脑组织中浓度比较稳定,因此常用其他代谢产物与 Cr 的比值反映其他代谢产物的变化。

4. 乳酸(Lactate,Lac)　Lac 波峰位于 1.33～1.35ppm 处,呈双峰。正常情况下脑[1]H MRS 无明显 Lac 峰,Lac 峰的出现提示正常细胞有氧呼吸被抑制,是无氧糖酵解的终产物。在脑缺血缺氧或恶性肿瘤时,糖无氧酵解加强,Lac 含量升高。

5. 肌醇(myo-inositol,ML)　ML 波峰位于 3.56ppm 处,是星形细胞中神经胶质的标记物,髓鞘溶解时升高,肿瘤时多下降。

（五）临床应用

目前,MRS 在颅脑、前列腺、乳腺等部位的诊断与鉴别诊断中起到重要的参考作用。在颅脑肿瘤方面,MRS 有助于鉴别脑内肿瘤与脑外肿瘤,有助于判断星形细胞瘤的分型及恶性程度;在颅内囊性病变、癫痫等也有较大的应用价值。在前列腺 MRS 中,通过观察枸橼酸盐的含量来鉴别癌和非癌组织。在乳腺 MRS 中,可通过观察胆碱的含量来鉴别肿瘤的良恶性(图 4-4-5、图 4-4-6)。

四、磁敏感加权成像

磁敏感加权成像(SWI)是一个三维采集、完全流动补偿、高分辨力及薄层重建的 T_2^*WI 序列,与传统的 T_1WI、T_2WI 及 PDWI 相比,SWI 可充分显示组织之间内在磁敏感特性的差别,如显示静脉血管、出血(红细胞不同时期的降解产物)、钙化、铁沉积等。

（一）成像原理

SWI 与组织磁敏感性相关,物质的磁敏感性可用磁化率表示。磁化率是指该物质进入外磁场后的磁化强度与外磁场的比率,磁化率越强,物质磁敏感性越大。反磁性物质的磁化率为负值;顺磁性物质的磁化率为正值,磁敏感性较弱;铁磁性物质的磁化率为正值,磁敏感性较强。

1. 血红蛋白及其降解产物的磁敏感性特点　血液中血红蛋白氧合程度的不同表现出不同的磁特性。氧合血红蛋白呈反磁性,脱氧血红蛋白呈顺磁性,正铁血红蛋白呈顺磁性,但磁敏感性较弱,而血红蛋白降解的最终产物含铁血黄素具有高度顺磁性。血红蛋白的四种状态中,以脱氧血红蛋白和含

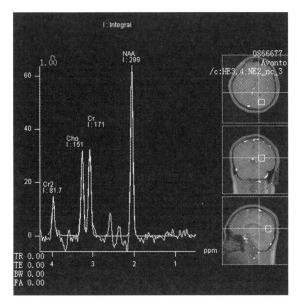
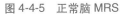

图 4-4-5 正常脑 MRS

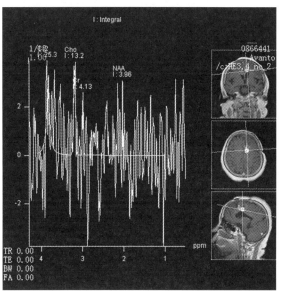

图 4-4-6 脑胶质瘤病例的异常脑 MRS

MRS 谱线示 NAA 峰下降,Cho 峰升高

铁血黄素表现的磁敏感较强。

2. 非血红蛋白铁及钙化的磁敏感性 铁在体内不同的代谢过程中可以有不同的表现形式,以铁蛋白常见,为高顺磁性。正常人随着年龄增长,铁在脑内沉积增加,但在某些神经变性疾病中,如帕金森病、阿尔茨海默病等,铁的异常沉积被认为与疾病的病理机制有关。

无论是顺磁性还是反磁性物质,只要能改变局部磁场,导致周围空间相位的改变,就能产生去相位,造成 T_2^* 缩短,信号减低。

(二)成像技术

SWI 采用三维采集,空间分辨力明显提高;选择薄层采集,明显降低背景场 T_2^* 噪声的影响;完全流动补偿,去除了小动脉的影响。SWI 序列可以同时得到强度图(幅度图)、相位图、SWI 图和 MIP 图四种图像,首先在采集原始数据采集结束后可得到强度图像和相位图像,之后通过数据处理,对相位图像进行高通滤波以去除由于空气-组织界面及主磁场不均匀性对相位造成的低频干扰,得到校正的相位图像,再将校正的相位图多次叠加在强度图上形成 SWI 图像;由于 SWI 为三维采集,可进行最小密度投影(minIP)重建以显示脑部整体的小静脉情况(图 4-4-7)。

目前,临床上 SWI 能在 1.5T 及 3.0T 的磁共振成像系统上实现,后者所获得的 SWI 对比好于前者。由于外磁场强度不同,在 1.5T 和 3.0T 磁共振成像系统上 SWI 选用的成像参数有所不同,需根据不同目的调整成像参数。

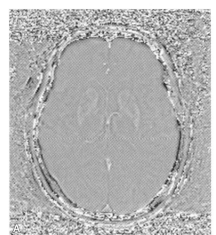
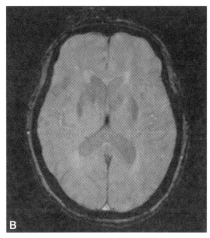

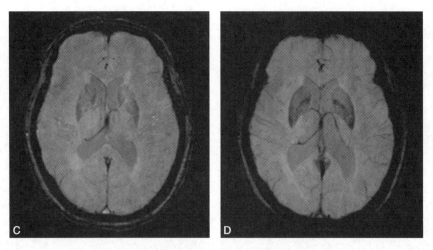

图 4-4-7　1.5T 脑磁敏感加权成像
A. 相位图；B. 幅度图；C. SWI 图；D. SWIminIP 图

（三）临床应用

1. 创伤性脑损伤　脑外伤后明显的出血灶常规 CT 及 MRI 均可显示，但一些微小出血灶容易漏诊，如脑弥漫性轴索损伤由于剪切力引起弥漫性脑白质损伤，常伴发微小出血灶，常规 CT 及 MRI 很难显示，而 SWI 可较好检出微小出血灶。

2. 小血管及静脉畸形　由于 SWI 对脱氧血红蛋白等顺磁性成分敏感，因此在小静脉的显示上有独到之处，如毛细血管扩张症、小静脉畸形、海绵状血管瘤等（图 4-4-8）。

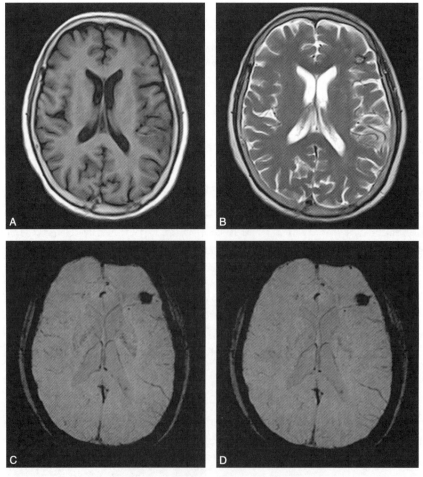

图 4-4-8　脑海绵状血管瘤 MR 图像
A. T_1WI，未见明显异常；B. T_2WI，左侧额叶类圆形高信号，周围环形低信号围绕；C、D. SWI，病灶呈低信号

3. 脑血管病　SWI 可以很好显示脑梗死并发出血及梗死区域小静脉情况,脑梗死是否并发出血对其治疗方案的确定很有意义。SWI 还可以对一些脑血管病如淀粉样脑血管病、高血压脑血管病微出血灶的发现有很好的帮助。

4. 神经退行性病变　一些神经退行性病变如帕金森病、阿尔茨海默病、多发性硬化、亨廷顿病等都跟铁的代谢异常有一定关系,SWI 对铁等矿物质沉积的显示较敏感,可对患者的治疗提供很大帮助,也可以提高判断预后的准确性。

5. 脑肿瘤　有资料表明,实性肿瘤的生长依赖于肿瘤性血管的生长,因此 SWI 可作为脑肿瘤 MRI 的一个重要辅助序列,用以观察肿瘤的静脉引流、肿瘤内微血管形成及合并微小出血的情况,有助于肿瘤的分期,评估肿瘤内血管结构。

五、脑功能成像

磁共振脑功能成像包含很多技术,这里介绍的是基于血氧合水平依赖(blood oxygenation level dependent,BOLD)效应的脑功能成像技术。他是利用与脑活动生理过程中,脑血流、脑血流容积、血氧含氧量等微弱的能量代谢过程来成像,是针对脑功能活动的一种重要无损伤检查手段。

(一)成像原理

前面已介绍,脱氧血红蛋白具有顺磁性,当血液中脱氧血红蛋白增多时可以使组织的 T_2 或 T_2^* 值缩短,信号强度降低;而氧合血红蛋白具有反磁性,当血液中氧合血红蛋白增多时可以使组织的 T_2 或 T_2^* 值延长,信号强度增高。在其他因素不变的前提下,T_2WI 或 T_2^*WI 上组织的信号强度取决于其血液中氧合血红蛋白与脱氧血红蛋白的比例,该比例越高,组织信号强度越高,这就是 BOLD 效应。

基于 BOLD 效应的 fMRI 就是利用脑组织中血氧饱和度的变化来制造信号对比的 MRI 技术。当大脑某区域被激活时(可以是外界刺激,也可以是对肢体的某一部分发出指令,如躯体运动、视觉、听觉、触觉、痛觉、语言情绪及针刺穴位等),该区域脑组织的耗氧量增多,脱氧血红蛋白随之增多;但相应区域脑组织内的血流灌注量也同时增多,带来更多的氧合血红蛋白,最后结果是氧合血红蛋白与脱氧血红蛋白的比例增高,导致 T_2WI 或 T_2^*WI 上相应区域脑组织的信号增高。一般认为脑组织被激活时其信号强度增高,脑组织活动抑制时其信号强度降低;通过比较执行某个刺激或任务前后脑组织信号强度变化,从而获得 BOLD 对比。我们利用 BOLD 技术对大脑活动变化时产生的血流动力学和代谢改变进行测量,从而对功能区进行定位。

(二)成像技术

fMRI 需要高场强结合高梯度场及快速梯度切换率的 MRI 设备,临床常用 1.5T 或 3.0T MRI 仪进行研究,但以 3.0T MRI 仪更为适用。此外,要求高性能计算机系统进行图像重建、数据传输和 fMRI 图像处理,还需要选择对磁敏感性变化最敏感的扫描序列。常用序列为单次激发 GRE-EPI T_2^*WI 序列,优点是时间分辨力和空间分辨力高、运动伪影少,可在几分钟内完成一次 fMRI 试验。

(三)临床应用

1. 神经外科学　fMRI 检查可显示肿瘤对相应功能区的侵犯及肿瘤周围功能区发生的变形和移位,帮助神经外科医师在术前制订手术计划,术中在最大程度切除肿瘤的同时对感觉、运动、语言等重要功能区进行保留。术后进行 fMRI 检查可显示病侧功能区残留和对侧功能区代偿情况。

fMRI 在癫痫手术中的应用已较成熟,在致癫性放电时 fMRI 可发现脑异常活动区。fMRI 能准确定位癫痫灶和周围的功能区皮质,指导癫痫手术方式和癫痫灶的切除范围。

2. 神经病学　fMRI 可用于评价脑卒中患者的中枢神经系统损害及功能重组情况,在指导康复治疗中起重要作用。fMRI 研究有助于理解阿尔茨海默病和帕金森病的病理生理改变,有助于其早期诊断。

3. 精神病学　目前 fMRI 已应用于精神病学领域,对疾病的早期诊断和鉴别诊断、皮层功能重组的观察、评估治疗和判断预后有重要意义。

(胡劲松)

第五节　其他 MRI 应用技术

一、磁共振辅助成像技术

（一）磁共振电影

磁共振电影（MR cine）是利用磁共振快速成像序列对运动的脏器实施快速成像，从而达到"冻结"运动的目的，并产生一系列运动过程的不同时段的"静止"图像。将这些"静止"图像对应于脏器的运动过程依次连续显示，即产生运动脏器的电影图像。

对于具有固定周期运动的脏器，将其运动周期平均分成若干时段，每一时段又称为一个时相，每个时相产生同一个层面的一幅图像，全部时相对应的图像呈连续显示，即为电影图像。

运用梯度回波序列，可在一个运动周期内的每个时相采集多行 K 空间数据，从而提高成像速度，这种方法又称节段电影技术。这种方法的心脏电影成像在心功能评价、心瓣膜病变、先天性心脏病诊断中具有重要价值（图 4-5-1）。

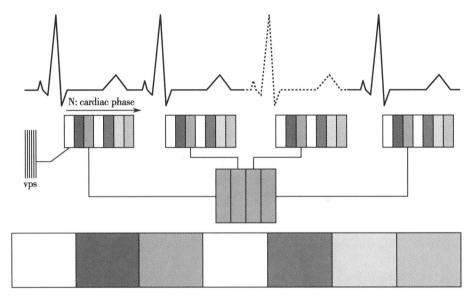

图 4-5-1　磁共振心脏节段电影原理

对于无固定周期运动的脏器，如膝关节、颞颌关节等，其电影成像的方法是将其运动的最大范围分成若干相等的空间等份，然后按照一定的顺序，每次运动一个等份。在每一个等份点采集一幅图像，直至所有图像采集完毕。然后将每个空间位置的图像放在一个序列内连续显示，即成为关节运动功能的电影图像。

（二）磁共振生理同步采集技术

1. 心电门控及触发技术

（1）成像原理：心电门控技术常指回顾性心电门控技术，在整个心动周期中射频激发和信号采集都在进行，同时把心电信息融合到 MRI 系统中，把每一个心动周期中相似时相的 MRI 信号重建一幅图像，明显减少了运动伪影，主要用于心脏电影；心电触发技术又称前瞻性心电门控，在 R 波波峰被探测后，经过一个延时，相当于进入心室舒张中期时刻，脉冲序列被触发启动，直到下一次心室收缩前暂停，这样基本保证在心室舒张中后期进行采集，可明显减少运动伪影，主要用于心脏形态学检查（图 4-5-2）。

（2）心电图导联的安放：心电图导联安放时，无磁电极一般放置于前胸壁，与心电轴

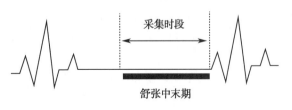

图 4-5-2　心电触发技术示意图

一致,以三个导联为例分别将电极安放于胸骨右缘第 2 肋间、左锁骨中线第 5 肋间及左腋前线第 6 肋间处。

（3）注意事项:①安放电极时局部皮肤需清洁,避免将电极放置在阻抗较高的肋骨、乳腺等组织;②导联线走向应与主磁场方向一致,避免弯曲、移动;③嘱受检者平静呼吸,尽量减少呼吸运动对心电及图像质量的影响;④为防止在扫描过程中由于受检者情绪紧张等原因出现心律不齐而导致成像过程中出现层面激发紊乱,使心电门控失效,在检查前应详细了解病情,扫描前向受检者讲解检查过程,取得配合,必要时可适量用药。

2. 脉搏门控技术　脉搏门控一般利用指脉探测夹或指套,夹套于手指末节,来探测脉搏随心动周期的变化,作为门控信息来取代心电门控。一般在行心电门控困难时,可采用脉搏门控。临床上常用于肺部及纵隔检查。

3. 呼吸门控技术

（1）成像原理:呼吸门控技术包括呼吸补偿技术和呼吸触发技术。呼吸补偿技术是在整个呼吸周期中 MR 射频激发和信号采集都在进行,期间把在呼吸周期中相似时间点的 MR 信号采用相似的相位编码,一般在呼气末的平台期利用低频相位编码采集对运动较为敏感的 K 空间中心区域信息,而在呼吸周期的其他时相利用高频相位编码采集对运动相对不敏感的 K 空间周边区域信息,这样具有高频随机性伪影信号将被推挤到视野边缘或视野外,从而减少或消除视野内的运动伪影。呼吸触发技术属于前瞻性呼吸门控技术,一般人呼吸波在一次平静呼气末到下一次吸气前的一段时间为呼吸运动相对静止的平台期,故一般以呼气末为触发点开始进行 MR 信号采集,到下一次吸气前停止采集,使信号采集发生于呼吸运动相对静止的平台期,明显减少呼吸运动伪影(图4-5-3)。

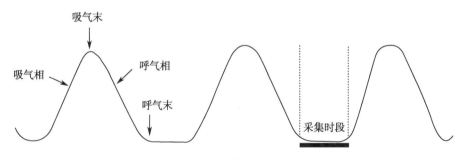

图 4-5-3　呼吸触发技术示意图

（2）呼吸压力感应器的安放:呼吸压力感应器一般包括弹性呼吸带和呼吸压力垫。弹性呼吸带需要以合适的松紧度捆绑在胸腹部,而呼吸压力垫放置于采集线圈与腹壁之间。这样通过呼吸带来的胸腹壁运动来改变感应器内部压力,从而产生呼吸运动幅度波。

（3）注意事项:①压力感应器置于胸腹部的松紧度要适宜,过紧或过松都会导致感应信号的变形;②由于男女呼吸方式不同,男性应将感应器安放于上腹部,女性则应安放于下胸部;③采用呼吸门控技术要求受检者保持均匀呼吸状态,使呼吸频率和幅度保持相对稳定,否则将出现较明显呼吸运动伪影,因此检查前需进行呼吸训练。

4. 导航回波技术

（1）成像原理:导航回波技术可采用一维、二维或三维采集,临床上常用二维导航回波技术。该技术常用于检测自由呼吸下膈面位置的变化,利用膈面的位置信息来触发成像脉冲序列,从而消除或减少呼吸运动伪影。

（2）导航条的安放:使用导航回波技术时,导航条的安放位置非常重要,其长轴方向垂直于膈面,上下径中心点一般放置于膈面水平,这样导航条上半部分位于肺内,下半部分位于肝脏。不同时间点采集到的回波信号重建出许多厚度很小的条带,按时间顺序从左到右排列,组成了膈面位置随呼吸运动的变化图像,其波形方向正好与呼吸门控曲线相反,最高点为呼气末,最低点为吸气末,成像序列的信号采集也是在呼气末后的平台期(图4-5-4)。

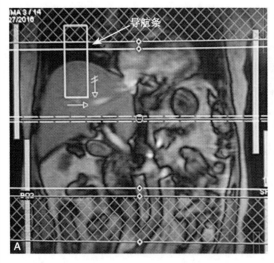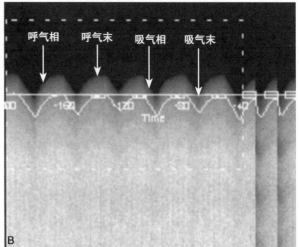

图 4-5-4 导航回波技术示意图
A. 定位图;B. 波形图

（3）临床应用:导航回波技术目前在临床上主要有两个用途,一是自由呼吸的心脏(冠脉)成像;二是自由呼吸的上腹部成像,相当于呼吸触发。

二、并行采集技术

并行采集技术(integrated parallel acquisition techniques,IPAT)是一种快速磁共振成像技术,可明显提高 MRI 采集速度,目前已在临床上较广泛应用。

（一）成像原理

传统 MR 图像的采集实际是 K 空间相位编码线的获取和填充,即每一次相位编码产生一个回波信号,填充 K 空间一行。采集时间与图像相位编码方向的编码步数(即 K 空间相位编码填充线数目)呈正比,相位编码步数越多,采集时间越长,减少相位编码步数可缩短采集时间,但图像空间分辨力下降。如在保持图像空间分辨力不变的前提下缩短采集时间可采用矩形视野技术(此技术通过减少相位编码步数,将所采集的相位编码步数较稀疏地填充于整个 K 空间,即增加 K 空间相位编码步数行间距,使图像在相位编码方向的视野变小)来实现。然而,当相位编码方向的视野小于被检组织的尺寸时,则会出现卷褶伪影。

对于单通道表面线圈来讲存在空间敏感度的差异,即组织中某一点离表面线圈越近,其被检测到的信号强度越高;反之,距离表面线圈的点越远其信号强度越低。相控阵线圈是由多个子线圈、多通道采集的方法按一定阵列组合而成,各个子线圈的敏感性构成了线圈敏感度阵列,利用相控阵线圈可明显提高图像信噪比。

并行采集技术是利用相控阵线圈中每个子线圈的空间敏感度差异来编码空间信息,通过合理算法得到成像组织内每一点的敏感度信息,而这种敏感度信息可以用来弥补原来采用矩形视野技术后由于数据采样减少而造成的空间信息不足,从而去除卷褶伪影而获得完整图像。因此,并行采集技术可以在减少相位编码步数,减少采集时间的情况下而得到完整图像。

（二）常用方法

并行采集技术主要有两种方法:①敏感性编码(sensitivity encoding,SENSE),即各个相控阵线圈获得的矩形视野信息先进行傅里叶转换,得到各自卷褶的图像,然后利用线圈空间敏感度信息去除伪影;②空间谐波同步采集(simultaneous acquisition of spatial harmonics,SMASH)和一般性自动校准部分并行采集技术(generalized autocalibrating partially parallel acquisition,GRAPPA),即各个相控阵线圈获得的矩形视野信息后,先利用线圈空间敏感度信息来填充 K 空间,再进行傅里叶转换重建图像,从而去除卷褶。

（三）特点

1. 优点 ①加快图像采集速度;②在采集时间不变的情况下可增加空间分辨力或增加采集范围;

③在采集时间不变的情况下可增加重复采集次数,提高图像质量;④可减少单次激发 EPI 序列的磁敏感伪影;⑤可缩短单次激发 EPI 序列的回波链,提高图像质量;⑥可缩小回波链的回波间隙,提高图像质量。

2. 缺点　①由于采集的相位编码步数减少,图像信噪比降低;②可能出现未能完全去除的图像卷褶伪影。

（四）临床应用

并行采集技术在临床上主要应用于:①耐受性较差的受检者;②运动脏器的快速成像;③一些不能较长时间屏气的屏气扫描;④高分辨力扫描;⑤单次激发 EPI 或单次激发 FSE 序列,缩短回波链和回波间隙,减少磁敏感伪影和提高图像质量;⑥高场 MRI 机的扫描,减少 SAR 值。

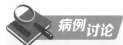

男性,86 岁,中上腹部疼痛伴恶心、呕吐半天。患者于中午进食油腻食物,随后出现中上腹部疼痛不适,腹痛呈持续性,阵发性加重,伴恶心、呕吐,呕吐出胃内容物;无呕血、黑便,无腹泻,无胸闷气促,无胸痛等。上述症状未能自行缓解,由家属急送医院。患者既往有胆囊多发结石病史 5 年。体检:T37℃,P98 次/min,R20 次/min,BP114/76mmHg。皮肤巩膜无黄染,剑突下压痛明显,移动性浊音阴性。B 超示:胆囊多发结石,胆总管扩张,因上腹部胀气胆总管下端显示不清。CT 示:胆囊结石,胆总管扩张,胆总管下端等密度影,增强扫描未见明显强化。

病例讨论

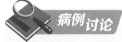

男性,85 岁,突发意识不清 4h。患者在 4h 前休息时突然出现意识不清,呼之不应,肢体无力并瘫倒在沙发上,由家属急送医院。患者既往有高血压及冠心病史 30 余年。体检:BP 180/125mmHg,P 97 次/min,R 20 次/min,T 36.6℃。浅昏迷,口角向左歪斜,伸舌不能,右侧肢体肌力 1 级。右侧 Babinski 征、Chaddock 征、Gordon 征均(+)。

病例讨论

本章介绍了各种磁共振成像应用技术,种类繁多,包括组织抑制技术、MR 血管成像技术、MR 水成像技术、MR 功能成像技术以及辅助成像技术等。临床上,不同的成像技术有不同的作用,除了能进行形态学研究外,还能进行功能、组织生化成分等方面的研究。作为医学影像技术人员,应当熟悉各种常用成像技术的原理、特点及临床应用,能根据受检者不同病情合理选择相应成像技术。明确学习本课程的目的及方法,为后续的学习、实习及工作打下基础。

（胡劲松）

扫一扫,测一测

思考题

1. 简述脂肪抑制技术及其常用方法。
2. 简述 MR 血管成像方法。
3. 简述 ADC 图与 DWI 图的区别。
4. 简述磁共振波谱成像的特点。
5. 简述磁敏感加权成像的临床应用。
6. 请分别叙述心电图导联、呼吸压力感应器及导航条的安放要求。

第五章　MRI 对比剂

　　对比剂（contrast media 或 contrast agents）是指通过某种途径引入人体后，能使某器官或组织与其周围结构或组织的图像产生信号差别的物质。虽然具备良好的组织对比为 MR 成像的优势之一，常规磁共振成像对病变的显示较为敏感，但正常组织与病变组织的弛豫时间常有较大重叠，所以常规 MRI 检查为影像诊断提供有限信息，且定性诊断困难，而对比剂的应用能改变组织的弛豫时间和组织信号强度的对比，这将有助于病变的早期诊断、小病灶的检出和对疾病的定性诊断。MRI 对比剂在对发现平扫未显示的病变、肿瘤的鉴别、明确病灶范围、术后患者的监测以及血管病变的显示等方面发挥着不可或缺的作用。

第一节　MRI 对比剂分类

　　临床常用对比剂种类较多，除了根据化学结构分类外，还常根据 MRI 对比剂在体内的分布、磁敏感性、对组织的特异性等分为以下三大类：

一、组织特异性对比剂

　　此类对比剂可被体内某种组织吸收、并在其结构中停留较长时间，不经过肾脏或仅部分经过肾脏清除，也称为非肾性对比剂。此类对比剂目前有肝胆特异性对比剂、血池对比剂、抗体对比剂、单核-巨噬细胞系统对比剂、受体对比剂和胃肠道对比剂六类。

　　1. 肝胆特异性对比剂　肝胆特异性对比剂主要由两大类组成，一类为脂溶性和水溶性的具有芳香环结构的顺磁性金属螯合物，另一类为通过肝细胞膜受体摄入肝细胞的受体型对比剂。

　　2. 血池对比剂　血池对比剂指一些不易透过毛细血管基底膜，在血管内能保留较长时间（一般要求>1h）的具有大分子结构或超小颗粒的对比剂，其渗出血管非常缓慢，常用于血管成像和检测器官血流灌注情况。USPIO（AMI-227）作为一类用于 CE-MRA 的血池对比剂，其颗粒直径平均为17~20nm，相比于 Gd-DTPA 分子量大，半衰期超过 100min，能在血管内停留较长时间而不被网状内皮细胞清除，最终通过骨髓和淋巴结内的巨噬细胞吞噬，应用于 MRI 检查时具有充足的时间调整扫描参数以改善图像质量或完成多种成像技术,明显增加细小血管或血流速度较慢血管的信号强度。

3. 抗体对比剂　所谓抗体是指单克隆抗体(简称单抗,McAb),为单个 B 淋巴细胞克隆所产生的抗体,目前主要应用于肿瘤单克隆抗体,通过以该类对比剂标记的单克隆抗体与肿瘤抗原特异性结合而将对比剂运送到肿瘤部位,改善肿瘤局部组织磁共振信号,起到靶向诊断肿瘤的目的。抗肿瘤单克隆抗体对比剂的标记过程是通过以双功能螯合剂与单抗耦联后再与 MRI 对比剂(主要为钆剂和SPIO)结合,如 Gd-McAb、SPIO-McAb。

4. 单核-巨噬细胞系统对比剂　该类对比剂的颗粒物质进入血液后主要分布于肝、脾、骨髓和淋巴结,可被人体单核-巨噬细胞系统中一类吞噬细胞清除。肝脏作为人体重要的代谢器官,正常的肝实质内主要由内皮细胞和库普弗细胞(Kupffer 细胞)完成吞噬功能,而在肝内病变组织中则没有或极少有这类细胞。单核-巨噬细胞系统对比剂包括脂质体颗粒和氧化铁颗粒剂两大类。

5. 受体对比剂　临床较常用的对比剂主要为肝细胞受体性对比剂,该类对比剂经过肝细胞膜受体摄取而进入肝细胞。其核心成分为超微型超顺磁性氧化铁颗粒,颗粒最大直径不超过 $30nm$,常用制剂类别有 AMI-227 和 FeO-BPA,肝细胞表面具有去唾液酸基糖蛋白受体,可将该类受体对比剂跨膜转运到肝细胞内分解出氧化铁颗粒产生很强的短 T_2 效应。

6. 胃肠道对比剂　为改善腹部胃肠道的显示效果而研制的胃肠道对比剂,主要有阳性对比剂和阴性对比剂两大类。阳性对比剂主要有 Gd-DTPA 溶液、枸橼酸铁铵等水溶性对比剂和非水溶性对比剂(植物油、脂类、蔗糖聚酯等)。阴性对比剂主要有水溶性对比剂(如超顺磁性氧化铁溶液、硫酸钡混悬液、陶土溶液等)和非水溶性对比剂(如产气微粒、过氟锌溴化物等)。

二、磁敏感性对比剂

物质在磁场中产生磁性的过程称为磁化。不同物质在单位磁场中产生磁化的能力称为磁敏感性(也称磁化率),用磁化强度表示。根据物质磁敏感性的不同,MRI 对比剂可分为抗磁性对比剂、顺磁性对比剂、超顺磁性对比剂和铁磁性对比剂。

1. 顺磁性对比剂　顺磁性对比剂中顺磁性金属原子的核外电子不成对,故磁化率较高,在磁场中具有磁性,而在磁场外则磁性消失。如镧系元素钆、锰、铁等均为顺磁性金属元素,其化合物溶于水时,呈顺磁性。

顺磁性对比剂浓度较低时,主要缩短 T_1 值,MR 信号增高;浓度较高时,主要缩短 T_2 值,MR 信号降低。通常用 T_1 效应作为 T_1WI 中的阳性对比剂。

2. 超顺磁性对比剂　超顺磁性对比剂是指由磁化强度介于顺磁性和铁磁性之间的各种磁性微粒或晶体组成的对比剂。该类物质的磁矩高出电子磁矩上千倍,其磁化速度比顺磁性物质快,在外加磁场不存在时,其磁性消失,如超顺磁性氧化铁(SPIO)。

3. 铁磁性对比剂　铁磁性对比剂为铁磁性物质组成的一组紧密排列的原子或晶体(如铁-钴合金)。这种物质在一次磁化后,无外加磁场下还具有磁性。

三、细胞内、外对比剂

根据对比剂在人体细胞内、外环境的分布特点,MRI 对比剂可以分为细胞外对比剂和细胞内对比剂。

1. 细胞外对比剂　细胞外对比剂目前应用最早、最为广泛。它在体内非特异性分布,可在血管内或细胞外间隙自由通过。

2. 细胞内对比剂　以一些细胞作为目标靶来分布。如网织内皮系统对比剂和肝细胞对比剂。静脉注入此类对比剂后,立即从血中廓清并与相关组织结合。

第二节　MRI 对比剂的增强机制

组织信号强度主要取决于该组织的质子密度和弛豫时间(T_1 值或 T_2 值),MRI 对比剂是通过影响质子的弛豫时间来达到增强或降低信号强度的目的。

一、顺磁性对比剂的增强机制

某些金属离子,如钆、锰等具有顺磁性,其原子具有几个不成对的电子,未成对电子产生较大的磁矩,改变了局部磁场,有利于质子之间或由质子向周围环境传递能量,使邻近水分子质子弛豫时间缩短。临床上常利用其 T_1 效应,缩短组织 T_1 值。

由于游离的钆离子对肝脏、脾脏和骨髓有毒性作用,必须在形成螯合物后才能使用,临床最多用的是与 DTPA 的螯合物,如 Gd-DTPA。

顺磁性对比剂缩短 T_1 值或 T_2 值与下列因素有关:

1. 顺磁性物质的浓度 对比剂浓度比较低时,主要缩短组织 T_1 值,且浓度越高其影响越明显;顺磁性对比剂浓度大大高于常规剂量时,主要缩短组织 T_2 值,因超顺磁效应而出现组织信号强度明显下降。

2. 顺磁性物质的磁矩 顺磁性物质的磁矩受不成对电子数的影响,不成对电子数越多,磁矩就越大,顺磁性作用越强,对弛豫时间缩短的影响就越明显。

3. 顺磁性物质结合水的分子数 顺磁性物质结合水的分子数越多,顺磁性作用就越强。顺磁性物质有多种类别,如镍(Ni^{2+})、三价铁(Fe^{3+})、锰(Mn^{2+})、铬(Cr^{3+})等,镧系元素(Pr^{3+})、钆(Gd^{3+})、镝(Dy^{3+})、铕(Eu^{3+})等,超铀元素镤(Pa^{4+}),氧化氮-稳定自由根($NSFR_6$)、吡咯烷、哌啶及分子氧(O_2)等;其中以钆(Gd^{3+})顺磁性最强,电子自旋弛豫时间相对较长,但需与二乙烯三胺五乙酸(DTPA)结合成螯合物才能保证其稳定性,否则其游离型离子会对肝、脾及骨髓产生毒性反应。

钆螯合物可分为离子型和非离子型对比剂,常见的离子型对比剂为 Gd-DTPA,而非离子型对比剂有 Gd-HP-DO3A、Gd-DTPA-BMA。按化学结构可将钆螯合物分为线性和巨环形(图 5-2-1),Gd-DTPA、Gd-DTPA-BMA 属线性螯合物,Gd-HP-DO3A 属巨环形螯合物。

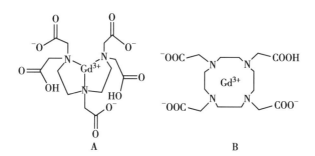

图 5-2-1 线性和巨环形对比剂分子结构示意图
A. 线性对比剂的 Gd^{3+} 结构;B. 巨环形对比剂的 Gd^{3+} 结构

钆对比剂均为亲水性、低分子量复合物,进入体内后可很快从血管内弥散到细胞外间隙,一旦在血管内和细胞外间隙迅速达到平衡后即很快失去对比特性。

此外,磁场强度、环境温度等也影响弛豫时间。

二、超顺磁性对比剂和铁磁性对比剂的增强机制

这两类对比剂为微粒类,又称为磁敏性对比剂,也可称为阴性对比剂。此类对比剂会造成磁场的不均匀性,加速失相位过程,缩短 T_2 或 T_2^* 值,强化组织呈低信号。以超顺磁性氧化铁为例,因该物质的粒子的磁矩约大于 Gd-DTPA 的 100 倍,故称之为磁化率性对比剂,可用于 T_2 和 T_2^* 加权成像,又称之为阴性对比剂,该类对比剂可用于心肌或脑组织等灌注成像研究。

第三节　MRI 对比剂的应用及其不良反应

一、MRI 对比剂的应用

病例导学

女性,20 岁,2016 年 8 月 19 日来院就诊,半年前因停经数月在当地医院就诊,实验室检查:PRL>1000.0(参考值 3.34~26.72),甲功正常。盆腔彩超检查:子宫内膜增厚(1.2cm)。头部 MRI 检查:垂体增大(图 5-3-1)。

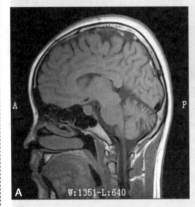
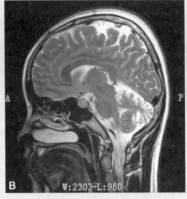
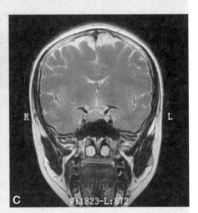

图 5-3-1　垂体 MR 图
A.垂体正中矢状面 T_1WI;B.垂体正中矢状面 T_2WI;C.垂体冠状面 T_2WI

问题:
1. 根据病史及常规 MRI 检查资料,该患者的临床诊断是什么?
2. 作为技师,您认为应建议患者进一步做何检查?

(一)钆螯合物对比剂

作为非特异性分布于细胞外间隙的一类对比剂,主要经肾脏排泄,又称为肾性对比剂,主要有目前常用的离子型钆喷酸葡胺(Gd-DTPA)和钆特酸葡胺(Gd-DOTA),还有非离子型含钆对比剂。

1. Gd-DTPA　作为第一种 MRI 对比剂也是目前应用最广泛的 MRI 对比剂,它由德国 Schering AG 公司于 1982 年制备成功,在 1983 年首先应用于临床。其主要成分为顺磁性很强的钆离子(Gd^{+3}),能显著缩短周围组织弛豫时间,有助于小病灶及弱强化病灶的检出。在药代动力学方面,其分布没有专一性,集中于血液和细胞外液中,不进入有毛细血管屏障的组织,如脑、脊髓、眼及睾丸。在体内较稳定,过敏反应少见,因此副作用较少。据文献报道,其最常见的副作用为轻、中度头痛,但对有癫痫大发作史者有诱发的可能。对过敏体质、支气管哮喘及其他过敏性疾病者仍应注意预防。动物实验发现其能通过胎盘引起胚胎发育稍迟缓(但无明显致畸效应),同时在人体乳汁中也有分布,因此孕妇及哺乳期妇女慎用。随着 MRI 检查技术的不断发展,Gd-DTPA 越来越广泛应用于全身各系统的增强扫描中,其临床应用归纳如下:

(1)与碘对比剂相似,在正常情况下不能通过血-脑屏障,只有当血-脑屏障受损时才通过血管漏出进入组织间隙使局部钆浓度增加,从而缩短组织 T_1 时间,形成正常脑组织与病变组织之间信号差别而达到诊断与鉴别诊断目的(图 5-3-2)。

(2)通过快速 3D 梯度回波序列扫描可动态获得对比剂透过毛细血管壁分布至细胞外间隙并达到平衡状态的过程,提高病变检出率。

(3)了解组织或器官的血流灌注状态。

笔记

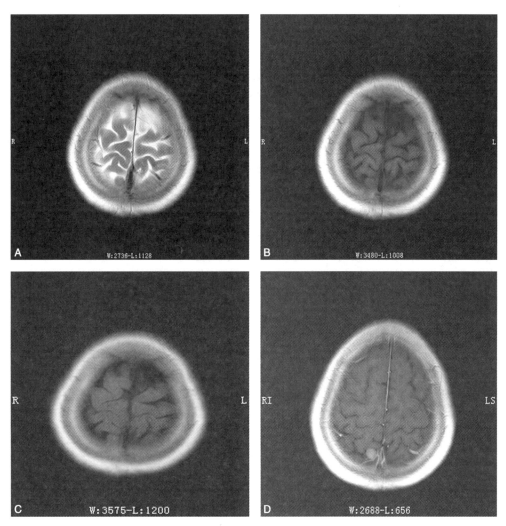

图 5-3-2　钆喷酸葡胺在中枢神经系统的应用
A. 颅脑横断面 T_2WI；B. 颅脑横断面 T_1WI；C. 颅脑横断面 T_2-FLAIR；D. 颅脑横断面 T_1WI+C

（4）可实现 CE-MRA 扫描。基于其增强机制，在对比剂流经靶血管时采用 3D 快速梯度回波序列快速成像可获得高信号强度的 CE-MRA 图像。

（5）在颈部应用方面，T_1WI 可确定鼻咽癌浸润深度、范围、颅底转移及治疗后的随访。

（6）在胸部应用方面，主要应用于纵隔、心脏、大血管及乳腺等疾病的 MR 成像，如纵隔 MRI 增强能区分病变是否为血管性，通过心肌灌注加权成像可显示心肌缺血、评价心肌梗死；还可通过动态增强鉴别乳腺病变的良、恶性，评估放疗后肿瘤大小及内部变化等。

（7）腹部应用广泛，肝脏增强检查可用于肝脏肿瘤、海绵状血管瘤、局灶性结节增生、腺瘤等病变的定性诊断及确定转移瘤的部位、范围等；对于肾脏占位性病变，通过动态增强扫描可对大多数肾上腺肿瘤、恶性肿瘤和嗜铬细胞瘤做出鉴别诊断；还用于盆腔内病变的鉴别诊断、术后评估改变及随访复查。

知识拓展

关于含钆对比剂反复使用引起脑部钆沉积的风险提示

2017 年以来，欧洲 EMA、美国 FDA 等机构先后发布风险提示，同一患者进行多次 MR 增强扫描后可能存在钆在脑部逐渐沉积的风险，目前尚无确切证据表明其对患者造成危害，EMA 规定限制某些线性钆剂静脉注射使用以预防其相关潜在危害，而相对于线性钆剂，大环状钆剂（钆特酸葡胺、钆布醇、钆特醇）的钆游离倾向则更低，更稳定，可继续在目前适应证下使用，但需使用保证图像信息的最低剂量，并仅在人体非增强扫描无法满足诊断时使用。但是，由于静脉注射线性钆塞酸二钠和钆贝葡胺部分由肝脏代谢，可继续应用于肝脏扫描，在骨关节 MRI 检查可继续使用较少剂量钆喷酸葡胺。

2. Gd-DOTA　为大环类含钆对比剂,其理化性质与Gd-DTPA基本相似。

(二)超顺磁性氧化铁(SPIO)对比剂

超顺磁性氧化铁颗粒(SPIO)对比剂为单核-巨噬细胞系统特异性对比剂,临床上最常见的有菲立磁(AMI-25)、SHU-555A,此外,还有超小超顺磁性氧化铁(USPIO)制剂,其颗粒最大直径不超过30nm。

1. 氧化铁胶体注射液(AMI-25)　为一种氧化铁胶体水溶液,由葡聚糖包裹氧化铁晶体而成,静脉注射后迅速被网状内皮细胞吞噬,从而在含吞噬细胞的组织内阴性强化,注射后1h主要聚集于肝脏,其次为脾脏。但肝脏的增强峰值时间为注射后2h,脾脏为4h。一般用T_2WI,无严重副作用但不宜快速团注。

2. SHU-555A　由德国先灵公司生产,其包裹物为碳合葡聚糖。它较AMI-25进一步提高了安全性,因此可以快速团注,主要用于肝、脾的增强,还可用于灌注成像及MRA。

3. AMI-227　是超小型氧化铁胶体的一种,由法国Guerbe公司和美国Advanced Magnetics公司分别生产。它能被淋巴结及骨髓等部位的吞噬细胞吞噬。其半衰期较长且T_1弛豫效率较高,注射后早期可用于MRA,后期则可用于单核-巨噬细胞系统成像,尤其适合淋巴结增强检查,所需剂量与扫描检查序列有关,FSE序列注射剂量较高,GRE序列注射剂量较低。

氧化铁颗粒对比剂引入人体后在单核-巨噬细胞系统分布部位特点主要与颗粒大小相关,肝脏、脾脏巨噬细胞主要吞噬100nm以上的大颗粒制剂,而10nm以下的小颗粒多数缓慢沉积于骨髓、淋巴结的单核-巨噬细胞系统,此外,颗粒所带电荷和外包层特点也与对比剂在人体的分布部位相关。

(三)肝细胞特异性对比剂

这类对比剂由于其特殊分子结构,能被肝细胞特异性地摄取,因而主要用于提高肝脏肿瘤的检出,对鉴别肿瘤是否肝细胞来源也有较大价值。其进入肝脏可经胆道排泄至消化道,故又称之为肝、胆性MRI对比剂,目前在临床上已得到应用。据文献报道,还可进行肝脏MR功能成像。根据分子结构及作用机制不同,主要有以下三类。

1. 钆螯合物　属于此类对比剂的有:Gd-DTPA-BMA(欧乃影)和GD-BOPTA(莫迪司)等,推荐使用剂量为0.1mmol/kg,安全性较好。以GD-BOPTA为例,其可进行动态增强扫描,注射后延迟40~120min可获取肝细胞特异性信息,还可进行MR胆道成像。

钆螯合物临床应用特点主要有:

(1)提高肝内小病灶的检出率及辅助定性诊断,如转移性病灶。

(2)鉴别肝细胞性病变,如肝细胞再生结节和腺瘤等病变。

(3)协助确定肝细胞癌的分化程度。

(4)检测肝硬化,了解肝细胞功能。

2. 锰螯合物　主要为Mn-DPDP,为肝脏阳性MRI对比剂,被肝细胞摄取后分解出来的锰能产生很强的缩短T_1效应,使正常肝组织与肿瘤组织信号形成对比,最后经胆汁排泄,推荐使用剂量5μmol/kg。其不良反应较明显,可引起恶心、呕吐、血压升高等,实验证明高剂量使用时可引起胎儿畸形,因而不能用于孕妇。

其临床应用特点主要有:

(1)对肝内非肝细胞性病变检出检出率较高。

(2)提高病变定性诊断能力。

(3)可提示肝癌的分化程度和血供情况。

(4)有利于肝硬化、肝炎等肝内弥漫性疾病的诊断。

(5)可用于胆道检查。

(6)可对慢性胰腺炎与胰腺癌鉴别诊断,利于胰腺肿瘤的检出。

(7)可用于评价心梗患者心肌活性。

3. 肝细胞受体性对比剂　该类对比剂的核心成分为极小超顺磁性氧化铁颗粒,表面用阿拉伯半乳聚糖或无唾液酸基胎球蛋白等进行包裹,可通过肝细胞表面的无唾液酸基胎球蛋白受体转运到肝细胞内。进入肝细胞后,在肝细胞的微粒体内分解出氧化铁颗粒,产生很强的短T_2效应。代表产品有AG-USPIO。

(四)单核-巨噬细胞系统对比剂

该类对比剂主要为超顺磁性氧化铁颗粒,颗粒直径40~400μm,表面用葡聚糖包裹。血液中直径在 30~5000nm 的颗粒主要经单核-巨噬细胞系统清除,因而静脉注射后该类对比剂进入肝脏及脾脏的网状内皮细胞,产生短 T_2 效应,肝脏可摄取对比剂颗粒。相对于正常肝组织,肝脏恶性肿瘤内一般无或少库普弗(枯否)细胞(Kupffer 细胞),因此对比剂能增加肿瘤与肝实质间的对比,从而提高肝脏肿瘤的检出率。目前临床常用的有 AMI-25 和 Feridex(菲立磁)等。

二、MRI 对比剂的不良反应

虽然 MRI 对比剂不良反应的发生率要低于 X 线用非离子型碘对比剂,但也应引起重视。

（一）MRI 对比剂不良反应的产生机制

对比剂的各种不良反应产生机制目前尚不完全清楚,多认为是免疫学、心血管系统、神经系统功能紊乱的综合结果,根据其发生不良反应的病理生理过程可分为以下两个范畴。

1. 过敏样反应　常发生于注射对比剂后 1h 内,表现为过敏样症状,又称为类过敏反应,可能因其他机制激活了免疫反应,这些反应的治疗与处理方法可参考过敏反应。

2. 非过敏样反应　是对比剂进入血液循环后所特有的反应,由物理化学反应引起,其发生率和严重性可能与对比剂的剂量、注入方式、注射速度等因素相关,主要表现为迷走神经反应、心绞痛、肺水肿、对比剂诱发肾病、急性肾衰、迟发性反应、严重低血压及鞘内注射引起的惊厥等心、肾、神经系统的非过敏样反应。

（二）不良反应的分类和发生率

MRI 对比剂的不良反应主要表现为皮肤症状、消化道症状、中枢神经症状等。文献报道血管内离子型 MRI 对比剂不良反应的发生率约为 1.31%,非离子型约为 0.80%;口服的对比剂约为 0.75%。不良反应的发生率明显低于非离子型碘对比剂。

根据不良反应在皮肤黏膜、消化道及呼吸系统、循环系统的临床症状及表现程度,还可将对比剂的不良反应分为以下 Ⅰ~Ⅳ级。

Ⅰ级:主要以皮肤、黏膜系统症状为主,可引起皮肤潮红、荨麻疹、面部、黏膜水肿等。

Ⅱ级:除皮肤、黏膜系统症状外,还可引起恶心、腹痛、咳嗽、呼吸困难、心率加快、血压下降等消化、呼吸及循环系统症状。

Ⅲ级:常以皮肤、黏膜系统症状为主,同时可伴有呕吐、腹泻、支气管痉挛、紫绀、休克、心率增快、以收缩压下降为主的血压下降等症状。

Ⅳ级:程度较重,常可出现皮肤潮红、荨麻疹、面部水肿、黏膜水肿、呕吐和腹泻等皮肤、消化系统症状,甚至出现呼吸停止、心脏骤停等。

（三）不良反应的预防

不良反应的预防应注重给药前、给药时和给药后三阶段的评估、关注。

1. 给药前的充分评估　应详细了解患者的一般情况,特别是对比剂不良反应发生的危险因素,包括:小儿、老年人、糖尿病患者、心脏疾患患者、肾脏疾患患者、既往发生过对比剂不良反应的患者、既往有过敏史的患者、有焦虑症的患者。对一般状况极度衰竭、支气管哮喘、重度肝、肾功能障碍的患者原则上禁用。对过敏体质、有药物过敏史、痉挛发作史的患者应慎用。

近年来有相关报道称,肾功能不全患者使用含钆对比剂可能出现四肢皮肤增厚或硬化,后期造成关节固定和挛缩,重者可引起致死性肾源性系统性纤维化(NSF)。NSF 是与肾功能不全患者使用钆类对比剂明显相关的一种严重不良反应,以广泛的组织纤维化为特征的系统性病变,其发病机制尚不完全明确,应引起广大医务工作者广泛关注的高危因素有:

（1）急、慢性肾功能不全患者。

（2）肝肾综合征、肝移植围术期导致的急性肾功能不全患者。

（3）超剂量或多次重复使用钆螯合物对比剂。

因此,对于肾功能不全患者使用钆对比剂应注意遵循以下原则:

（1）应全面权衡 MR 增强检查利弊的情况下才能使用。

（2）应尽量选择其他可替代的检查手段或方法。

（3）检查前建议与患者本人或家属签署增强检查知情同意书,告知检查利弊及该项检查的必要性。

（4）在必须使用钆对比剂进行 MRI 检查时,建议使用达到诊断需要的最低剂量。

（5）如出现可能与对比剂有关的异常反应,应及时联系相关医师。

2. 给药时的密切观察　对比剂注入时要密切观察患者的一般情况。不良反应的初期症状可以有恶心、呕吐、瘙痒、鼻塞、打喷嚏、流泪、皮肤红斑、荨麻疹、颜面水肿、全身不适等。当出现上述症状时注意给药量和注入速度,必要时可停止给药。

3. 给药后的细致关注　检查结束,应了解患者情况。对引起较严重不良反应的患者,要给予继续观察和必要的治疗。

（四）不良反应的处理

一般不良反应出现极少,大多数症状轻微,休息后即可自行缓解,无需特殊处理,对于严重不良反应出现较罕见,但症状重,甚至危及患者生命,可参照碘过敏处理措施。

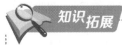

钆对比剂外渗的处理

MRI 检查过程中可能出现对比剂外渗等情况,对于轻微渗漏的患者,无需特殊处理,但需嘱咐患者密切观察,如有加重,应及时就医处理;对于对比剂渗漏较重者,可能引起局部组织肿胀、皮肤溃疡、软组织坏死和间隔综合征,应进行如下处理:①抬高患肢,促进血液回流;②早期可使用 50% 硫酸镁湿冷敷,24h 后进行硫酸镁保湿热敷,也可应用黏多糖软膏外敷或 0.05% 地塞米松局部湿敷;③症状严重者应在外用药物基础上加服地塞米松 5mg/次,3 次/d,连续口服 3d;④必要时咨询临床医师诊治。

病例讨论

女性,58 岁,否认药物过敏史,但诉大量食用鸡蛋后会出现胃痛症状。2016 年 10 月行 CT 检查诊断为左锁骨下动脉狭窄,为进一步诊治来我科行 MRI 检查,检查前患者一般情况良好,神志清楚,应答切题,行 MRI 检查时经左手背静脉推注钆喷酸葡胺 15ml,期间无不良主诉,10min 后结束检查。7h 后贵要静脉向手部延伸方向至穿刺点约 25cm 静脉走行区红肿、发热,无其他不适症状,考虑为静脉炎,按 2 次/d 超短波治疗,1 周后皮肤发热症状减轻,2 周后肿痛症状缓解,1 个月后血管呈结节样改变,3 个月后血管区可扪及少量结节。

本章小结

MRI 对比剂作为在检查过程中影响质子弛豫时间以改善器官或组织信号对比的常用物质,根据其分布、吸收、代谢特点可分为组织特异性、磁敏感性、细胞内外对比剂等三类,可广泛应用于人体神经系统、头颈部、纵隔、心脏、腹盆腔内脏器官等增强检查,尤其在肿瘤的鉴别、病灶范围的确定、术后患者的监测及血管病变的显示等领域具有重要的价值。只有熟练掌握各类 MRI 对比剂的增强机制、不良反应的表现与处理方法,才能合理选择各类对比剂的临床适应证与禁忌证,更好地改善图像质量,提高病变的检出率,不断提高临床技术与诊疗水平。

（夏　晓）

扫一扫,测一测

思考题

1. MRI 对比剂有哪些类别?
2. MRI 对比剂的不良反应如何处理?
3. 钆喷酸葡胺的临床应用特点有哪些?

第六章　MRI 质量控制

学习目标

1. 掌握：信噪比、对比度噪声比及空间分辨力概念；MR 成像参数的内涵。

2. 熟悉：MR 成像参数与 MR 图像质量的关系；金属伪影、卷褶伪影及磁化率伪影的产生原因、图像特征及消除方法。

3. 了解：信号噪声比、对比度噪声比及空间分辨力的影响因素；其他 MRI 伪影的产生原因、图像特征及消除方法。

4. 学会：科学协调影响 MR 图像质量的各种因素，实现 MR 图像各质量参数及其与成像时间之间的平衡。

5. 具有：MR 图像质量意识。

MRI 原理比较复杂，所涉及的技术内容颇多，很多因素都会影响 MRI 质量。因此，我们必须认真理解 MR 图像质量参数的内涵，熟练掌握 MR 成像参数与 MR 图像质量的关系，努力减少并消除 MRI 伪影，以提高 MRI 的临床应用价值。

第一节　MR 图像质量参数

评价 MR 图像质量主要有四个参数：信号噪声比（signal-to-noise ratio，SNR）、图像对比度及对比噪声比（contrast and noise ratio，CNR）、空间分辨力（spatial resolution）和 MRI 伪影（artifact）。

一、信号噪声比

（一）概念

信号噪声比简称信噪比（SNR），是指感兴趣区内组织信号强度与噪声信号强度的比值。它是衡量图像质量的最主要参数之一。具有一定 SNR 的 MR 图像是形成 MR 影像的基础。努力提高组织信号强度和最大限度地降低噪声信号强度是提高 SNR、改善图像质量的关键。

（二）影响因素

影响信噪比的因素，除了 MRI 系统的设备性能和工作环境外，主要受被检组织的特性、体素大小、扫描参数（TR、TE、翻转角、平均采集次数等）和射频线圈等影响。

1. 被检组织特性　被检组织特性包括其质子密度、T_1 值、T_2 值等。感兴趣区内质子密度高的组织，如脑灰质和脑白质能产生较高信号，SNR 高；质子密度低的肺组织产生低信号，因此 SNR 低。具有短 T_1 值和长 T_2 值的组织分别在 T_1WI 和 T_2WI 信号强度较高，从而可获得高 SNR。

2. 体素　体素大小对 SNR 的影响遵循体素内质子数目对 SNR 的影响规律。体素大小取决于

FOV、矩阵和层面厚度三个基本成像参数。体素越大,体素内所含质子数目越多,所产生的信号强度就越大,图像的 SNR 越高。层厚越厚,体素越大,SNR 越高;FOV 越大,体素越大,SNR 越高;相反,矩阵越大,体素越小,SNR 越低。

3. 扫描参数　影响 SNR 的扫描参数主要有重复时间(TR)、回波时间(TE)、翻转角以及信号采集次数、层间距和接收带宽等。它们对 MR 图像 SNR 的影响将在 MR 扫描参数部分详细介绍。

二、对比度噪声比

(一)概念

在评价 MR 图像质量时,SNR 是一项比较重要的技术指标,但是它并不是一项绝对标准。应用表明,即使 MR 图像具有很高的 SNR,我们也不能保证把两个相邻结构有效地区分开来,因此有价值的 MR 图像必须在特性组织和周围正常组织间表现出足够的信号差异。这个差异就是 MR 图像的对比度。它是 MR 图像的另一个重要质量参数,反映了两组织间信号强度的相对差别,是人们感知 MR 图像信息的前提,差别越大则图像对比越明显。

但是,影像对比度本身不能精确衡量影像质量,在一幅噪声程度较大的影像中,即使对比度较高也不会清晰。人们区分两个物体的能力正比于对比度,且随噪声的增加呈线性降低。在临床上,对比度常用对比度噪声比(CNR)表示,即两种组织信号强度差值与背景噪声的标准差之比。产生临床有用 CNR 的 MR 图像是分析 MR 影像的前提。

CNR 用信号差异噪声比(signal difference to noise ratio,SDNR)来替代,即使用原始信号强度差值来取代对显示影像对比度的评估。

SDNR=(SA−SB)/SD 背景,其中 SA 和 SB 分别代表组织 A 和组织 B 的兴趣区像素信号强度的平均值;SD 背景为相同面积的背景信号的标准差,常选择相位编码方向上与 SA 或 SB 同一水平的无组织结构的空气区域的背景随机噪声。

(二)影响因素

MR 图像的 CNR 受组织间的固有差别(包括两种组织的 T_1 值、T_2 值、质子密度、运动等的差别)、成像技术(包括静磁场强度、所用序列、成像参数等)、是否应用、怎么应用人工对比剂及背景噪声信号强度等方面的影响。

1. 组织间固有差别　组织间的固有差别越大,CNR 则变大,对比越好。如果组织间的固有差别很小,即便检查技术用得再好,CNR 也很小。

2. 成像技术　在组织间的固有差别无法改变的情况下,如选用恰当的检查技术、合适的脉冲序列并相应调整扫描参数(主要包括 TR、TE、TI 等参数)可以提高 CNR。组织的对比度是通过选择 TR、TE 等来突出某种组织的加权像来产生的。

3. 人工对比　有的组织间的固有差别很小,我们则通过引入对比剂的方法增加两者间的 CNR。常用对比剂 Gd-DTPA 可使组织的 T_1 值、特别是病变组织的 T_1 值缩短,从而提高病变检出率。

三、空间分辨力

(一)概念

空间分辨力是指 MR 图像中可辨认的肢体空间几何长度的最小极限,反映了 MR 图像对细微结构的可分辨能力。它用可辨的线对(LP/cm)或最小圆孔直径(mm)表示,是控制 MR 图像质量的主要参数之一。空间分辨力越高,图像质量越好。

(二)影响因素

空间分辨力大小除了与 MRI 系统的磁场强度、梯度磁场性能等有关外,人为因素主要是由所选择的体素大小决定的。

1. 像素　MR 图像都是由像素组成的。MR 图像的分辨力是通过每个像素表现出来的。像素是 MR 图像的最小单元,其大小是由 FOV 和矩阵的比值确定的,即像素的尺寸 =FOV/矩阵。因此,像素的大小与 FOV 和矩阵两者密切相关。它是构成矩阵相位和频率方向上数目的最小单位。矩阵是频率编码次数和相位编码步级数的乘积,即矩阵 =频率编码次数×相位编码步级数。当 FOV 一定时,改变矩阵的行数(相位方向)或列数(频率方向),像素大小都会发生变化。

2. 体素　是像素与层面厚度的乘积,它是 MRI 的最小体积单位。层面厚度实际上就是像素的厚度。所以体素的大小取决于 FOV、矩阵和层面厚度三个基本成像参数,其大小 = FOV×层面厚度/矩阵。这三个成像参数中,只要改变其中任何一个参数都会使体素容积发生变化。层面厚度越厚,体素越大,空间分辨力越低。

当 FOV 确定后,矩阵越大,体素越小,空间分辨力越高。当矩阵确定后,FOV 越小,空间分辨力越高。因此,体素的大小与层面厚度和 FOV 成正比,与矩阵成反比。体素容积较小时,空间分辨力高,便于分辨组织的细微结构。相反,体素容积较大时,空间分辨力低,对组织细微结构的分辨就困难。实际工作中,在兼顾射频线圈性能的基础上,要根据检查部位的大小及解剖特点选择层厚和 FOV。

四、MRI 伪影

MRI 伪影是指在磁共振成像过程中,由于各种原因出现了一些人体本身不存在的图像信息,表现为图像变形、重叠、缺失、模糊等,也称假影或鬼影(ghost)。与其他医学影像技术相比,MRI 是出现伪影最多的一种影像技术。这些伪影不但使图像质量下降,而且会干扰正常有用信息,掩盖病灶而造成漏诊,甚至会出现假病灶而造成误诊。

MRI 出现伪影的原因与其扫描序列以及成像参数繁多、成像过程复杂等有关。由于原因不同,所产生的伪影表现和形状也各异。只有正确了解伪影产生的原因以及各种伪影的图像特征,方能有效地限制、抑制以至消除伪影,提高图像质量。因此,正确认识伪影并采取相应的对策是 MRI 技术发展过程中不断谋求解决的问题。有关 MRI 伪影的产生原因、图像特征及消除方法的内容将在 MR 图像质量控制部分作详细介绍。

第二节　MR 成像参数及其与 MR 图像质量的关系

一、MR 成像参数

MR 成像参数是指技术人员在 MRI 过程中进行控制和调整的所有参数。它们的变化将直接影响 MR 图像质量。这些参数可以分成对比参数、空间分辨参数及其他参数等。对比参数主要影响 MR 图像对比,如 TR、TE、TI、翻转角(flip angle,FA)等;空间分辨参数主要影响 MR 图像空间分辨力,如扫描野、相位编码数、频率编码数及影响 MR 扫描范围的层厚、层间距等;其他参数包括静磁场强度、射频带宽、信号采集次数等,它们跟 TR、TE、TI、FA、层厚、层间距等一样,都会影响 MR 图像信噪比(SNR)。

(一)MR 图像对比参数

1. TR　是指执行两次相邻的激发脉冲的时间间隔。单位:毫秒(ms)。

(1) 不同脉冲序列中,TR 具体不同的意义:①SE 序列的 TR 是指一个 90°射频脉冲至下一个 90°射频脉冲之间的时间间隔,即相邻两个 90°脉冲中点间的时间间隔;②GRE 序列的 TR 是指相邻两个小角度脉冲中点之间的时间间隔;③IR 序列中 TR 是指相邻两个 180°反转预脉冲中点间的时间间隔;④在单次激发序列(包括单次激发快速自旋回波和单次激发 EPI)中,由于只有一个 90°脉冲激发,TR 等于无穷大。

(2) TR 是决定 MR 信号强度的一个因素。TR 越长,各种组织中的质子可以充分弛豫,纵向磁化矢量增加,信号强度也增加。TR 越短,仅有部分纵向磁化矢量得到恢复,信号强度减小。因此,在一定范围内,当延长 TR 时,SNR 升高;当缩短 TR 时,SNR 降低。

(3) TR 对图像的对比度也产生影响。TR 越长,纵向磁化矢量恢复越充分。当所有组织都充分弛豫,组织间的对比度就无法建立。

1) 为了造成 T_1 对比度,TR 的选择应接近组织的 T_1 值。在 TR 选择较短时,只有短 T_1 组织得到弛豫,而长 T_1 组织尚未恢复,在下次激发时,短 T_1 组织比长 T_1 组织产生更强的信号,从而获得 T_1 的图像对比。人体组织的 T_1 值约为 500ms,把 TR 定在 500ms,SE 序列就能获得 T_1 对比度图像。因为组织的 T_1 值随场强的增加而延长,所以应根据不同场强选择相应的 TR。

2) 为了得到 T_2 加权像,则必须延长 TR,一般为人体组织 T_1 值的 3~5 倍,以使得纵向磁化矢量充分恢复。当然,T_2 对比度不仅与组织的 T_2 值有关,而且还受质子密度的影响。

2. TE　是横向磁化矢量衰减的时间,决定进动质子失相位的多少。单位:毫秒(ms)。

（1）TE主要影响图像的T_2对比度，也就是说，它是T_2WI的控制因素。改变脉冲序列的TE值，将主要影响图像的T_2对比度。TE越长，即在回波出现之前已有更多质子失相位，信号衰减越严重，虽然组织的信号幅度都有所降低，SNR也会下降。但各种组织的T_2值是不同的，因此，组织间的T_2对比度将随TE的延长而增加。

（2）T_1对比度主要是在较短TR条件下取得的，TE值的缩短会减少图像中T_2弛豫的影响，得到突出组织T_1值的T_1WI。因此，在T_1加权、质子密度加权及MRA中应该采用尽可能短的TE，同时提高SNR。

3. TI　单位：毫秒（ms）。在IR序列中，图像的对比度主要受TI的影响，在180°反转脉冲后质子处于基本饱和状态，然后再以不同的弛豫时间恢复纵向磁化，这时TI时间决定了90°脉冲后纵向磁化矢量恢复的多少，从而决定了信号强度的对比。

例如，想要抑制脂肪组织，TI值就设置较短；要抑制水样组织，TI值就要设置较长。至于TI的具体数值，前面脉冲序列章节已作介绍，一般取一定场强条件下被抑制组织T_1值的0.693倍。

4. FA　是指在射频脉冲作用下，组织宏观磁化矢量偏离平衡状态的角度。

（1）FA的大小取决于射频脉冲的能量，能量越大，FA越大。而射频脉冲的能量取决于脉冲的强度和持续时间，增加能量可通过增加脉冲的强度和（或）持续时间来实现。MRI常用的FA为90°、180°和GRE序列的小角度。FA的大小决定了有多少纵向磁化矢量转变成横向磁化矢量。FA越小，所需要的能量越小，激发后组织纵向弛豫所需要的时间越短。SE序列使用90°射频脉冲，使纵向磁化完全转变为横向磁化矢量，而GRE序列，纵向磁化矢量只能部分转变为横向磁化矢量。SE脉冲序列使用的是180°射频脉冲使相位重聚，而GRE脉冲序列是用梯度翻转产生相位重聚。因此，SE脉冲序列获得的信号强度更强，SNR也更高。

（2）在GRE序列里，使用小角度脉冲激励，组织的纵向弛豫仅有一小部分被翻转到横向平面，纵向磁化矢量大部分被保留，从而大大缩短了纵向磁化矢量恢复所需要的时间。由于梯度回波序列TR和TE明显缩短，扫描时间随之也明显缩短。GRE序列采用FA小于20°，可以得到T_2^*图像对比，倾向于SE序列T_2WI，大于45°可以得到T_1WI。但FA过小，产生的信号太弱，图像SNR会降低。

（二）MR图像空间分辨力参数

1. 扫描野（FOV）　也称为观察野（FOV），是指MR扫描时采集数据的范围。单位：厘米（cm）。

采集矩阵不变时，FOV越小，则体积单元（体素）越小，空间分辨力越高，SNR越低；FOV增大，空间分辨力降低，但SNR则增加。

在实际工作中，由于频率编码方向上的FOV缩小时不减少扫描时间，而在相位编码方向上的FOV缩小时，可以减少扫描时间，我们常常使用矩形扫描野，将成像平面的最小径线放在相位编码方向上，最大径线放在频率编码方向上。这样，不但能节省扫描时间，而且还可以避免产生卷褶伪影。

2. 相位编码数与频率编码数　前面已经讲过，相位编码数与频率编码数的乘积叫做矩阵。由于相位编码数直接影响扫描时间，所以我们更加关注它对MR图像质量的影响。如果保持FOV不变而增大相位编码数，能提高MR图像的空间分辨力，但因其像素尺寸变小导致了SNR降低，同时扫描时间延长。

3. 层厚与层间距　单位：毫米（mm）。

（1）层厚越厚，激发的质子数量越多，信号越强，图像的SNR越高。但层厚越厚，采样体积增大，容易造成组织结构重叠，而产生部分容积效应。层厚越薄，空间分辨力越高，而SNR降低。层间距（GAP）即不成像层面厚度。

（2）为了杜绝成像层面之间的相互干扰，一般要求层间距不小于层厚的20%。层间距越大，图像SNR越高。如果扫描部位或病变较小、不能选择过大层间距或无层间距时，应采用间插切层采集法而不选择连续切层法，以克服相邻层面间的相互干扰，提高SNR。因此，MR扫描时应根据检查部位及病变大小来决定扫描层厚与层间距。

（三）其他参数

1. 回波次数与回波链长（ETL）

（1）在常规SE序列里，90°脉冲后，使用多次180°相位重聚脉冲而产生多个回波，称之为多回波SE序列。一般使用最多的是4次回波，TE分别为30ms、60ms、90ms、120ms。每个TR周期完成4幅图像。如将每次回波信号峰值点连线（一次比一次低），就得到T_2衰减曲线。随着回波次数的增加，TE延长，图像T_2对比增强，噪声增加，空间分辨力降低，图像质量下降。

（2）回波链长（ETL）是指在 FSE、IR 和 EPI 序列中，每个 TR 周期中一次 90°脉冲激发后所产生和采集的回波数目。FSE 序列在一次 90°脉冲后施加多次 180°相位重聚脉冲，即一个 TR 周期内，由多次 180°脉冲组成的回波链，用不同相位编码梯度场幅度值各产生一个回波，填充一个 K 空间多条线，使成像时间成倍缩短。ETL 越长，扫描时间越短，但 SNR 也越低、允许扫描的最多层数减少、图像模糊效应增加。

2. 静磁场强度　单位：特斯拉（T）。我们在介绍 MR 原理时提到，当静磁场强度增加时，位于低能状态的小核磁总量，即组织的宏观磁化矢量就会随静磁场强度线性增多。总的磁化矢量是最终的信号来源。因此，静磁场强度增加时，图像 SNR 也会增加。

随着射频技术和线圈技术的提高，超高场 MRI 设备近年来有了很大的发展。与常规的场强相比，超高场 MRI 设备具有以下优势：

（1）信噪比的显著增加保证了高分辨力和高质量的 MR 图像，大大提高了微小结构的检出。

（2）由于磁敏感效应的增加，T_2^* 或磁敏感技术有了更广泛的应用，尤其是对异常的铁沉积，微小出血点和小静脉血管的检测。

（3）高场 T_1 弛豫时间的增加可以提高 ASL 灌注成像技术的应用。

（4）信号本身的增加也可提高 fMRI 和 MRS 的分辨力等。

当然，目前超高场强磁共振技术也还有一些局限性：

（1）SAR 的明显增加限制了采集层数并影响采集时间。

（2）高场下 RF 磁场（B1）的不均匀性造成图像信号的不均匀。

（3）增加的磁敏感效应也在颅底增加了相应的伪影。

3. 射频带宽　也称接收带宽，是指 MR 系统采集 MR 信号时所接收的信号频率范围。单位：千赫兹（kHz）。

它跟 SNR 之间存在反向关系。如果接收带宽变窄，我们就减少了信号采集范围，即减少了背景噪声的接收量，从而提高了 SNR。但是，这可导致图像对比度下降、一次允许扫描层数减少、扫描时间延长、化学位移伪影增加。

4. 信号采集次数　信号采集次数也称激励次数或信号平均次数，是指数据采集的重复次数，即在 K 空间里每一相位编码步级被重复采样的次数。

信号是由被扫描物体的固有特征所决定，具体信号总是发生在同一空间位置上，而噪声在发生时间和发生位置上都具有随机性，因此增加数据采样次数，可降低噪声对图像的影响，从而增加 SNR。SNR 的变化与采集信号平均次数的平方根成正比。增加采集信号的平均次数，反复采样，可降低噪声，提高 SNR。但是，信号采集次数的增加会线性延长扫描时间。

二、MR 成像参数与 MR 图像质量的关系

表 6-2-1 列出了 MR 成像参数对图像质量的影响。

表 6-2-1　MR 成像参数与 MR 图像质量的关系

成像参数	图像质量					
	SNR	CNR		空间分辨率	伪影	扫描时间
		T1W	T2W			
静磁场强度↑①	↑	↓	↑	↑	↑	↓②
TR↑	↑	↓	↑	—③	↑	↑
TE↑	↓	—	↑	—	—	—
FA↑	↑	↑	↓	—	—	—
NEX↑	↑	—	—	—	—	↑
ETL↑	↓	↓	↓	↓	↑	↓
FOV↑	↑	—	—	↓	—	—
矩阵↑	↓	—	—	↑	↑	↑
层厚↑	↑	—	—	↓	—	—
接收带宽↑	↓	—	—	—	—	↓

注：① ↑表示增加；② ↓表示减少；③ —表示无明显变化

第三节　MR 图像的质量控制

在选择 MR 成像参数时应综合多种因素,采取合理措施提高图像质量。我们期望在很短的扫描时间内能获得高质量的 MR 图像,这些图像具有很高的 SNR、良好的 CNR、足够的空间分辨力以及最小的伪影。然而一种因素的改善总是不可避免地伴有其他因素的损失。因此,需要研究这些质量指标与可选择参数之间的相互制约关系,结合受检者个体特点、具体检查部位、检查目的权衡选择成像参数,恰当地选择各种成像参数,找到一个平衡点,并兼顾各方面的影响,才能得到令人满意的结果。有关 MR 成像参数与 MR 图像质量的关系前面已作了详尽的叙述。这里要特别强调,MR 扫描时间及 MR 伪影对 MR 图像质量的影响。为此,有关 MR 图像质量控制的内容从这两方面展开。

一、MRI 扫描时间及减少扫描时间的途径

MR 扫描时间是指完成数据采集的时间。理论上讲,如果不考虑扫描时间,我们可以在任何档次的 MRI 设备上得到高质量的图像。例如,我们在进行颅脑横断面 T_1WI 扫描时,选择矩阵为 1024×1024、采集次数为 6、扫描 8 层图像,需要的时间大约 10min,一个序列需要得到 16 层图像,大约要花 20min。这在实际工作中是不可能的。因此,有些学者把 MR 扫描时间也列为 MR 图像质量指标,并在控制 MR 图像质量时充分考虑尽量缩短扫描时间。这对提高 MRI 检查效率、减少因 MRI 检查而造成的受检者不适具有现实意义。

通过 MRI 原理的学习,我们知道,常规 SE 序列的扫描时间:

$$扫描时间 = TR×Ny×NEX \qquad (公式 6-3-1)$$

式中,TR 为重复时间;Ny 为相位编码数;NEX 为信号平均次数。

三维 MRI 属容积成像,需要增加层面方向的相位编码,容积内分为几层则需要进行同样步数的采集。其采集时间则按以下公式计算:

$$扫描时间 = TR×Ny×NEX×S \qquad (公式 6-3-2)$$

式中,S 为容积范围的分层数。

由此可见,实际上影响采集时间的因素主要是 TR 的长短和 TR 需要重复的总次数(包括 Ny、NEX、S 等)。

那么,为保证 MR 图像质量,缩短扫描时间、实现快速成像的基本思路包括如下几个方面:

1. 提高一个 TR 周期内回波采集效率　增加一个 TR 周期内一次激励的相位编码数,这就是 FSE 序列。在 FSE 序列中,每一个 TR 周期在一次激励后反复进行多次不同的相位编码(其次数即回波链长数),读取多个投影数据,因此,获得同样矩阵的完整影像数据,序列周期只占原次数的 1/ETL 次,影像的采集时间比常规 SE 序列的采集时间缩短 ETL 倍。即 FSE 序列的扫描时间:

$$扫描时间 = (TR×Ny×NEX)/ETL \qquad (公式 6-3-3)$$

式中,ETL 为回波链长度。

不过,在选择回波链长(ETL)时必须考虑它对 MR 图像质量的影响。

2. 减少纵向磁化矢量的翻转角　如果用一个引起平衡的翻转角较小的射频激励,激励之后大部分纵向磁化矢量仍保持在稳定状态,而激励产生的横向磁化矢量却有较大幅度。所以,等待纵向磁化矢量恢复平衡所需的序列周期时间 TR 就可以缩短,扫描时间也随之减少。

3. 利用梯度场形成回波　这种通过梯度场的极性反转而产生的回波,称为梯度回波(GRE)。其回波时间要比自旋回波的回波时间短得多。该技术结合纵向磁化矢量的小翻转角,即 GRE 序列。如在一个 TR 周期内,利用频率编码梯度场的连续正反切换,产生梯度回波,并填充 K 空间,即 EPI 序列。它是目前 MR 序列中扫描速度最快、梯度场利用率最高的序列。

二、MRI 伪影及对策

根据伪影产生的原因,可将 MRI 伪影分为磁场相关伪影、运动与流动伪影(motion and flow artifact)、图像处理伪影及其他伪影等。磁场相关伪影包括金属伪影(metal artifact)、磁化率伪影(susceptibility artifact)、射频场相关伪影和梯度场相关伪影等;图像处理伪影包括化学位移伪影(chemical shift artifact)、卷褶伪影(wrap around artifact)、截断伪影(gibbs artifact)等。下面将分别介绍这些伪影的图像特征、产生原因及减少或消除的方法。

1. 金属伪影

(1) 伪影特点:图像出现空间错位而严重失真变形或明显异常高/低混杂信号,这就是金属伪影(图 6-3-1)。伪影的程度与随所用序列不同而改变,FSE 最低、GRE 次之、EPI 序列最严重。

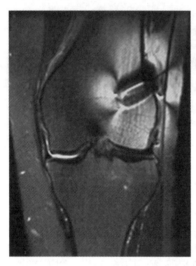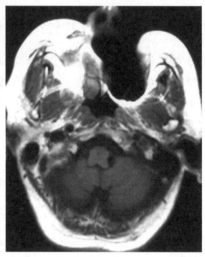

图 6-3-1 金属伪影

(2) 产生原因:铁磁性物质具有很大的磁化率,将此带入磁场中,干扰了主磁场的均匀性,使得周围进动质子很快失相位而出现一圈低信号"盲区",其周围组织呈现高信号环带。

(3) 对策:①去掉受检者身上或磁孔内的金属物品(特别留意假发、义齿、发卡、硬币、女性受检者内衣及某些含有很微量金属成分的发胶、眼影以及衣领上含金丝线的标签等容易遗漏的金属物品);②尽量选用 FSE 序列,并合理调整扫描参数);③应用金属去伪影技术,以最大程度地降低伪影。

2. 磁化率伪影(susceptibility artifact) 也称为磁敏感伪影(图 6-3-2)。

(1) 伪影特点:①组织磁化率差别较大区域(如组织/空气、软组织/骨组织界面)出现图像扭曲、变形、混乱、信号丢失,或异常高信号;②伪影的程度随所用序列不同而改变,FSE 最低、GRE 次之、EPI 序列最严重;③伪影随 TE 的延长而明显;④伪影在频率选择饱和法脂肪抑制序列明显。

(2) 产生原因:①磁化率相差较大的不同组织局部磁场不均匀,导致梯度呈现非线性,从而破坏了频率编码和图像位置的固定关系,产生信号损失或错误记录;②与磁场不均匀有关(涡流)。

(3) 对策:①尽量将感兴趣成像区域放置到磁场中心;②添加局部匀场;③尽量选用 FSE 序列取代 GRE 序列或 EPI 序列;④合理调整扫描参数,如增加射频带宽、使用小体素成像(增加扫描矩阵,薄层扫描)并缩短 TE。

3. 射频场相关伪影 射频场相关伪影有层间干扰、

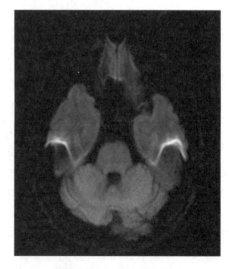

图 6-3-2 磁化率伪影

射频噪声干扰、拉链伪影及超高场强中的介电伪影(dielectric effect artifacts)等。

（1）层间干扰：层间干扰又称层间交叉(cross-excitation)。

1）伪影特点：定位线交叉部位（或有饱和脉冲的部位）低信号或信噪比非常低（图6-3-3）。

2）产生原因：受梯度场线性、射频脉冲的频率特性等影响，MR二维采集时扫描层面附近的质子也受到激励，造成层面之间的信号相互影响，层面内组织受到其他层面额外的射频脉冲激发而提前饱和，不产生信号。

3）对策：①设置一定的层间距；②采用间隔采集方式激发层面，如共有12层图像，先激发采集第1、3、5、7、9、11层，再激发采集第2、4、6、8、10、12层；③定位时注意层面交叉让开要观察的部位；④延长射频脉冲，使其形态更接近矩形；⑤FOV内预置饱和注意手动调整位置，避开要观察的部位；⑥采用3D采集技术。

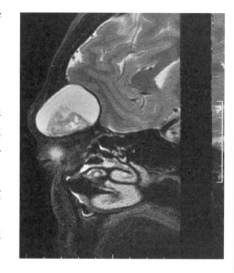

图6-3-3　层间干扰伪影

（2）射频噪声干扰伪影

1）伪影特点：①图像中会出现一条或几条与频率编码方向相垂直的噪声线；②灯心绒状伪影。

2）产生原因：①MR磁体室附近的外界随机性射频电磁波进入成像的接收系统；②直流灯泡接触不良、射频脉冲放大器和接收放大器工作不正常。

3）对策：①MR设备要配以完善的射频屏蔽；②在MR扫描期间，必须关闭扫描间的大门；③禁止磁场附近使用移动电话或其他无线电发射装置；④及时排除磁体室照明灯泡的接触不良隐患，以保证射频系统良好的工作状态。

（3）拉链伪影

1）伪影特点：中心性伪影，即沿频率编码轴（在零相位）的交替的亮点与暗点所组成的中心性条带（图6-3-4）。

2）产生原因：拉链伪影又分为FID伪影、激励回波伪影及射频馈通拉链伪影。

3）对策：①对于FID伪影，可通过延长TE（增大FID与180°射频脉冲之间的间隔）、增加层厚等方法来解决；②对于后2种拉链伪影，应与维修工程师联系。

（4）介电伪影：又称"驻波伪影"（图6-3-5）。

1）伪影特点：①局部信号有大量阴影或信号丢失；②多发生在腹部和腿部MRI；③多见于大量腹水患者的腹部高场MRI；④SNR的表面线圈可加重介电伪影。

2）产生原因：①人体组织中存在大量的自由活动离子，如K^+、Na^+、Cl^-等，它们的电导率很高，

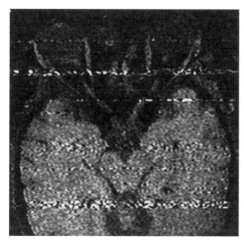

图6-3-4　拉链伪影

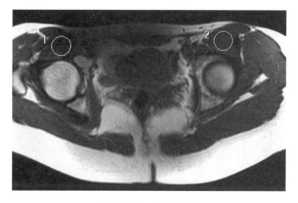

图6-3-5　介电伪影

在 RF 脉冲经过这些组织时,形成不均匀的射频电磁场;②射频脉冲的波长在人体内也仅为空气中的 1/10~1/100;③在不同物质交界面,传导性的变化造成局部交界区信号强度减低而中心区域信号强度较高。

3)对策:①使用高电导率材料的填充垫,可以有效减轻或去除该伪影;②如大量腹水时,高场强 MRI 仪无法消除此伪影,可以考虑在低场强 MRI 仪重新检查。

4. 梯度场相关伪影

(1)伪影特点:①一般出现在图像的频率编码或相位编码方向,有的贯穿整幅图像,有的表现为被扫描体轮廓的条纹,图像无法重聚;②有明显的几何失真,MR 图像可能被压缩或拉伸,这种失真在 FOV 选择较大时尤为明显;③可连续出现于一个序列或一幅图像上,表现为模糊、鬼影(图 6-3-6)及非结构性的信号失真。

(2)产生原因有:①梯度场的涡流导致的鬼影;②梯度场的非线性引起的几何结构失真;③梯度系统控制电路故障,使得某个轴直流偏置增大或梯度切换不良造成的伪影。

(3)对策:一旦发生此类伪影或提示梯度系统存在隐患,应联系维修工程师及时排除,以免引起更大故障。

5. 化学位移伪影 化学位移伪影是化学位移所产生的伪影。MRI 是通过施加梯度磁场造成不同部位共振频率的差异,来反映人体组织的不同位置和解剖结构。脂肪中质子和水分子内氢质子的共振频率不同,脂肪质子比水质子的共振频率约低 3.5ppm,相当于 150Hz/T,如 1.5T 的设备中其进动频率差别约为 225Hz,这就是化学位移。一般化学位移伪影有两种表现形式。

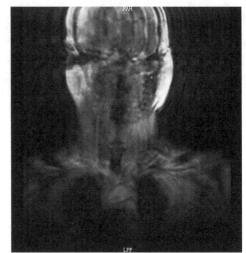

图 6-3-6 鬼影

(1)伪影特点:①组织的一侧在 MR 图像上相互分离无信号,而另一侧表现为高信号(图 6-3-7),典型的化学位移伪影表现为:沿含水组织和脂肪组织界面处的黑色低信号和白色高信号的条状或月牙状影像,如肾和肾周围脂肪之间一侧为黑色,而另一侧为白色的化学位移伪影,这种伪影一般发生于 SE 序列或 FSE 序列的频率编码方向上,并随着主磁场强度的增高、射频带宽的变窄及象素尺寸的减小而明显;②也称为黑边伪影(black boundary artifact),又叫边界效应,MR 图像中脂肪所包绕的器官周围出现一条暗的边界(图 6-3-8)。

(2)产生原因有:①脂质子和水氢质子共振频率的差异,MRI 一般以水质子的进动频率为中心频率,由于脂质子的进动频率低于水质子的进动频率,在傅里叶变换时,会把脂质子进动的低频率误认

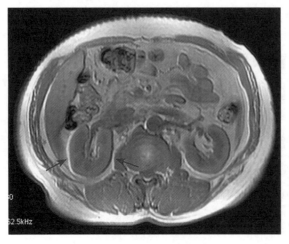

图 6-3-7 化学位移伪影

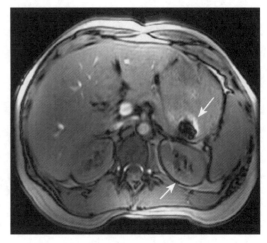

图 6-3-8 黑边伪影

为空间位置的低频率,这样在重建后的 MR 图像上脂肪组织的信号会在频率编码方向上向梯度场强较低的(进动频率较低)的一侧错位;②脂质子和水氢质子处于反相位,水质子的进动频率快于脂质子的进动频率,两者的横向磁化矢量在静磁场运动的进动频率也存在差异,选择不同 TE 值时,可以使水质子的自旋超过脂质子 180°,两者处于相反的相位,当超越 360°时,两者处于相同的相位,也可能既不同相位也不反相位。TE 值的选择取决于磁场强度。对于 1.5T 的 MR 成像仪,TE 值为 0ms、4.5ms、9.0ms 时为同相位,TE 值为 2.2ms、6.8ms、11.3ms 时为反相位。反相位时,MR 图像中脂肪所包绕的器官周围出现一条暗的边界,这就是黑边伪影,它仅出现在 GRE 序列中。

(3)对策:①由于水质子群不发生移位,为消除第一类化学位移伪影可以采用施加脂肪抑制技术去除脂肪组织信号、改变频率编码方向使脂肪组织与其他组织的界面与频率编码方向平行、增加带宽或减小像素等方法,其中,施加脂肪抑制技术是现在最常用的手段;②为了消除黑边伪影,可以通过设置适当的 TE 值,获得两者的同相位影像、也可以采用施加脂肪抑制技术去除脂肪组织信号或使用 SE 类系列替代 GRE 系列。

6. 卷褶伪影

(1)伪影特点:①FOV 外组织卷褶到对侧并重叠到图像另一侧,从而形成卷褶伪影(图 6-3-9),一般出现在相位编码方向上;②在三维 MRI 序列中,卷褶伪影也可以出现在层面方向上,表现为第一层外的组织信号卷褶到最后一层的图像中。

(2)产生原因:当被检查部位的大小超出了观察野(FOV)范围,FOV 外的组织将会产生一个超过视野内最大(小)频率的频率,计算机不能识别超大(小)频率,误认为带宽以内频率,较高频率被误识别为所选择带宽内较低频率。信号融入图像后,FOV 外一侧的组织信号错当成另一侧的组织信号。

实际上卷褶伪影既可以出现在频率编码方向,也可以出现在相位编码方向上。由于在频率方向上扩大信号空间定位编码范围,不增加采集时间,目前的 MRI 设备均采用频率方向超范围编码技术,因此频率编码方向一般不出现卷褶伪影。

(3)对策有:①选择表面线圈,使用一个仅包绕 FOV 范围的线圈,得到 FOV 内的信号;②增大 FOV,使之大于受检部位,这是一种最容易实现的方法,且不增加采集时间;③切换频率编码与相位编码的方向,把层面中径线较短的方向设置为相位编码方向;④施加空间预饱和带,给 FOV 外相位编码方向上组织区域放置一个空间预饱和带以抑制该区域内的组织信号;⑤添加具有扩大采样功能的非相位卷积技术;⑥针对 3D 卷褶伪影,在后处理时可以剔除卷褶的原始层面图像。

7. 截断伪影

(1)伪影特点:在 MR 图像的高对比界面,如颅骨与脑表面、脊髓与脑脊液、半月板与液体、脂肪与肌肉界面等出现交替的环形黑白条纹,即截断伪影(图 6-3-10),尤其在空间分辨力较低、两种信号

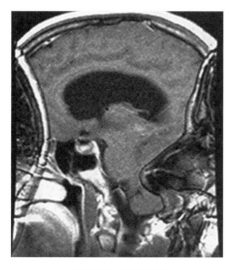

图 6-3-9　卷褶伪影

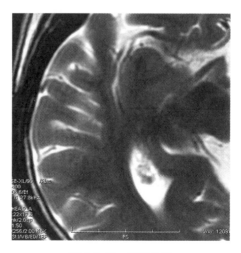

图 6-3-10　截断伪影

强度差别大的组织间比较明显,并多发于相位编码方向。

（2）产生原因:有限的采集次数和采集时间导致数据采集不足,不能准确描述相邻像素的阶梯状信号强度变化。

（3）对策有:①通过减小射频带宽以增加采样时间;②通过增大相位编码数、减小FOV以缩小象素尺寸。

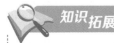

并行采集伪影

随着MRI新技术的开发,特别是一种叫做空间并行采集成像技术(array spatial sensitivity encoding technique,ASSET)的应用,在保持较高空间分辨力的情况下,使采集时间成倍减少,并明显改善图像质量。该技术涉及静磁场的高度均匀性、多通道线圈各单元空间位置的敏感性、射频线圈与成像部位目标器官相对位置的一致性及成像参数设置的原则性。如果前述内容未充分注意或受检者配合不理想,则会出现各种形式的并行采集伪影(图6-3-11)。为了克服这类伪影,要求影像技术人员严格遵守操作规程,严禁任何可能影响磁场均匀性的物体进入磁体室,并在射频线圈放置、体位设计、扫描定位、参数选择等环节科学对待,认真完成MRI检查。

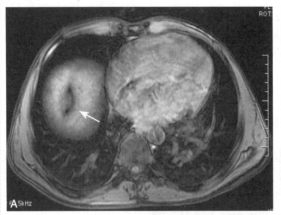
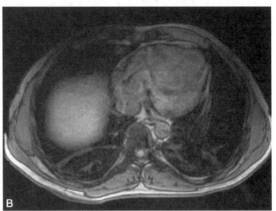
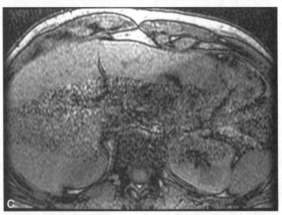

图6-3-11　并行采集伪影
A. 与校正扫描有关;B. 与线圈放置有关;C. 与扫描参数有关

8. 运动与流动伪影　因影像数据的采集最易受各种运动的干扰,运动伪影在MRI过程中发生的几率最高。这些运动包括自主性运动如咀嚼、吞咽、肢体移动等,不自主性、生理性运动如肠蠕动、心脏大血管的搏动、呼吸运动、咳嗽或抽搐、惊厥等。

（1）**伪影特点**:①伪影仅出现在相位编码的方向上,表现为运动部位的弧状或半弧状图像模糊影(图6-3-12);②伪影与运动方向无关,其模糊程度取决于运动频率、运动幅度和成像参数;③伪影的信号强度与运动组织的信号强度有关,其信号强度越高,伪影则越亮。

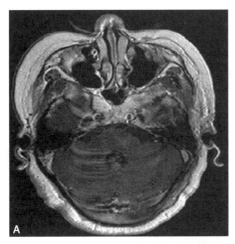
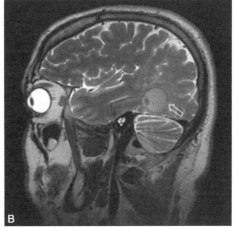
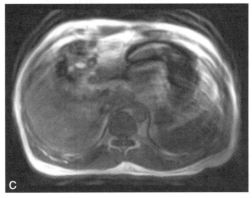

图 6-3-12 运动伪影
A. 头颅运动伪影;B. 眼球转动伪影;C. 呼吸运动伪影

（2）产生原因:无论运动是随意性还是非随意性,都会导致叠加的信号在傅里叶变换时,使数据发生空间错位而导致图像模糊不清,无法辨认解剖形态和组织结构,更无法显示病变细节。因此,运动伪影的实质就是相位错位。

（3）常见运动伪影及其对策:根据运动方式的不同,运动伪影可以分为随机自主运动伪影、呼吸运动伪影、心脏搏动伪影、大血管搏动伪影及脑脊液和胆汁流动伪影五类。

1）随机自主运动伪影:是受检者能自主控制的运动而造成的伪影,如吞咽、眼球转动、肢体移动等。该伪影受检者可人为控制,因此伪影补偿技术为:①MRI 检查前与受检者充分沟通,详细耐心地解释检查过程应注意的事项,以取得其主动配合,并确保扫描期间受检部位不动;②在不显著降低图像质量的前提下,尽量缩短检查过程;③对于躁动不安、意识不清的受检者,要在临床医生指导下给予适量镇静;④对于吞咽运动伪影,则在喉部施加预饱和带。

2）呼吸运动伪影:呼吸运动伪影主要出现在胸、腹部 MR 图像(图 6-3-12),呼吸运动具有一定的节律性和可控性,受检者可在一定程度上控制。可采用的补偿技术有:①施加呼吸触发或呼吸补偿技术;②采用快速成像序列屏气扫描;③施加腹带等减小呼吸运动的幅度;④采用脂肪抑制或在前腹壁施加预饱和带抑制其脂肪信号;⑤增加平均采集次数。

3）心脏搏动伪影:不仅造成心脏 MR 图像模糊,而且伪影还与周围组织结构重叠(图 6-3-13)。该伪影受检者不能自主控制,但具有很强的周期性,因此我们应针对检查目的采用不同补偿技术:①当心脏大血管 MRI 检查时,施加心电触发或心电门控技术;②检查心脏周围结构如脊柱时,可对心脏区域施加预饱和带。

4）大血管搏动伪影:在应用梯度回波成像序列进行腹部增强扫描时,血管呈高信号,常表现为一串等间距的血管影(图 6-3-13)。该伪影具有很强的周期性,血管信号越高,搏动伪影越明显,并与成像区域层面位置有关。因此,我们可以采用以下方法进行补偿:①在成像区域血流的上游施加预饱和带;②施加心电门控;③切换相位编码方向,虽不能消除搏动伪影,但可使其改变方向,如肝脏横断面

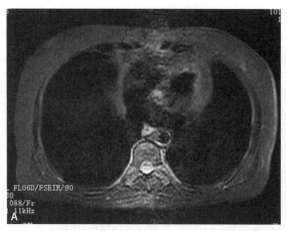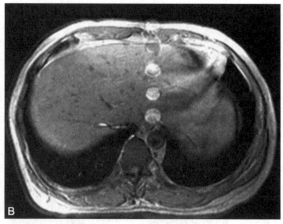

图 6-3-13　搏动伪影
A.胸主动脉搏动伪影;B.腹主动脉搏动伪影

扰相 GRE 序列应用时,相位编码方向为前后方向,主动脉搏动伪影会重叠于肝左叶,当把相位编码方向切换为左右方向时,伪影可避开肝左叶。

5)脑脊液和胆汁流动伪影:在颅脑、脊髓和胆道的 MR 成像中,因流动的血液、脑脊液和胆汁的流速是不恒定的且有搏动性,特别是在 SE 序列扫描时,相位编码和频率编码之间有时间差,影响图像的二维重建,表现在 MR 图像上就是沿相位编码方向上扩散的明暗不等的条状伪影。此现象如发生在椎管内蛛网膜下腔的脑脊液以前后方向搏动时,可以在脊髓的前后方向产生纵行条状伪影,容易被误诊为脊髓空洞症(图 6-3-14)。消除流动伪影的方法有许多,常用的有:①切换相位编码方向,如脊柱横断面成像时将其改为左右方向,矢状面成像时将其改为头足方向;②空间预饱和技术,在介绍心脏搏动伪影补偿方法时已交待;③流动补偿(flow compensation,FC)技术,即用一特定梯度场补偿血流、脑脊液中流动的质子,可消除或减轻其慢速流动时产生的伪影。它是减少和抑制脑脊液搏动伪影的最有效方法,必要时与心电门控同时使用会取得抑制伪影的更好效果。

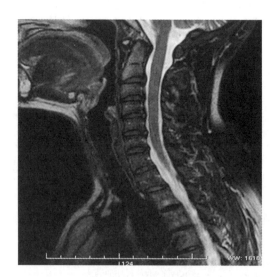

图 6-3-14　流动伪影

9. 部分容积效应

(1)伪影特点:同一像素中显示多种组织结构,可能会掩盖小的病灶或出现某些假象(图 6-3-15)。如果低信号的病变位于高信号组织中,病变信号会比原有的信号强度高;如果高信号病变位于低信号组织中,其病变的信号比病变原有的信号强度低。

(2)产生原因:当选择扫描层面较厚或病变较小且又骑跨于扫描层面之间时,周围高信号组织掩盖小病变或出现伪影,这种现象称为部分容积效应。

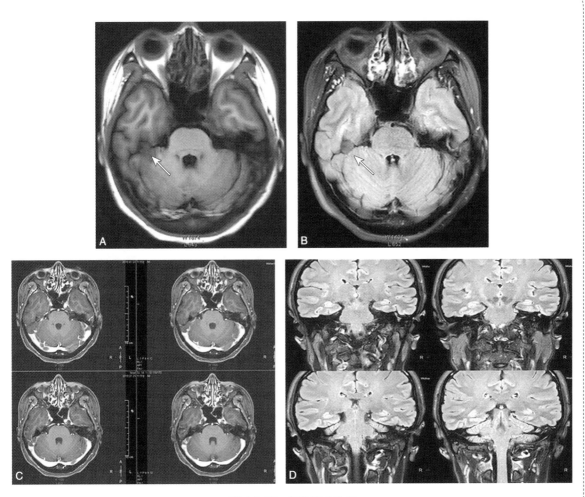

图 6-3-15　部分容积效应

A、B. 分别为横断面 T₁WI 和 T₂flair,6mm 层厚,白箭头所指右侧桥小脑角区"囊性占位";C. 为横断面 T₁WI 增强图;D. 为冠状面 T₂flair,3mm 层厚,均没有病变

（3）对策有:①为了消除部分容积效应,可以选用薄层扫描或改变选层位置;②对于可疑部分容积效应造成的伪病灶边缘,作垂直方向定位,以消除部分容积效应造成的假象。

本章小结

　　MR 图像质量可以用信噪比、对比噪声比、空间分辨力及伪影等图像参数来表达,其中,具有一定信噪比的图像是得到影像信息的前提,足够的对比噪声比是分析影像信息的基础,符合细节要求的空间分辨力能显示相应尺寸的组织结构,图像伪影是对其信息影响最大的因素。以上这些参数既相互制约,又受设备因素、被检者因素等影响,还受 MR 成像参数所控制,并因成像参数调整直接影响扫描时间。因此,为了得到优质 MR 图像,不但要坚持 MRI 检查流程的规范化,而且要注意扫描序列设计的规范化,同时必须在扫描参数规范化方面下功夫,通过优化扫描参数,平衡 MRI 质量与扫描时间的关系,正确认识伪影,尽量避免或减少伪影,不断提高 MRI 检查水平。

（周学军）

扫一扫,测一测

思考题

1. 描述 MR 图像质量的参数有哪些?
2. 影响 MR 图像对比噪声比的成像参数有哪些?
3. 影响 MR 图像空间分辨力的成像参数有哪些?
4. 图像处理伪影有哪些? 如何处理?

第七章　人体各部位 MRI 检查技术

学习目标

1. 掌握:MRI 检查原则;各部位 MRI 检查适应证;各部位 MRI 检查的成像中心、常用扫描序列及其定位技术。

2. 熟悉:MRI 检查禁忌证;各部位射频线圈的选择及其扫描参数的设置;增强检查使用对比剂剂量、扫描序列、延时时间及其期相;各部位图像质量要求;各部位相关疾病的 MRI 检查策略。

3. 了解:各部位 MRI 检查的注意事项;图像后处理。

4. 学会:严格的 MRI 检查步骤。

5. 具有:MRI 规范检查意识。

本章主要介绍人体 MRI 技术,内容涉及 MRI 检查适应证、射频线圈及成像中心的确定、扫描技术、图像质量要求、注意事项及各部位相关疾病 MRI 检查策略等。

第一节　MRI 检查技术概述

为了更好地开展 MRI 检查,我们除了应具备 MRI 的基础知识外,还必须熟悉 MRI 检查的适应证与禁忌证,掌握 MRI 检查原则及方法,并熟练掌握 MRI 检查步骤。

一、适应证与禁忌证

(一)适应证

MRI 能对人体几乎全部部位的肿瘤性、感染性、血管性、代谢性、先天性、外伤性等疾病进行诊断。这些部位包括颅脑、耳、鼻、咽、喉、颈部、心脏、肺、纵隔、乳腺、肝脾、胆道、肾及肾上腺、膀胱、前列腺、子宫及附件、脊柱、脊髓、骨与关节、外周血管等。

1. 中枢神经系统

(1) MRI 对颅脑肿瘤、外伤性病变、感染性病变、脑血管病变、脑白质病变、颅脑先天发育异常、脑室及蛛网膜下腔病变,椎管肿瘤、脊髓血管性病变、脊椎先天发育异常、脊椎感染、椎体及脊髓外伤等,均具有很高的临床诊断价值。

(2) MRI 是颅底、颅后窝、颅颈交界区、椎管及脊髓等病变的首选影像学检查方法(图 7-1-1)。

(3) MRI 能对脑组织存活性、白质纤维束走行、脑功能活动定位和脑组织生化分析进行研究。

(4) 颅脑磁共振血管成像(magnetic resonance angiography, MRA)技术对了解脑血管形态结构起到重要作用。

95

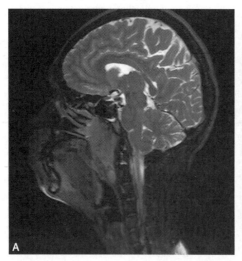
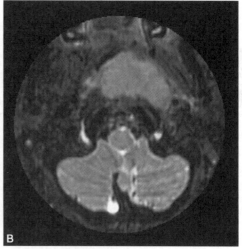

图 7-1-1 多角度观察病变与颅底关系
A. 矢状面 T_2WI；B. 横断面 T_2WI

2. 头颈部

（1）MRI 对眼眶、内耳、鼻窦、咽喉部、甲状腺及颈部软组织、淋巴结病变的诊断有较高临床价值（图 7-1-2）。

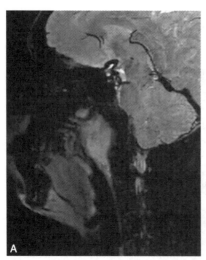
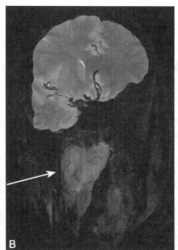
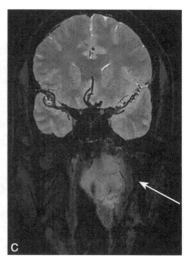

图 7-1-2 清晰显示鼻咽部肿物血管
A. 矢状面 T_2WI；B. 冠状面 T_2WI（右侧壁侵犯）；C. 冠状面 T_2WI（左侧壁侵犯）

（2）头颈部磁共振血管成像、内耳迷路水成像等特殊技术也是对疾病诊断的重要检查方法。

3. 胸部

（1）由于纵隔内血管的流空效应及纵隔内脂肪的高信号特点，形成了纵隔 MRI 的优良对比（图 7-1-3）。它对纵隔及肺门淋巴结肿大和占位性病变的诊断具有较高的价值，但对肺内钙化及小病灶的检出不敏感。

（2）运用心电门控触发技术，MRI 可显示心脏大血管，对心肌、心包病变、某些先天性心脏病及心脏大血管的形态学与动力学的研究可在无创检查中完成。

（3）心脏的功能成像、MR 电影、MR 血管成像（MR angiography，MRA）的应用，可以显示某支冠状动脉闭塞后相应供血的心肌活性、治疗后恢复情况，使得 MRI 检查在对心血管疾病的诊断方面具有良好的应用前景。

（4）MRI 对乳腺良、恶性肿瘤的诊断和鉴别诊断，对乳腺癌分期、肿瘤血管生成评估及术后随访

笔记

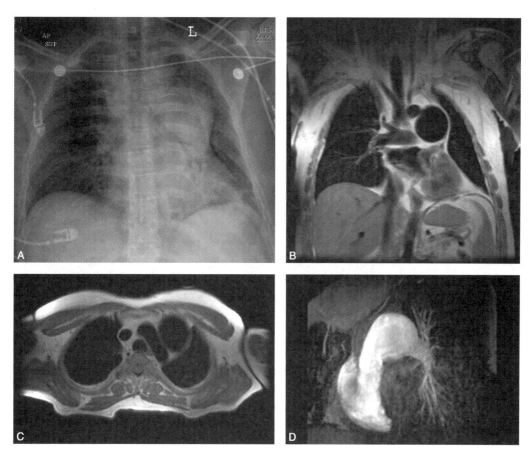

图 7-1-3　胸部 MR 图像
A. 胸部平片;B. 冠状面 T_1WI;C. 横断面 T_1WI;D. 肺血管成像

有重要临床诊断价值。

4. 腹部

(1) 多参数技术在消化系统和泌尿生殖系统的疾病诊断和鉴别诊断中具有重要价值:①有时不需对比剂即可通过 T_1WI、T_2WI 和 DWI 直接鉴别肝脏局灶性肿块(图 7-1-4);②MR 胰胆管成像对胰胆管病变的显示具有独特的优势;③胰腺周围有脂肪衬托,不采用抑脂技术就可使胰腺得以充分显示;④肾与其周围脂肪囊在 MRI 上形成鲜明的对比,肾实质与肾盂内尿液也可形成良好对比;⑤MR 泌尿系成像可直接显示尿路,对输尿管狭窄、梗阻具有重要诊断价值。

(2) MRI 多方位、大视野成像可清晰显示盆腔的解剖结构。它尤其对女性盆腔疾病诊断有重要

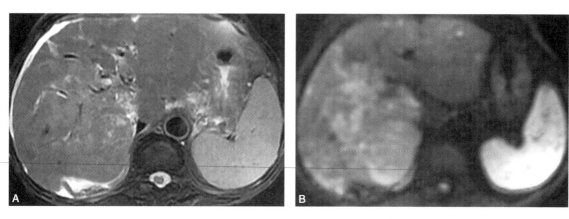

图 7-1-4　腹部 MR 图像
肝癌:A. 横断面 T_2WI;B. 横断面 DWI(b = 600s/mm^2)

价值,对盆腔内血管及淋巴结的鉴别较容易,是盆腔肿瘤、炎症、子宫内膜异位症、转移癌等病变的最佳影像学检查手段。同时,MRI 也是诊断早期前列腺癌的有效方法。

5. 骨与关节

(1) MRI 对四肢骨骨髓炎、四肢软组织内肿瘤及血管畸形具有较好的显示效果(图 7-1-5)。

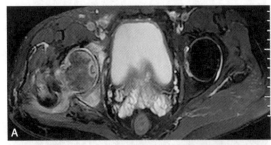
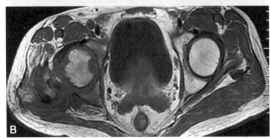
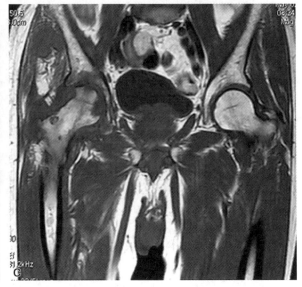

图 7-1-5 髋关节 MR 图像

右侧股骨头坏死

A. 横断面脂肪抑制 T_2WI；B. 横断面 T_2WI；C. 冠状面 T_2WI

(2) MRI 可清晰显示软骨、关节囊、关节液及关节韧带,对关节软骨损伤、韧带损伤、关节积液等病变的诊断具有其他影像学检查所无法比拟的价值,在关节软骨的变性与坏死诊断中,早于其他影像学方法。

（二）禁忌证

由于 MR 成像的生物效应,MRI 检查具有绝对禁忌证和相对禁忌证。

1. 绝对禁忌证 绝对禁忌证指受检者进入磁体室扫描区域后,会出现生命危险或伤害的情况。这些情况包括:

(1) 装有心脏起搏器、心脏磁性金属瓣膜、冠状动脉磁性金属支架者。

(2) 体内有铁磁性血管夹者。

(3) 体内铁磁性异物者,如眼内有金属异物。

(4) 电子耳蜗者。

2. 相对禁忌证 相对禁忌证指受检者进入磁体室扫描区域后,会出现潜在伤害,但通过去除金属物品等处理后仍能进行检查的情况。这些情况包括:

(1) 扫描野内或附近含有铁磁性物品:①检查部位有金属植入物(如血管夹、人工关节、固定钢板等);②有金属义齿者不能做鼻咽、口腔检查;③体内有金属药泵者忌行相应部位检查;④有宫内节育器者不能做盆腔及下腰椎检查。

(2) 癫痫发作、神经刺激症、幽闭恐惧症患者。

(3) 妊娠三个月以内的早孕受检者。

(4) 不能平卧 30min 以上、神志不清、严重缺氧、烦躁不安需要抢救的患者。

(5) 高热受检者。

二、MRI 检查原则

在 MRI 检查时,为了能在安全、经济的前提下获得优质 MR 图像,选择 MRI 技术时,必须遵循其检查原则。这些原则包括受检者检查体位的选择、射频线圈的选择、MR 成像中心的选择、检查平面的选择、扫描序列的选择及相位编码方向的设置等内容。

（一）受检者检查体位的选择原则

1. 选择原则　跟 X 线摄影中体位设计一样,合理安置 MRI 检查体位也是 MRI 技术人员的基本功。MRI 检查时受检者体位多采用仰卧位、俯卧位、左侧卧位或右侧卧位等。由于 MRI 检查时间较长,故应以其舒适、能够配合检查为原则。对于被动体位者(图 7-1-6),MRI 技术人员在进行肩关节MRI 检查时必须通盘考虑,既要保证受检者的舒适,又要让被检查部位贴近线圈或位于线圈成像范围以内,并尽量靠近磁场中心。

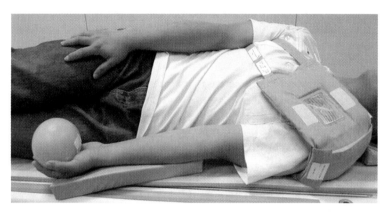

图 7-1-6　肩关节 MRI 检查体位

2. 具体设置　在大多数部位进行 MR 检查时,我们均以标准解剖姿势将受检者安置于检查床,并保持检查部位或脏器的长轴与静磁场方向平行。这样能很好地显示人体内部的标准正交平面结构,并有助于减少图像伪影。但是,对于一些特殊解剖部位,为了清晰显示某些结构的全貌,我们会将受检者的检查体位作些调整。如膝关节 MRI 检查时,要求受检侧外旋 10°~15°角,以清晰显示交叉韧带。

（二）射频线圈的选择原则

1. 射频线圈对图像质量的影响　射频线圈的形状、大小、敏感性及检查部位与线圈间的距离均能影响其 SNR。线圈的 SNR 越高就越有利于增加 MR 图像的分辨力或提高系统的成像速度。

（1）射频线圈的大小对图像质量的影响:大范围线圈,能检测大区域肢体,但图像 SNR 较低;小范围线圈,检测肢体的区域较小,但图像 SNR 较高。线圈的穿透深度大约为线圈直径的一半,线圈越小,SNR 越佳,但覆盖率和/或穿透深度越小。

（2）线圈的类型及其特点:线圈分为体线圈、头线圈及各种表面线圈。由于体线圈包含的组织体积大,产生的噪声量也大,同时成像组织与线圈之间的距离较大,减弱了信号强度,所以它的 SNR 最低。各种表面线圈尺寸比较小,距离检查部位又较近,能最大限度地接收 MR 信号,因此,表面线圈的SNR 最高。

2. 选择原则　在选择线圈时,应充分考虑检测范围、检测深度与图像信噪比的关系,应用合适的表面线圈以提高图像 SNR。对于一些特殊脏器必须选择专用表面线圈,如乳腺 MRI 检查时就是这样(图 7-1-7)。

（三）MR 成像中心的选择原则

磁场中心的利用十分重要。磁场强度在主磁场的磁体中心直径 50cm 的球形内最均匀,越远离中心,磁场均匀度越差,采集的信号也弱。所以,体位设计时要注意将被检查部位的中心与线圈中心重合,并放置于主磁场中心(图 7-1-8)。

（四）MRI 检查平面的选择原则

1. 选择原则　由于 MRI 任意方向成像的优势,在进行 MRI 检查时一般要求选择两个以上扫描平面。

2. 选择方法

（1）扫描平面应符合观察习惯、便于显示解剖结构,其中横断面扫描是大部分脏器最常用的扫描平面。

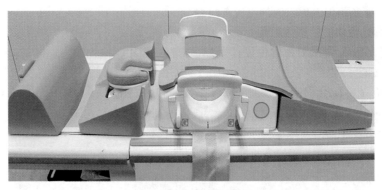

图 7-1-7 乳腺专用线圈

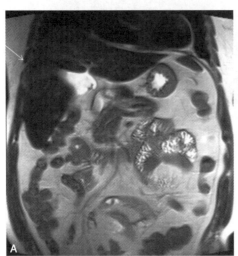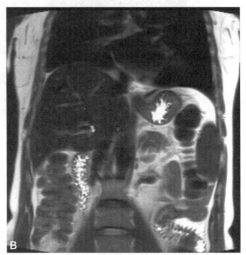

图 7-1-8 MR 成像中心

A. 成像中心为剑突下 5cm；B. 成像中心为剑突下

（2）当病变位于脏器边缘部分时,为辨认两者的解剖关系,扫描平面必须垂直于病变与脏器的接触界面,并确保 MR 图像能显示病变及相应的正常组织。

（3）为显示长条状或管状结构的全貌,扫描平面应尽量平行于其走向。

（4）为了显示管腔内液体的流动效应,扫描平面应尽量垂直于液体的流动方向。

（5）当两个扫描平面都能清晰显示病变时,则应选择扫描时间较短的平面。

（五）MRI 扫描序列的选择及相位编码方向的设置原则

适当的成像序列和图像信号的加权参数是获取良好的 SNR 和 CNR 的基本条件。因此,典型的、符合观察习惯的成像平面的影像必须要通过适当的脉冲序列进行扫描才能得到。

1. 成像序列的选择 在典型成像平面方向上,我们应根据具体的检查目的和检查部位选择两个或两个以上的扫描序列。这些序列包括：①能显示脏器解剖结构的 T_1WI 序列、PDWI 序列；②能反映其信号特征的 T_2WI 序列；③必要时,还要有能提供组织血流动力学特点的 MRA 序列、增强序列等,以尽可能多地显示组织特性参数。

2. 举例

（1）颅脑 MRI 检查时,重点选择横断面的 T_1WI 序列、T_2WI 序列、T_2 flair 序列加上矢状面或冠状面的 T_1WI 序列和 T_2WI 序列等进行扫描,必要时增加横断面的 DWI 序列、MRA 序列及增强序列。

（2）垂体 MRI 检查时,重点选择冠状面的 T_1WI 序列、T_2WI 序列等进行扫描,必要时增加冠状面的动态增强序列和矢状面的 T1WI 增强序列。

一些特殊的扫描序列如 PWI 序列、MRS 序列、SWI 序列、DTI 序列等技术对特定的疾病影像诊断价值较大,但是其他的应用有待进一步临床研究。

3. 相位编码方向的设置 由于相位编码数与扫描时间存在正相关关系,因此,在 MR 扫描序列选择时,还应正确设置相位编码方向。

（1）设置原则:为减少卷积伪影,采用矩形 FOV 缩短扫描时间,选择解剖径线较短的方向为相位编码方向。

（2）举例:①常规颅脑横断面扫描,相位编码方向为左右方向;②体部横断扫描面,相位编码方向为前后方向。同时,我们还充分考虑减少伪影对影像分析的影响。由于运动伪影出现在相位编码方向上,当解剖径线与伪影对图像的影响产生矛盾时,优先选择减少伪影的方向为相位编码方向。如颅脑 EPI 序列扫描时,相位编码方向则为对称轴方向,即前后方向。

三、MRI 检查方法

在 MR 成像中,常用的 MRI 检查方法有定位扫描、常规扫描、增强扫描和特殊扫描等。

（一）定位扫描

定位扫描是采用快速成像序列,同时获得冠状面、矢状面、横断面定位图。在定位图上,确定扫描基线、扫描方法和扫描范围(图 7-1-9)。

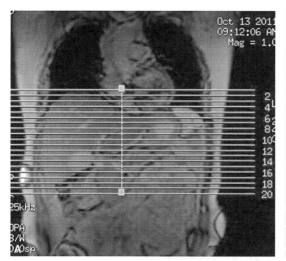 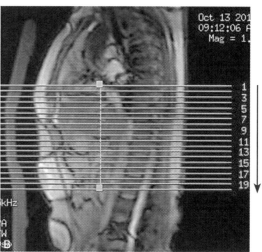

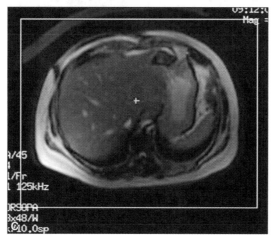

图 7-1-9　腹部 MR 定位扫描
A. 冠状面定位像;B. 矢状面定位像;C. 横断面定位像

为了定位方便并符合观察习惯,我们要求受检者以标准解剖姿势进入磁场中心,并得到正交平面的定位图。这对减少某些特殊成像序列 MR 图像伪影具有积极意义。当然,现在有些高档 MRI 仪配备了 MR 透视软件。我们可以在透视 MR 影像上作扫描计划,如心脏长轴位的 MR 检查定位。

（二）常规扫描

1. 定义　跟 CT 检查一样,MR 常规扫描又称 MR 平扫。它是按定位图上所确定的成像方向和扫描范围,在预设了扫描参数后,操作序列"扫描开始"指令所完成的扫描方法。

2. 常规序列　一般采用 T_1WI 序列、T_2WI 序列检查。根据组织或病变的 T_1WI、T_2WI 的信号特点判断组织特性。例如,脑脊液或囊性病变具有长 T_1、长 T_2 特性,T_1WI 呈低信号、T_2WI 高信号;脂肪组织在 T_1WI 和 T_2WI 均表现为高信号。一般来讲,T_1WI 显示组织器官的解剖结构,T_2WI 显示病变及其内部的信号变化,有利于发现病变。

3. T_1WI 序列及其参数

(1) 用于 T_1WI 序列有 SE 序列、FSE 序列、SPGR 序列、T_1 准备超快速 GRE 序列等。由于 SE 序列成像速度慢、MR 图像又存在运动伪影及其所致的部分容积效应,也不能用于动态增强扫描,所以,除了在旧机型或对 MR 图像 CNR 要求较高、本身受运动影响又较小的器官外,现在很少应用该序列。因 FSE 序列能够进行快速成像,且对磁场的不均匀敏感性不高,故它常用于除胸、腹部以外的大多数器官 MRI 检查的 T_1WI 首选序列。

(2) 在选择 FSE-T_1WI 序列参数时,除了要采用较短的 TE($<15ms$)外,还需注意 ETL 的大小要恰当(图 7-1-10)。不能为追求成像速度过分增大 ETL,否则会因 ETL 过大而造成 SNR 下降、CNR 减少、SAR 增加及图像模糊严重。在分析该序列 MR 图像时,也要注意 ETL 变化对图像的影响。与 SE 序列相比,FSE 序列 MRI 中脂肪组织的信号强度要高得多。

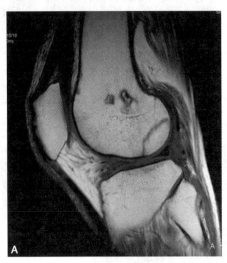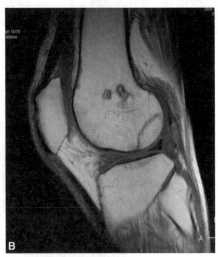

图 7-1-10　T_1WI 受 ETL 影响
A. ETL=2;B. ETL=4

(3) 运动器官及其解决方案:对于受呼吸运动影响较大的器官,如胸部、腹部、盆腔等,在 MRI 检查时必须尽量减少呼吸所致的 MR 图像质量下降。减少其影响的途径有两条:①训练受检者呼吸;②提高成像速度。因 SPGR 序列成像速度快、图像 CNR 高,并能用于动态增强扫描,现在该序列作为受呼吸运动影响较大器官 MRI 检查的 T_1WI 首选序列。在选择该序列时,需要注意受检者的配合及成像方式对图像质量的影响。除了动态增强扫描序列外,应用 2D 成像方式优于 3D 成像方式,前者的 CNR 大于后者。如果受检者不能很好地配合,我们应用 T_1 准备超快速 GRE 序列。该序列属单层成像,采集速度更快($<1s$),且无运动伪影,但 CNR 差,只能用于前述序列的补充。

4. T_2WI 序列及其参数

(1) 用于 T_2WI 序列有 SE 序列、FSE 序列、FRFSE 序列、SS-TSE 序列、HASTE 序列、SE-EPI 序列、True-FISP 序列等。现在常用 FSE 序列作 T_2WI 序列。由于 True FISP 序列(也称 FIESTA 序列或 Balance FFE 序列)软组织对比极差,不可用于肝胰实性病变的检出,可以作为结构序列显示胆管、血管的情况。

(2) FSE-T_2WI 序列需要着重考虑 ETL 和 TE 两个参数的设置

1) 在选择 ETL 时,应结合其大小、受检者配合情况、受检器官特点与 MR 图像质量关系综合考虑。除了受呼吸运动影响较大的器官,如胸部、腹部、盆腔等外,我们选择中短 ETL(7~16)为佳;对于受呼吸运动影响较大的器官,我们则应根据其呼吸情况而决定:①如果受检者可以均匀呼吸,首选呼吸触发中短 ETL(7~16)的 FSE T_2WI 序列;②如果受检者不能控制均匀呼吸,可以很好屏气,我们选择长 ETL(>20)屏气 T_2WI 序列,但该序列 T_2 权重较重(有助于鉴别诊断)、T_2 对比较差、屏气不配合者有伪影;③如果受检者既不能很好屏气,又不能控制均匀呼吸,则选择 HASTE T_2WI 序列或 SE-EPI T_2WI 序列,该序列能快速成像(<1s)、几乎无伪影、有效 TE 较短而利于肝脏成像,但 T_2 对比差。

2)T_2WI 序列能否反映组织的信号特点及病变的信号变化,其技术关键是 TE 的选择(图 7-1-11)。T_2 权重由 TE 来决定,需要注意的是并非 T_2 权重越重,图像的 T_2 对比越好。为了检出病变,T_2WI 序列的 TE 选择应在病变组织与正常组织的 T_2 值之间较为合适。

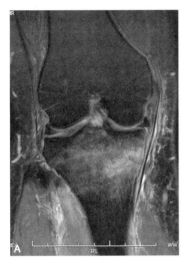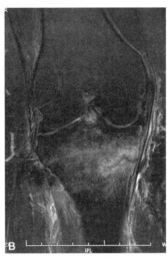

图 7-1-11 TE 对 T_2WI 的影响
A. TE30ms,半月板形态规则;B. TE56ms,半月板呈黑边,骨髓组织水肿对比明显

此外,在 MR 常规扫描时,我们还应根据受检器官的解剖、生理、病理特点,选择相应的脉冲序列。例如,颅脑 MRI 检查时,为将 T_2WI 中自由水(脑脊液)高信号抑制掉,除了选择 T_2WI 序列外,通常还应选择 T_2 flair 序列。它能敏感检测脑白质病变,如多发性硬化、腔隙性脑梗死、脑肿瘤及炎性病变;肝脏 MRI 检查时,由于肝脏本身生理性含脂,这些脂质成分在 MRI 上呈高信号而掩盖某些肝脏疾病,加之皮下脂肪成分因腹壁、膈肌运动又造成了高信号的运动伪影,因此,我们在进行肝脏 MRI 检查时,一般均应用脂肪抑制技术。中高场 MRI 仪采用频率选择脂肪饱和法,而低场 MRI 仪采用 STIR 序列。当然,以上这些序列不仅仅应用在上述部位,如椎管内占位,T_1WI、T_2WI 均为高信号,则应增加脂肪抑制序列;T_1WI 为明显低信号、T_2WI 为明显高信号,则应增加 T_2 flair 序列。

(三)增强扫描

1. 定义 增强扫描是静脉注入 MR 对比剂后,按预定序列参数进行扫描的方法。

2. MRI 增强扫描的意义

(1)增加病变信息:提高病变发现率,发现不易或不能发现的小病灶。

(2)增加病变与周围组织对比,提高病变对比,使病变显示更清晰,如病灶周围水肿时,平扫不能区分病灶与周围水肿,增强即能发现病灶。

(3)有利于病灶定量、定性诊断。

(4)有利于随访观察,通过增强扫描,对病灶治疗(或手术)后疗效的观察,能提供定量和客观的评价。

(5)在 MR 对比增强血管成像检查中,可以提高血管的信号强度,增加血管和背景组织的对比,有助于小血管和静脉系统的显示,尤其有助于对引流静脉的判断(图 7-1-12)。

3. 对比剂及其应用 除肝脏 MR 增强因特殊鉴别诊断需要外,均使用细胞外间隙对比剂 Gd-DTPA,如马根维显、磁显葡胺、欧乃影等。通常注射速率为 1.5~3.0ml/s,剂量为 0.1mmol/kg。

4. 增强扫描序列设计 增强扫描序列设计应兼顾空间分辨力和时间分辨力两方面的要求。高空

视频:肝脏平扫操作

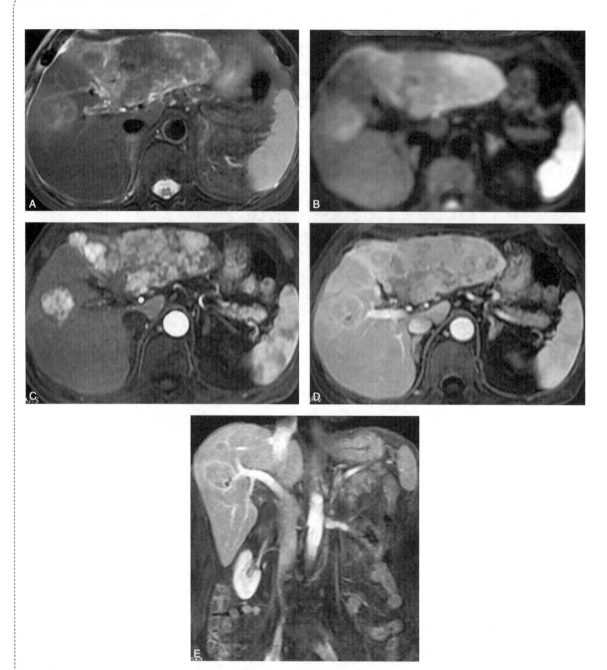

图 7-1-12　腹部 MR 增强

A. T$_2$WI FS；B. DWI；C. 动脉期（强化）；D. 门脉脉期（流出）；E. 门脉脉期冠状面增强

间分辨力有利于显示病变结构,尤其适用于发现小病变;高时间分辨能更准确地评价动态增强扫描前后病变的时间-信号强度曲线变化。

动态增强检查多采用 3D 快速成像序列,进行薄层(<3mm)无间距扫描。根据受检器官及病变特点,结合 MRI 序列数据采集方式设置恰当的扫描时机。将得到的原始图像经重组后,可以获得更多的信息。具体的扫描时机将在人体各部位 MRI 技术中分别介绍。对于时间分辨力要求不高的器官进行增强扫描时,应注意扫描平面及成像参数至少要有一个和增强之前 T$_1$WI 相同。

（四）特殊扫描

MR 特殊扫描包括 MR 弹性成像(MRE)、MR 血管造影(MRA)、MR 灌注成像(PWI)、MR 弥散成像(DWI)、MR 各向异性弥散张量成像(DTI)、磁共振波谱分析(MRS)、磁敏感性加权成像(SWI)及基于血氧水平依赖法(BOLD 法)的脑功能成像(fMRI)等。它们仅用于对特定组织器官、特定疾病的成像,是定性诊断的重要补充。其中,有些序列尚处于临床研究和探索阶段,它们对疾病的诊断价值还

视频:肝脏增强操作

无定论。我们可以在实践中依据需要和可能逐步摸索。

四、MRI 检查前准备

MRI 检查是成像时间长、相关影响因素多的成像技术。为了获得优良的 MR 影像质量、发挥 MRI 设备最佳性能,并保证 MRI 检查过程中受检者的配合,在 MRI 检查前必须进行充分准备。

（一）MRI 设备的准备

1. MRI 设备环境温度湿度要求　MRI 设备对环境温度、湿度有严格规定:温度要保持在 18～22℃,湿度应控制在 60% 左右,但不超过 70%。

2. MRI 设备准备　保证 MRI 设备处于完好运行状态,并定期做好 MRI 设备的预防性维护（设备状态维护）。

（二）被检者的准备

1. 认真阅读 MRI 检查申请单　为了了解 MRI 检查的目的和要求,检查前必须认真阅读 MRI 检查申请单。对检查目的和要求不明确的申请单,应主动与临床申请医师联系。

2. 确认受检者无禁忌证

（1）详细询问病史,询问是否体内有植入物、植入物类型及植入时间等,并填写磁共振安全筛查表。如果无法确定植入物是否安全而且病情需要 MR 扫描时,应尽量在磁场强度较低的 MRI 设备上进行扫描,以减少风险。

（2）通过询问、填写磁共振成像安全筛查表确认受检者无禁忌证,并嘱其认真阅读 MRI 检查注意事项,按要求准备。

3. 详细介绍 MRI 检查过程

（1）告知受检者所需检查时间及扫描时系统噪声,消除其恐惧心理。

（2）着重向受检者介绍检查过程中如遇不适时,医患对讲系统的使用方法。

（3）认真训练受检者:按检查部位要求,认真训练受检者呼吸状态,以便最大限度地取得受检者配合并减少运动伪影。

（4）确保磁体室安全:进入磁体室前,嘱受检者及陪同家属除去随身携带的任何金属物品,如手表、手机、别针、饰物、发卡、指甲刀、钢笔（圆珠笔）、钥匙、硬币、磁卡等,严禁铁磁性物品进入磁体室。

4. 特殊受检者的处理

（1）对于 MR 增强的受检者,必须做好增强检查前准备,这些准备包括高压注射器的准备和被检者静脉通道的准备等。

（2）对于婴幼儿、烦躁不安及幽闭恐惧症受检者,为提高检查成功率,应给予适量的镇静剂或麻醉药（由麻醉师用药并陪同）。

（3）对于急危重受检者,确需做 MRI 检查时,应由临床医师陪同观察。所有抢救器械、药品备齐在磁体室外。一旦发生紧急情况,应迅速将受检者移至磁体室外抢救。

5. 其他相关特殊准备　为了提高某些部位 MR 影像质量,在这些部位 MRI 检查前常常需要一些特殊准备。如 MR 胰胆管成像检查前还要求患者必须空腹,并禁食、禁水 6h 以上,必要时口服胃肠道阴性对比剂以突出胰胆管信号,达到良好的胰胆管成像效果。

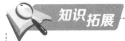

小肠 MRI 检查前准备

患者于检查前一天晚餐后禁食,晚餐后半小时左右口服缓泻剂（硫酸镁或番泻叶）。检查当日早上禁食,检查前由护士配制 2.5% 等渗甘露醇溶液,于扫描前 45～50min 患者分 3 次饮 2.5% 等渗甘露醇溶液 1000～1500ml,每次 500ml,间隔 10min,使远端小肠充盈扩张。扫描前 10min 注射山莨菪碱 20mg,再饮 2.5% 等渗甘露醇溶液 500ml,可使小肠处于低张状态,保证近段小肠充盈扩张并减少小肠的蠕动。

五、MRI 检查步骤

1. 认真核对 MRI 检查申请单　了解受检者病史及相关检查资料（包括影像资料和生化资料），明确检查目的和要求。

2. 选择合适的线圈与表面线圈的连接　按照不同的检查部位、检查范围和不同的检查目的应用相应的线圈。

3. 受检者的定位　根据受检者的舒适并考虑到与线圈的关系。人体大多数 MRI 检查时采用仰卧位，但一些特殊部位则采用其他体位，如乳腺 MR 检查时采取俯卧位、腕关节 MRI 检查时采用侧卧位。

4. 扫描方案的确定　在确定具体扫描方案时，影像技术人员需要注意：

（1）在选择受检者的定位方式时，必须按照其标准解剖姿势如实输入受检者的真实体位和进床方向，绝不允许发生错误。

（2）在选择扫描序列和检查平面时，必须遵循 MRI 检查原则，做到既能显示正常异常结构，又能反映病变特点。

（3）在设置扫描序列时，必须选择实际连接的线圈，严禁选择的线圈与其不匹配。

（4）在修改扫描参数时，注意从所选脉冲序列兼容的成像中选择对应选项，使 SNR、空间分辨力、层数达到最优化，并减少运动伪影。本章后续介绍的各部位 MRI 检查技术中所涉及的扫描参数均为1.5T MRI 设备的参考值。

5. MR 预扫描及扫描

（1）预扫描的意义：每个受检者都是一个唯一的质子集合，需要唯一的 RF 频率和功率组合来进行 MR 成像。为了优化每个受检者和受检区域的系统发射和接收增益，改进磁场均匀性，在 MR 扫描前必须进行预扫描。

（2）预扫描的程序：自动预扫描和手动预扫描两种。前者用于大多数有效、精确和一致的预扫描，通过自动预扫描自动调节中心频率、发射增益和接收增益。如果自动预扫描发生故障、信号过强或过弱而超出系统的自我调节能力时，就需要影像技术人员通过手动预扫描设置中心频率、发射增益和接收增益（包括模拟增益和数字增益）。

（3）MR 扫描：在预扫描完成后则按照检查计划进行 MR 扫描。在 MR 扫描过程中，影像技术人员必须密切关注受检者的检查情况和 MRI 仪的工作状态：①对于生命体征不稳定的、注射对比剂后的受检者尤要注意观察，并保持与受检者通话畅通；②还需倾听扫描时磁体室的各种声音；③对于自动预扫描未能完成的序列，要特别注意观察 MRI 仪控制面板上的信息提示。在确认达到相应的检查要求后，结束扫描。

6. 扫描后处理

（1）定义：扫描后处理是在无须增加额外扫描时间的情况下，利用 MR 后处理工作站将获得的原始图像或数据进行重组或重建的过程。

（2）目的：①将不同的后处理软件应用于图像处理中以便获得更多的信息，如颅脑 DWI 后 ADC值的计算与测量，便于临床更精确地了解受检者的颅脑分子弥散状态；②去除不需要的信息，将有用的信息更好地显示出来。

如三维增强 MR 血管造影时，采集的原始数据有较多的背景信号重叠，尤其当背景脂肪抑制不满意时，影响 MIP 图像质量。我们在注入对比剂前先采集一组原始数据作为蒙片，在注入对比剂后再采集增强数据。利用工作站软件，把后者减去前者，再经 MIP 后处理，即能得到减影后的三维 MR-DSA图像。MIP 图像能作任意方向旋转，有利于病变显示。这在血管性病变和与血管有关的肿瘤性病变的 MRI 检查时经常用到（图 7-1-13）。

一般来讲，特殊扫描序列或 3D 扫描序列采集的数据或图像都应进行扫描后处理。

7. 帮助受检者离开检查床并安全撤离磁体室　如果受检者保持卧位姿势时间较长，起来后可能头晕，因此，在受检者离开检查床时，MRI 检查技术人员必须提供帮助。

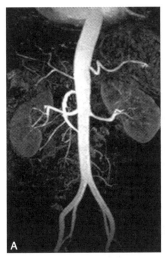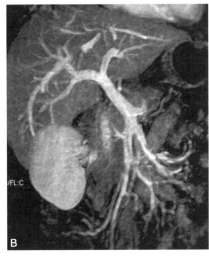

图 7-1-13　MR 图像后处理
A. 腹部动脉期重建出腹主动脉及其分支;B. 肝脏门脉期重建出门脉及其分支

（周学军）

第二节　颅脑 MRI 检查技术

颅脑 MRI 检查不但能够显示其病变,而且有助于了解病变与毗邻结构的关系,为临床制订治疗计划和评估预后提供有价值的信息。颅脑 MRI 检查技术包括常规颅脑 MRI 检查技术、颅脑 MR 血管成像技术、鞍区 MRI 检查技术、脑桥小脑角区 MRI 检查技术及颅脑 MR 功能成像技术等。

一、颅脑 MRI 检查

1. 适应证　①颅脑外伤(CT 检查阴性者);②脑血管疾病,如脑梗死、脑出血、脑血管畸形;③颅内占位性病变,良恶性肿瘤;④先天性发育异常;⑤颅内压增高、脑积水、脑萎缩等;⑥颅内感染;⑦脑白质病;⑧颅骨骨源性疾病。

2. 射频线圈　头部或头颈部专用线圈。

3. 受检者体位及成像中心　仰卧位,头先进,眉间为成像中心(图 7-2-1)。

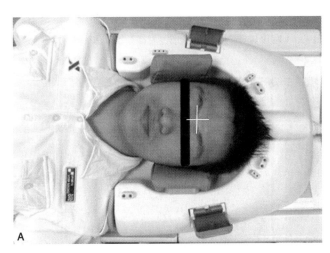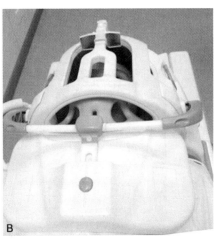

图 7-2-1　颅脑 MRI 受检者体位及成像中心
A. 设置体位并确定成像中心;B. 合上头颅线圈

4. 扫描技术

（1）常规扫描

1）扫描平面与序列：颅脑以横断面为主，扫描序列包括 SE 或 FSE-T$_1$WI 序列、FSE-T$_2$WI 序列、FSE-T$_2$flair 序列；配合矢状面或冠状面 T$_1$WI 序列或 T$_2$WI 序列。

2）扫描定位：横断面与胼胝体前、后联合连线平行，中心位于脑干前缘，扫描方向由下至上，成像范围从听眶线至颅顶（图 7-2-2）。矢状面与大脑矢状裂平行，扫描方向由右至左（图 7-2-3），包括两侧颞叶。冠状面与大脑矢状裂垂直，扫描方向由前至后（图 7-2-4），包括两侧额叶和枕叶。

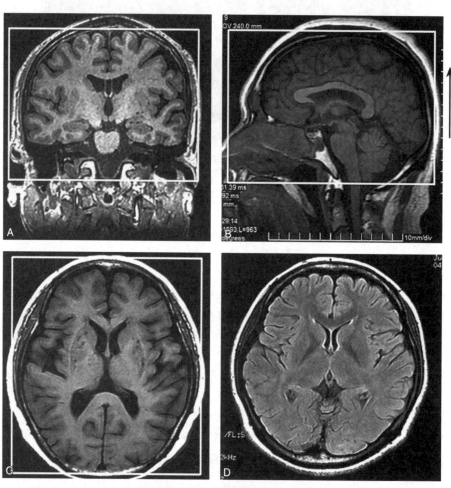

图 7-2-2　颅脑横断面 MRI 定位图

A. 冠状面 T$_1$WI 定位像；B. 矢状面 T$_1$WI 定位像；C. T$_1$WI 定位像；D. 横断面 T$_2$ flair

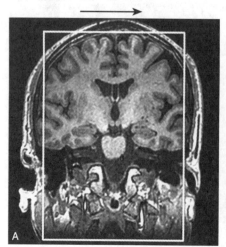
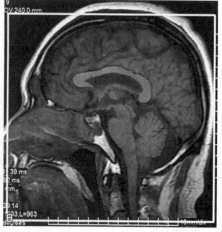

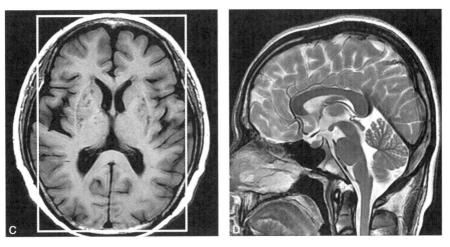

图 7-2-3　颅脑矢状面 MRI 定位图

A. 冠状面 T_1WI 定位像;B. 矢状面 T_1WI 定位像;C. 横断面 T_1WI 定位像;D. 矢状面 T_2WI

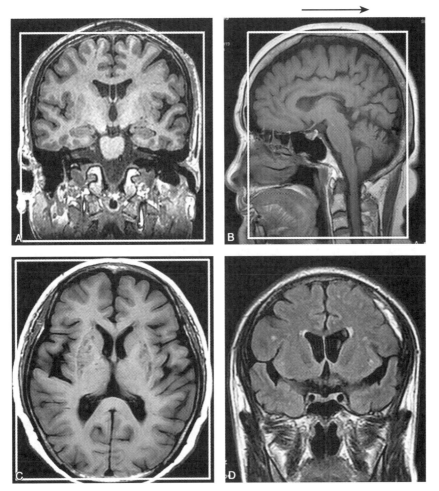

图 7-2-4　颅脑冠状面 MRI 定位图

A. 冠状面 T_1WI 定位像;B. 矢状面 T_1WI 定位像;C. 横断面 T_1WI 定位像;D. 冠状面 T_1WI

3) 相位编码方向:①横断面与冠状面为左右方向;②矢状面为前后方向。在扫描层面下方设置预饱和带。

(2) 增强扫描

1) 对比剂剂量和注射速率:采用钆对比剂(如 Gd-DTPA),剂量为 0.1mmol/kg 或遵照对比剂使用说明书,静脉注射速度为 0.5~2.5ml/s。

2）扫描平面与序列：扫描序列应针对病灶并兼顾横断面、冠状面、矢状面 T1WI 扫描。

3）扫描时刻与期相：一般不做动态增强扫描，注射完对比剂后即开始增强扫描。

（3）推荐颅脑 MR 成像参数见表 7-2-1。

表 7-2-1　颅脑 MR 成像参数

脉冲序列	TR（ms）	FA（°）	TI（ms）	TE（ms）	ETL	矩阵	FOV（cm）	层厚/间隔（mm）	NEX
FSE-T_1WI	300～800	90		15～25	4	256×192	22～24	5～8/1～2	2～4
T_1 flair	1500～2000	180	700～900	15～25	6	256×192	22～24	5～8/1～2	2
FSE-T_2WI	2000～4000	90		90～120	8～32	256×192	22～24	5～8/1～2	2～4
T_2 flair	9000	180	2000～2500	90～120	8～32	256×192	22～24	5～8/1～2	2

5. 图像质量要求及图示

（1）图像质量要求：①覆盖全脑并尽量对称显示全脑两侧结构；②无明显运动伪影。

（2）颅脑 MR 图像（图 7-2-5）。

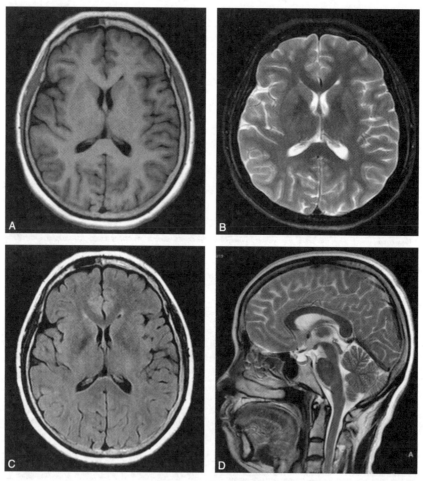

图 7-2-5　颅脑 MR 图像
A. 横断面 T_1WI；B. 横断面脂肪抑制 T_2WI；C. 横断面 T_2 flair；D. 矢状面 T_2WI

6. 注意事项

（1）体位设置：①特殊体型受检者（如驼背），应设计舒适体位，让其腰背部适当垫高；②婴幼儿因头颅较小，需在其枕背部加软垫，以确保受检者头颅中心与线圈中心在同一水平面，并注意保暖。

（2）序列选择：①高场颅脑 MRI 应用 T_1 flair 序列代替 SE-T_1WI 序列；②婴幼儿灰白质对比度较差，采用 IR 序列；③意识不清及运动无法控制的受检者，通常采用快速扫描技术。

（3）扫描技术应用：①为了鉴别有无脑出血，需采用 SWI 序列检查；②增强扫描时，至少应有一个扫描序列参数与常规扫描相同；③增强扫描时，如病变紧邻颅底或颅盖骨，应采用脂肪抑制技术，并添加局部匀场。

（4）图像后处理：一般不需要进行图像后处理。为了判断增强扫描的强化效果，可以用增强后的序列与其同参数的常规扫描序列做减影处理。

二、颅脑 MR 血管成像

根据采集目标血管的不同，颅脑 MR 血管成像技术可分为颅脑动脉成像和颅脑静脉成像。根据成像原理的不同，颅脑 MR 血管成像技术可分为时间飞跃法 MRA（TOF-MRA）、相位对比法 MRA（PC-MRA）和对比剂增强血管成像。

（一）颅内动脉 3D-TOF-MRA

1. 适应证　①血管瘤；②动静脉畸形；③脑出血；④脑梗死；⑤烟雾病等。

2. 射频线圈　头部正交线圈，头部多通道相控阵线圈或头颈部联合线圈。

3. 受检者体位及成像中心　仰卧位、头先进，眉间作为成像中心。

4. 扫描技术

（1）常规扫描

1）扫描平面与序列：采用横断面（纯轴位或斜位均可）3D-TOF 快速梯度回波序列。

2）扫描定位：扫描平面与多数颅内动脉走行成角；扫描方向由上至下；扫描范围以 Willis 环为中心，一般从枕骨大孔处至胼胝体上缘。在矢状面定位像上定位多个横断面三维扫描块，冠状面调整左右角度，横断面调整旋转角度。层块之间重叠范围应相当于其厚度的 25%（图 7-2-6）。

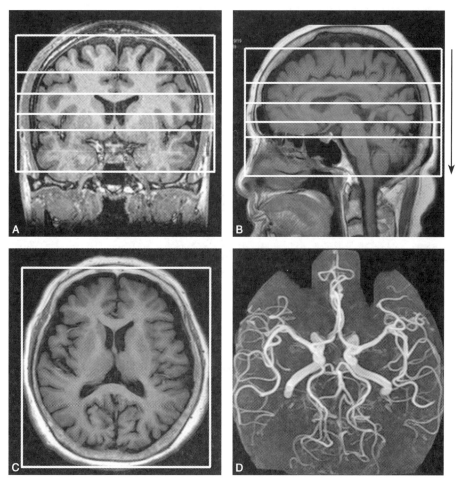

图 7-2-6　颅脑 MRA 定位图
A. 冠状面 T₁W 定位像；B. 矢状面 T₁W 定位像；C. 横断面 T₁W 定位像；D. MRA

3）相位编码方向及其他：左右方向，并在扫描层面上方设置预饱和带以消除静脉信号。

（2）增强扫描：一般不进行增强扫描。

（3）推荐颅脑 MR 血管成像参数见表 7-2-2。

表 7-2-2　颅脑 MR 血管成像参数

脉冲序列	TR （ms）	FA （°）	TE （ms）	矩阵	FOV （cm）	层厚/间隔 （mm）	NEX
3D-TOF-MRA	20~40	15~25	1.2~2.4	220×256	20~24	1.0~1.4/0	2~4
2D-TOF-MRV	20~40	50~70	2.4~6.0	256×192	20~24	0.5~2.0/0	2
3D-PC-MRA	20~60	10~20	5.0~10	256×256	20~24	1.0~1.2/0	1~2

5. 颅脑动脉 MR 图像（图 7-2-7）。

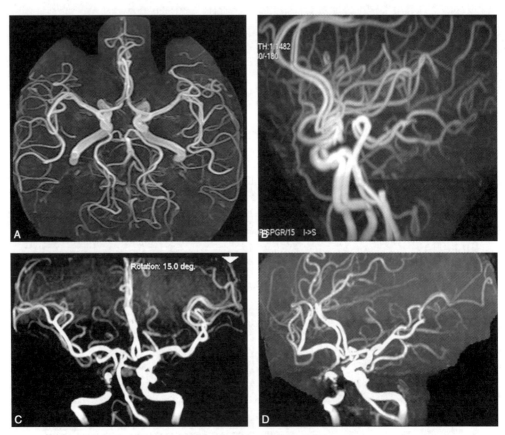

图 7-2-7　颅脑动脉 MR 图像
A. 轴位 MRA；B. 矢状位 MRA；C. 冠状位 MRA；D. 任意角度 MRA

6. 注意事项

（1）扫描参数设置：①TR 越短，血液流入增强效应越明显，但同时流入血液的饱和效应则更显著，因此，为了减轻饱和效应，需适当增加 TR；②TE 影响背景信号强度，可通过调节带宽使 TE 位于反相时间，如 3T MRI 设备选择 TE 为 1.2ms。

（2）扫描技术应用：①为了缩短扫描时间，建议采用并行采集技术；②除脑梗死或金属义齿外，均应采用流动补偿技术、脂肪抑制技术、磁化传递技术和层面内插技术。

（3）图像后处理：图像需经过三维后处理。

（二）颅内静脉 2D-TOF-MRA

1. 适应证　包括：①脑静脉窦先天变异；②静脉窦损伤；③静脉栓塞；④肿瘤性病变压迫、侵袭静脉系统等。

2. 射频线圈 头部正交线圈,头部多通道相控阵线圈或头颈部联合线圈。

3. 受检者体位及成像中心 仰卧位、头先进,眉间作为成像中心。

4. 扫描技术

(1) 常规扫描

1) 扫描平面与序列:采用冠状面(或斜矢状面)2D-TOF 快速梯度回波序列。

2) 扫描定位:扫描方向由后至前逆向静脉血流方向,扫描范围超过窦汇,最前至上额窦。斜矢状面扫描时,在横断面上定位,扫描平面与颅脑正中矢状面呈 15°~20° 夹角,确保大部分静脉走行与成像层面成角而产生流入增强效应,扫描范围应包括双侧乙状窦外缘(图 7-2-8)。

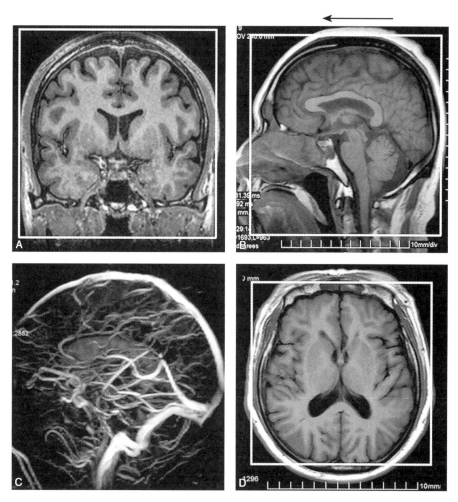

图 7-2-8 颅内静脉 2D-TOF 定位图
A. 冠状面 T_1WI 定位像;B. 矢状面 T_1WI 定位像;C. 颅内静脉 2D-TOF;D. 横断面 T_1WI 定位像

3) 相位编码方向:左右方向。在扫描层面下方设置预饱和带以消除动脉信号。

(2) 增强扫描:一般不进行增强扫描。

(3) 推荐颅内静脉 2D-TOF-MRV 参数见表 7-2-2。

5. 颅内静脉 MR 图像(图 7-2-9)。

6. 注意事项

(1) 扫描参数设置:①为了缩短扫描时间,可考虑采用矩形扫描野;②为了增加血管亮度,可以将翻转角增大至 70° 以上。

(2) 扫描技术应用:①采用流动补偿技术;②采用脂肪抑制技术;③采用磁化传递技术。

(3) 图像后处理:图像需经过三维后处理。大部分情况下,左右横窦静脉血液流动不对称,必要时可以增强扫描。

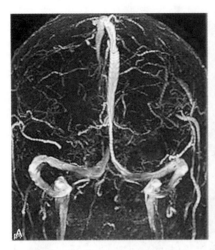
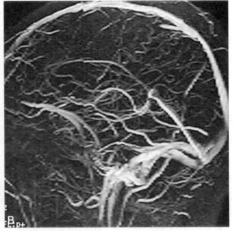

图 7-2-9　颅内静脉 MR 图像
A.冠状位;B.矢状位

（三）颅内血管 3D-PC-MRA

1. 适应证　同颅内动脉 3D-TOF-MRA 及静脉 2D-TOF-MRA。

2. 射频线圈　头部正交线圈,头部多通道相控阵线圈或头颈部联合线圈。

3. 受检者体位及成像中心　仰卧位、头先进,眉间作为成像中心。

4. 扫描技术

（1）常规扫描

1）扫描平面与序列:采用横断面、矢状面、冠状面 3D-PC 快速梯度回波序列。

2）扫描定位:一般采用矢状面扫描,扫描范围包括全颅外缘。根据显示目标血管的不同,设置预饱和带和流速编码值(图 7-2-10)。

3）相位编码方向:左右方向。

（2）增强扫描:一般不进行增强扫描。

（3）推荐颅内血管 3D-PC-MRA 参数见表 7-2-2。

5. 颅内血管 3D-PC-MRA(图 7-2-11)。

6. 注意事项

（1）扫描参数设置:流速编码值的设置应比目标血管最大流速高出 20%,如颅内动脉成像时流速编码值为 60cm/s、颅内静脉成像时流速编码值为 15cm/s。

（2）扫描技术应用:①颅内动脉成像时应在扫描层面上方设置预饱和带以消除静脉信号,颅内静脉成像时应在扫描层面下方设置预饱和带以消除动脉信号;②采用流动补偿技术、脂肪抑制技术、并

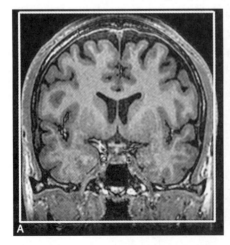
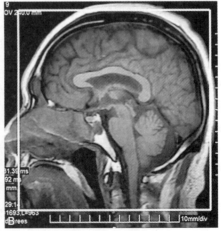

笔记

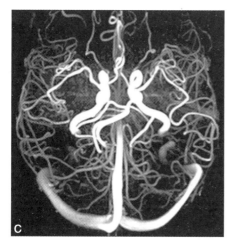
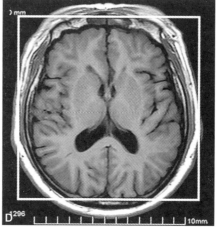

图 7-2-10　颅内血管 3D-PC-MRA 定位图
A. 冠状面 T_1WI；B. 矢状面 T_1WI；C. 颅内动脉 3D-PC；D. 横断面 T_1WI

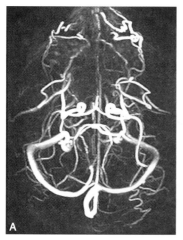
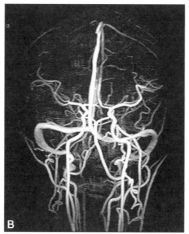
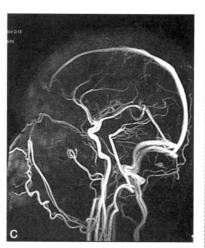

图 7-2-11　颅内血管 3D-PC-MRA
A. 轴位 MRA；B. 冠状位 MRA；C. 矢状位 MRA

行采集技术及层面内插技术等。

（3）图像需经三维后处理。由于 PC 法中动脉与静脉流速重叠，因此在 MRA 成像中无法完全消除静脉信号。

 知识拓展

零回波脑血管成像

与常规序列不同，零回波（zero TE，ZTE）采集过程中先进行梯度场的爬升，而后才施加射频，射频结束后立刻进行信号读取，去除了射频之后的梯度切换，因此实现了 TE 时间为零的信号采集。该技术具有：①3D 采集成像；②"静音"扫描；③减轻磁敏感伪影和涡流效应；④明显冻结运动相关的伪影；⑤实现质子密度加权对比和 T1 加权对比等特点。

零回波脑血管成像（ZTE-MRA），又称"静音"脑血管成像（Silenz-MRA），结合 ZTE 和动脉自旋标记技术，标记内源性血流，不受血流状态及磁敏感效应的影响，可以更好地显示 TOF-MRA 成像效果不佳的情况。该技术在颅内动脉狭窄闭塞性疾病、动脉瘤、动静脉畸形、烟雾病等血管性疾病的诊断及治疗后疗效评估方面比 TOF-MRA 更有优势，接近 DSA 结果。

三、鞍区 MRI 检查

1. 适应证 ①鞍区肿瘤;②鞍区血管性疾病;③颅脑外伤累及鞍区;④鞍区先天性发育异常;⑤鞍区肿瘤术后复查;⑥鞍区感染;⑦鞍区骨源性疾病等。

2. 射频线圈 头部正交线圈,头部多通道相控阵线圈或头颈部联合线圈。

3. 受检者体位及成像中心 仰卧位、头先进,眉间作为成像中心。

4. 扫描技术

(1) 常规扫描

1) 扫描平面与序列:鞍区行矢状面 SE 或 FSE-T₁WI 序列、冠状面 SE 或 FSE-T₁WI 序列、FSE-T₂WI 序列。

2) 扫描定位:矢状面在冠状面上定位,并与颅脑正中线平行(图 7-2-12);冠状面在矢状面上定位,一般垂直于垂体窝以保证垂体高度测量准确(图 7-2-13)。部分医院选择平行于垂体柄(图 7-2-14),以便于观察垂体柄的侧偏。成像范围从前床突至后床突。

3) 相位编码方向:①矢状面为前后方向;②冠状面为左右方向。

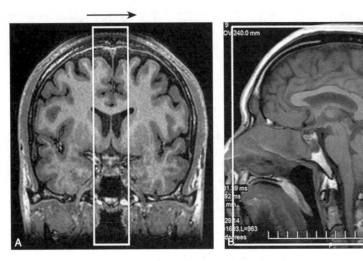

图 7-2-12 垂体矢状面成像
A. 冠状面 T₁WI;B. 矢状面 T₁WI

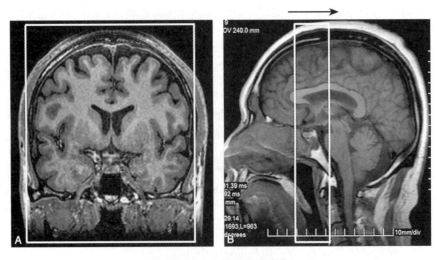

图 7-2-13 垂体冠状面成像
A. 冠状面 T₁WI;B. 矢状面 T₁WI

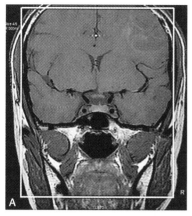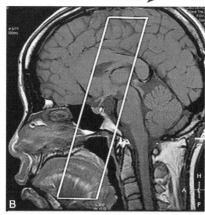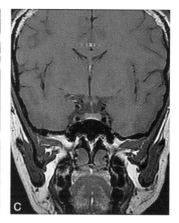

图 7-2-14　平行于垂体柄冠状面成像

A. 冠状面 T_1WI；B. 矢状面 T_1WI；C. 冠状面 T_1WI（清晰显示垂体柄）

（2）增强扫描

1）对比剂剂量和注射速率：采用钆对比剂（如 Gd-DTPA），剂量为 0.05~0.1mmol/kg，静脉注射速度为 1.0~1.5ml/s。

2）扫描平面与序列：扫描序列应针对病灶，常规做矢状面 T_1WI、冠状面 T_1WI，必要时加横断面 T_1WI。

3）扫描时刻与期相：①一般注射完对比剂后即开始增强扫描，成像序列一般与增强前 T_1WI 序列相同；②垂体微腺瘤受检者，采用半剂量对比剂（剂量为 0.05mmol/kg）行垂体冠状面 T_1WI 动态增强技术。

该技术单时相采集时间为 20~25s，动态采集 6~8 次，总扫描时间>2min。扫描时，先采集蒙片，注射对比剂 5s 后，启动冠状面连续成像。动态增强扫描完成后，再行矢状面 T_1WI、冠状面 T_1WI 常规增强扫描或 3D T_1WI。

（3）推荐鞍区 MR 成像参数见表 7-2-3。

表 7-2-3　鞍区 MR 成像参数

脉冲序列	TR（ms）	FA（°）	TI（ms）	TE（ms）	ETL	矩阵	FOV（cm）	层厚/间隔（mm）	NEX
FSE-T_1W	300~500	90		15~20	4	288×224	18~20	2~5/0.5~1	4
FSE-T_2W	2000~4000	90		90~150	10~20	256×224	18~20	2~5/0.5~1	2~4
Dyn[①]	200~300	90		6~10	4	256×224	18~20	2~3/0.5~1	2

注：[①]Dyn（Dynamic）即动态扫描（FSE-T_1WI）

5. 图像要求与图示

（1）图像要求：①清晰显示蝶鞍、垂体、垂体柄、视交叉、下丘脑、海绵窦、颈内动脉、大脑前动脉主干等结构，矢状面及冠状面最大化显示垂体柄长度；②无明显运动伪影，磁敏感伪影不影响鞍区影像诊断。

（2）垂体 MR 图像（图 7-2-15）。

6. 注意事项

（1）扫描序列选择及其参数设置：①至少有一序列包括整个颅脑结构，推荐增强后进行横断面 T_1WI 或 3D T_1WI；②扫描层厚随病灶大小设置，一般选择层厚为 2~3mm，如果病灶较大，则增加层厚；③常规 T_1WI 序列扫描时，平均采集次数（NEX）设置为 4，并添加局部匀场，以消除蝶骨磁敏感伪影。

（2）扫描技术应用：①为了减轻血管搏动伪影，冠状面扫描时在扫描野左、右侧添加预饱和带，矢

117

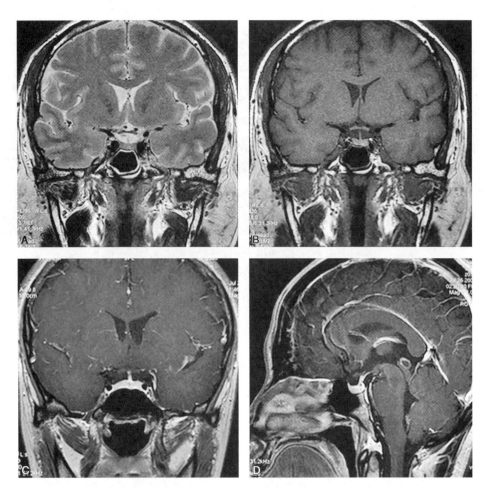

图 7-2-15　垂体 MR 图像

A. 冠状面 T_2WI；B. 冠状面 T_1WI；C. 冠状面 T_1WI 增强图像；D. 矢状面 T_1WI 增强图像

状面扫描时在扫描野前、后方添加预饱和带；②为了观察病变与周围毗邻结构关系，不建议 T_1WI 时使用脂肪抑制技术；③增强扫描、鉴别鞍区出血性病变或脂肪成分时，采用脂肪抑制技术；④根据病变大小及病理情况选择增强类型，如微腺瘤及垂体<1cm²，选择垂体 T_1WI 动态增强扫描，如垂体占位性病变及鞍区病变>1cm²，选择垂体普通增强，并增加横断面 T_1WI 序列扫描。

（3）图像后处理：动态增强扫描后的原始图像需要应用后处理软件进行动态增强后处理，得到正常垂体及病变的时间-信号强度曲线，以确定病变性质。

四、脑桥小脑三角区 MRI 检查

1. 适应证　包括：①面瘫；②脑桥小脑角区肿瘤及肿瘤样病变；③颅脑外伤累及脑桥小脑角区；④脑桥小脑先天性发育异常；⑤脑桥小脑角区肿瘤术后复查；⑥内听道骨源性疾病；⑦内耳发育畸形等。

2. 射频线圈　头部正交线圈，头部多通道相控阵线圈或头颈部联合线圈。

3. 受检者体位及成像中心　仰卧位、头先进，眉间作为成像中心。

4. 扫描技术

（1）常规扫描

1）扫描平面与序列：脑桥小脑角区 MRI 以冠状面 SE 或 FSE-T_1WI 序列、横断面 SE 或 FSE-T_1WI 序列、FSE-T_2WI 序列为主，必要时行矢状面 SE 或 FSE-T_1WI 序列、FSE-T_2WI 序列。

2）扫描定位：横断面与前颅底平行，成像方向自颅底向下，扫描范围包括脑桥上界至延髓枕骨大孔水平（图 7-2-16）；冠状面与脑干上下长轴线平行，扫描范围包括脑桥小脑角区（图 7-2-17）；矢状面平行于颅脑正中矢状裂，扫描范围包括双侧颞骨外缘或病变区（图 7-2-18）。

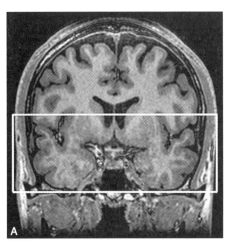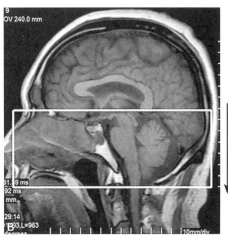

图 7-2-16 脑桥小脑角区横断面 MRI 定位图
A. 冠状面 T_1WI；B. 矢状面 T_1WI

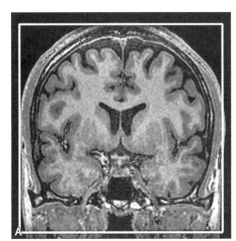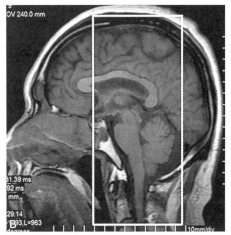

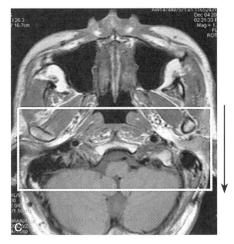

图 7-2-17 脑桥小脑角区冠状面 MRI 定位图
A. 冠状面 T_1WI；B. 矢状面 T_1WI；C. 横断面 T_1WI

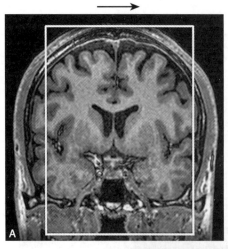
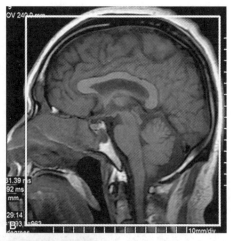
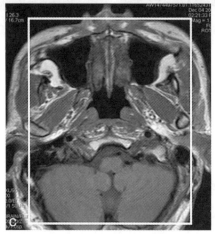

图 7-2-18　脑桥小脑角区矢状面 MRI 定位图

A.冠状面 T_1WI;B.矢状面 T_1WI;C.横断面 T_1WI

3）相位编码方向:①横断面与冠状面为左右方向;②矢状面为前后方向。

（2）增强扫描

1）对比剂剂量和注射速率:采用钆对比剂（如 Gd-DTPA）,剂量为 0.1mmol/kg,静脉注射速度为 1.0~1.5ml/s。

2）扫描平面与序列:成像序列一般与增强前 T_1WI 序列相同。常规做横断面 T_1WI 序列、冠状面 T_1WI 序列或 3D T_1WI 序列,必要时加矢状面 T_1WI 序列扫描。

3）扫描时刻与期相:注射完对比剂后即开始增强扫描,一般不做动态扫描。

（3）推荐脑桥小脑角区 MR 成像参数见表 7-2-4。

表 7-2-4　脑桥小脑角区 MR 成像参数

脉冲序列	TR（ms）	FA（°）	TE（ms）	ETL	矩阵	FOV（cm）	层厚/间隔（mm）	NEX
FSE-T_1W	300~800	90	10~20	2~4	256×224	20~25	2~5/0.3~1	2
FSE-T_2W	2000~4000	90	90~150	5~20	256×224	20~25	2~5/0.3~1	2~4
3D TOF	20~30	15	1.2~2.4		320×224	20~25	0.8~1.6/0	2
3D FIESTA	4~6	60	1~3		512×512	18	0.8~1.2/0	4

5.图像要求与图示

（1）图像要求:①显示脑干、延髓、部分脑神经（如三叉神经、面听神经颅内段）、细小血管等结构

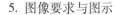

清晰显示;②无明显运动伪影,磁敏感伪影及血管搏动伪影不影响影像诊断。

（2）脑桥小脑角区 MR 图像（图 7-2-19）。

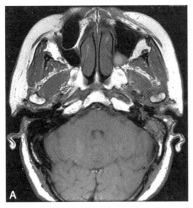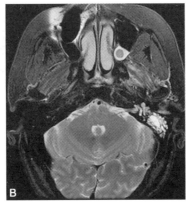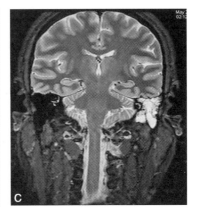

图 7-2-19　脑桥小脑角区 MR 图像
A. 横断面 T_1WI;B. 横断面脂肪抑制 T_2WI;C. 冠状面脂肪抑制 T_2WI

6. 注意事项

（1）扫描序列选择及其参数设置:临床高度怀疑后组颅神经病变的受检者,可采用 3D TOF 序列或 3D FIESTA 序列（表 7-2-4）。

（2）扫描技术应用:①应在 T_2WI 时添加上、下区域饱和带,以减轻血管搏动伪影;②T2WI 序列扫描时应用脂肪抑制技术,以突出显示病灶及其与周围毗邻结构的关系。

（3）图像后处理:3D TOF 序列、3D FIESTA 序列和 3D T_1WI 序列扫描后,在工作站进行图像后处理,分别采用 MPR、MIP 技术,并结合轴位原始图像,观察更多信息,如后组脑神经与周围血管的空间关系。

五、脑扩散加权成像

男性,67 岁,突发右侧肢体无力伴言语不利 4h。4h 前患者早晨起床后无明显诱因下突然出现右侧肢体无力,右侧上、下肢不能自主活动,反应迟钝。病程中患者无头痛、头晕、恶心、呕吐,无昏迷、抽搐及视物障碍。患者到达医院后行急诊头颅 CT 平扫未发现明显异常征象。考虑到患者病情的严重性和复杂性,急诊医生申请急诊 MRI 检查（图 7-2-20）。

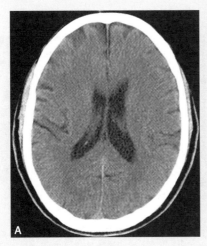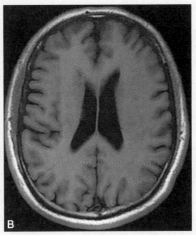

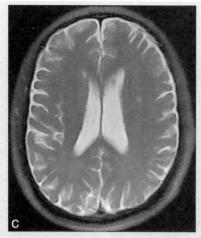
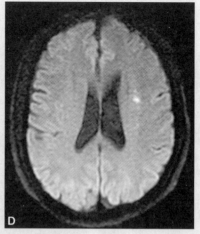

图 7-2-20　脑梗死病例 CT 及 MR 图

A. CT 平扫；B. 横断面 T_1WI；C. 横断面脂肪抑制 T_2WI；D. DWI

问题：

1. 该患者急诊 MRI 检查需要哪些序列？

2. 如常规 MRI 检查未发现明显异常征象或仅怀疑腔隙性脑梗死，还应进行哪些序列成像？

脑扩散加权成像技术包括脑扩散加权成像技术、脑弥散张量成像技术等。

（一）脑扩散加权成像技术

1. 适应证　①急性期及亚急性期脑梗死的诊断；②表皮样囊肿及蛛网膜囊肿鉴别诊断；③脑肿瘤及转移瘤的鉴别诊断；④脑肿瘤恶性级别的评估等。

2. 射频线圈　头部正交线圈，头部多通道相控阵线圈或头颈部联合线圈。

3. 受检者体位及成像中心　仰卧位，头先进，眉间作为成像中心。

4. 扫描技术

（1）常规扫描

1）扫描平面与序列：脑扩散加权成像技术常规行横断面 DWI 序列。

2）扫描定位：定位时可以直接复制 T_1WI 或 T_2WI 横断面定位线。横断面尽量避开颅底界面，与胼胝体前、后联合连线平行，扫描方向由下至上，成像范围从枕骨大孔至颅顶（图 7-2-21）。不需要添加上下饱和带。

3）频率编码方向：左右方向。

（2）推荐脑扩散加权成像参数见表 7-2-5。

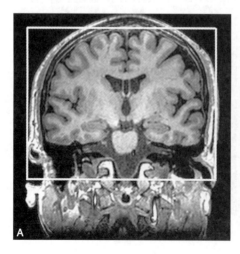
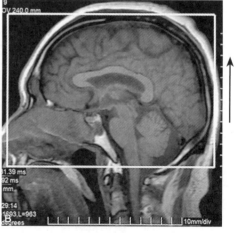

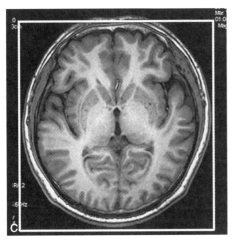
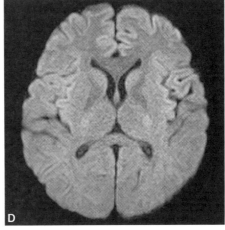

图 7-2-21　脑 DWI 定位图
A. 冠状面 T_1WI；B. 矢状面 T_1WI；C. 横断面 T_1WI；D. DWI

表 7-2-5　脑扩散加权成像参数

脉冲序列	TR（ms）	FA（°）	TE（ms）	b 值（s/mm²）	矩阵	FOV（cm）	层厚/间隔（mm）	NEX
DWI	5000~8000	90	90~100	0,1000~1500	192×192	20~25	4~5/1~2	2~6
DTI	8000~10000	90	90~100	0,1000	192×192	20~25	4~5/0	2~6
3D T_1WI	5~10	15	2.1~4.5		256×224	20~25	0.8~1.6/0	1

5. 图像要求与图示

（1）图像要求：①显示全脑两侧结构尽量对称显示；②无明显磁敏感伪影和运动伪影；③覆盖全脑。

（2）脑扩散加权图像（图 7-2-22）。

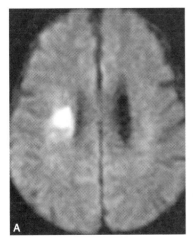
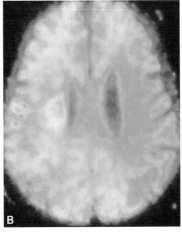
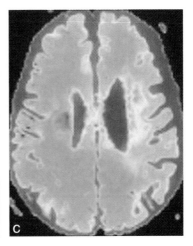

图 7-2-22　脑扩散加权图像
A. DWI；B. ADC 图；C. eADC 图

6. 注意事项

（1）扫描参数设置：b 值一般取 0,1000~1500s/mm²，如临床怀疑肿瘤时，可采用更高的 b 值，如 0,1500~3000s/mm²。

（2）扫描技术应用：①因脑实质水分子表现为各向异性弥散，因此需施加三个方向（上下、左右、前后)的弥散梯度;②为了缩短扫描时间及 TE,并减轻图像变形及颅底区磁敏感伪影,需要采用并行采集技术。

(3)图像后处理:扫描完成后,在工作站经 DWI 后处理软件进行图像后处理,计算出受检组织 ADC 值及 ADC 图。

(二)脑弥散张量成像技术

1. 适应证　①脑外伤;②脑灰质异位症;③放射性脑炎;④脑梗死;⑤脑白质变性;⑥脑肿瘤等。

2. 射频线圈　头部正交线圈,头部多通道相控阵线圈或头颈部联合线圈。

3. 受检者体位及成像中心　仰卧位、头先进,眉间作为成像中心。

4. 扫描技术

(1)常规扫描

1)扫描平面与序列:脑弥散张量成像技术常规行横断面 DTI 序列。

2)扫描定位:先行全脑横断面 3D T_1WI 序列扫描,再行全脑纯轴位 DTI 序列扫描,扫描方向由下至上,无间隔,成像范围从枕骨大孔至颅顶(图 7-2-23)。

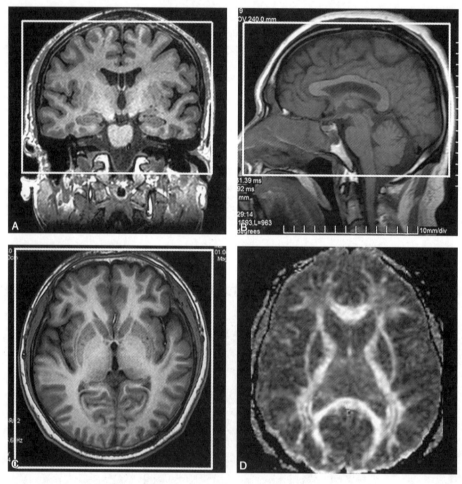

图 7-2-23　脑 DTI 定位图
A. 冠状面 T_1WI;B. 矢状面 T_1WI;C. 横断面 T_1WI;D. DTI

3)频率编码方向:LR 方向。

(2)推荐脑弥散张量成像参数见表 7-2-5。

5. 脑弥散张量图(图 7-2-24)。

6. 注意事项

(1)扫描参数设置:①增加采集次数;②尽量缩短 TE;③b 值一般取 0,800~1000s/mm²;④弥散敏感梯度方向数目范围为 6~55 个,设定时尽量增加弥散敏感梯度方向数目。

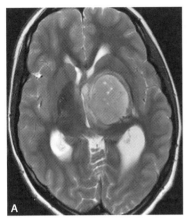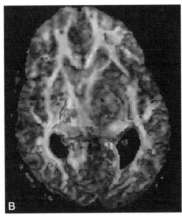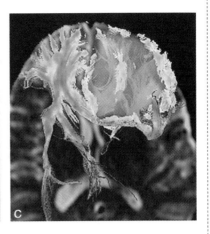

图 7-2-24　脑弥散张量图
A. 内囊平面 FA 图（脑膜瘤）；B. 彩色弥散张量图；C. 白质纤维束追踪

（2）扫描技术应用：添加等体径尺寸匀场。

（3）图像后处理：扫描完成后，在工作站经 DTI 后处理软件进行图像后处理，①将 3D T₁WI 与 DTI 融合；②计算出受检组织平均扩散系数（average diffusion coefficient，ADC）、部分各向异性指数（fractional anisotropy，FA）、相对各向异性指数（relative anisotropy，RA）、容积比（volume rate，VR）等；③得到相应的 ADC 图、FA 图、RA 图、VR 图；④白质纤维束追踪成像，实现直观查看和研究活体中枢神经以及周围神经系统的神经通路的连接和连续性走行（图 7-2-24）。

六、MR 脑波谱成像

与常规 MRI 技术不同，MRS 主要应用激励回波脉冲法（stimulated echo acquisition mode，STEAM）和定点分辨选择波谱法（pointed resolved selective spectroscopy，PRESS）。前者只能进行单体素成像，信噪比较低，一般应用短 TE 成像，图像质量最佳；后者信噪比相对较高，适合长 TE 成像。因此，PRESS 采集为首选的 MRS 序列。

1. 适应证　①脑梗死；②脑肿瘤，尤其对脑内肿瘤与脑外肿瘤的鉴别、脑肿瘤与非肿瘤性病变的鉴别、脑肿瘤良恶性鉴别、恶性肿瘤的分级、肿瘤术后复发与坏死的鉴别、原发与转移瘤的鉴别等；③颅咽管瘤与垂体瘤的鉴别；④脑白质和脑灰质疾病；⑤癫痫和代谢性疾病等。

2. 射频线圈　头部正交线圈，头部多通道相控阵线圈或头颈部联合线圈。

3. 受检者体位及成像中心　仰卧位，头先进，鼻根或眉间作为成像中心。下颌内收，必要时垫高枕后，以减少图像伪影。

4. 扫描技术

（1）常规扫描：行横断面（纯轴位）全脑 FSE-T₁WI 序列或 FSE-T₂WI 序列无间隔成像。扫描方向由下至上，频率编码方向：AP 方向。添加上下饱和带。

（2）空间定位：准确的空间定位是 MRS 采集成功的前提。确定 MRS 扫描感兴趣区（ROI）时，应避开干扰组织，如颅骨、空气、脂肪、硬膜、脑脊液等。若无法避免干扰组织，在其周边呈切线位放置饱和带并添加局部匀场，以保证其局部磁场的绝对均匀（图 7-2-25）。如肿瘤病灶位于脑表面，采集信号的矩形定位框就会部分位于脑外，对信号的采集会产生影响；肿瘤结节不明显而表现为大量水肿信号时，准确定位存在相当难度。这需要事先结合平扫图像认真分析，仔细鉴别病灶所在。

（3）推荐脑 MRS 成像参数见表 7-2-6。

5. 注意事项

（1）对射频线圈和定位图像及扫描顺序的要求：①单通道和多通道线圈均可进行 MRS，但多通道线圈扫描多体素波谱时务必针对病变区域作偏中心校准扫描；②为了便于波谱定位，需所有方向定位像均覆盖全脑大范围扫描（一般层厚为 5mm）；③多体素波谱定位时，必须包括正常组织和病变组织；

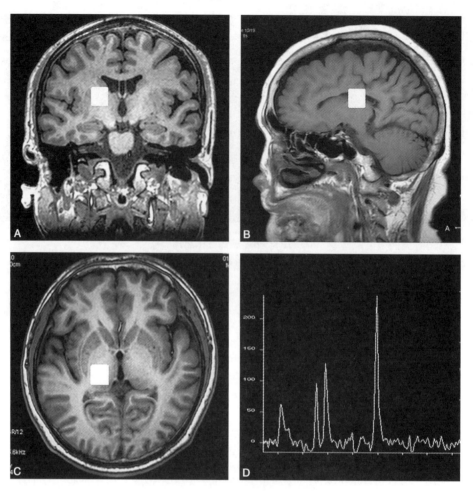

图 7-2-25　脑 MRS 定位图
A. 冠状面 T_1WI；B. 矢状面 T_1WI；C. 横断面 T_1WI；D. MRS

表 7-2-6　脑 MRS 成像参数

脉冲序列	TR（ms）	FA（°）	TI（ms）	TE（ms）	ETL	矩阵	FOV（cm）	层厚/间隔（mm）	NEX
FSE-T_1WI	1500~2000	90	720~840	10~20	2~4	256×224	20~25	5~6/0	2
PRESS	1500~3000	90		35,144,288		18×18	20~25	10/0	128
STEAM	1500~3000	90		30~35			20~25	20/0	128

④为了避免体素选择带来的误差，在做 MRS 前，主张先进行 MR 增强扫描以确定体素是否来自肿瘤组织。但也有学者认为，因 Gd-DTPA 与肿瘤组织中细胞外的胆碱化合物（Cho）发生相互作用，会引起 T_2 值缩短、基线增宽，从而导致 ^{1}H-MRS 可探测到的 Cho 峰降低。因此，为了避免 MR 增强扫描对 ^{1}H-MRS 代谢物波峰的影响，MRS 应在平扫后、增强前进行检查。

（2）对预扫描要求：①单体素波谱预扫描水峰半高线宽（LnWidth）<7；②二维多体素波谱预扫描水峰半高线宽（LnWidth）<10；③三维多体素波谱预扫描水峰半高线宽（LnWidth）<15。

（3）扫描技术应用：MRS 需要自动水抑制优化，以改善波谱扫描水抑制的效果。但如果使用多通道线圈时，建议关闭该技术。

（4）图像后处理：扫描完成后，在工作站经 MRS 后处理软件处理，可以得到成像区域各种标志物的相对含量和比值（图 7-2-26）。

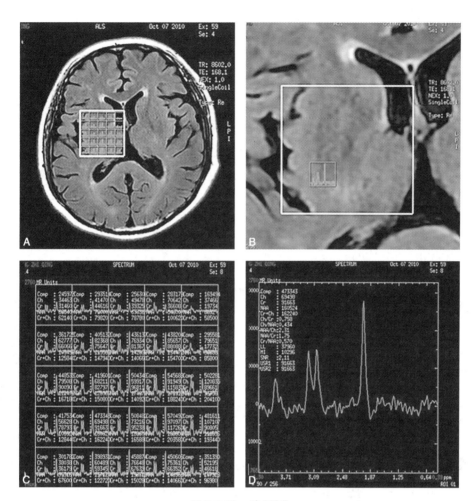

图 7-2-26　脑 MRS

A. 横断面 T₂ flair 与多体素 MRS 融合；B. 横断面 T₂ flair 与单个体素 MRS 融合；C. 多体素 MRS；D. 单个体素 MRS

七、其他脑功能成像

除了前面介绍的颅脑 MR 功能成像技术外，还有 MR 脑灌注成像和 MR 脑活动功能成像技术等。

（一）MR 脑灌注成像

MR 脑灌注成像技术是通过测量血流动力学参数来反映脑组织血流灌注及微血管渗透情况的一种功能性成像方法。根据其成像原理不同，该技术分为动态对比增强 MRI（DCE-MRI）、动态磁敏感对比增强 MRI（DSC-MRI）和动脉自旋标记（ASL）灌注成像等。这里着重介绍 DSC-MRI 技术。

1. 适应证　①脑血管性病变，如脑梗死、脑血管畸形等；②颅内肿瘤和转移瘤鉴别诊断；③脑胶质瘤级别鉴别；④放射性脑病；⑤其他疾病，如癫痫、抑郁症及 Alzheimer 病等。

2. 射频线圈　头部正交线圈，头部多通道相控阵线圈或头颈部联合线圈。

3. 受检者体位及成像中心　仰卧位、头先进，眉间作为成像中心。

4. 扫描技术

（1）常规扫描：横断面 SE 或 FSE-T₁WI 序列或 T₁W-FLAIR 序列。横断面与胼胝体前、后联合连线平行或平行于颅底，中心位于脑干前缘，扫描方向由下至上，成像范围从枕骨大孔至颅顶。相位编码方向：左右方向。在扫描层面下方设置预饱和带。

（2）增强扫描：复制横断面 T₁WI 序列定位线。采用钆对比剂（如 Gd-DTPA），剂量为 0.1mmol/kg，静脉注射速度为 3.0~8.0ml/s。先启动该序列扫描,在 2~3 时相扫描后快速注射对比剂,完成扫描后再针对病灶并兼顾横断面、冠状面、矢状面作 T_1WI 延时增强扫描。

（3）推荐脑灌注成像参数见表 7-2-7。

表 7-2-7　脑灌注成像参数

脉冲序列	TR（ms）	FA（°）	PLD（ms）	TE（ms）	ETL	矩阵	FOV（cm）	层厚/间隔（mm）	NEX
FSE-T_1WI	300~600	90		10~25	2~4	256×192	22~24	3~6/1~2	2~4
DSC-MRI[①]	1500~2000	90		30		128×128	22~24	3~6/1~2	1
3D ASL[②]	2500~4000	90	1500~2500	10~20		64×64	22~24	3~6/0	3

注:[①]设定扫描时相为 40;[②]螺旋状 K 空间填充

5. 脑 DSC-MRI(图 7-2-27)。

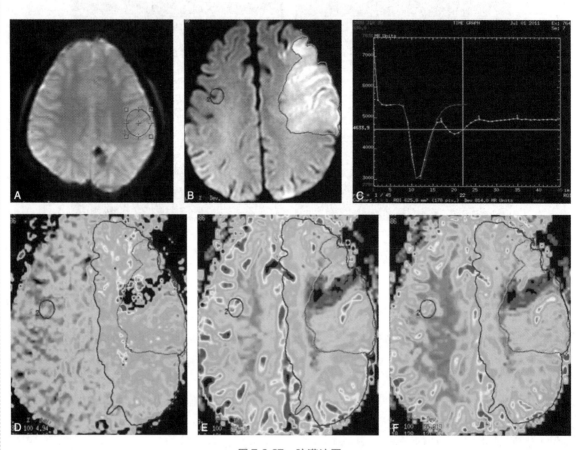

图 7-2-27　脑灌注图
A. 横断面 PWI;B. 横断面 DWI;C. 后处理得到时间-信号强度曲线;D. MTT 图;E. CBV 图;F. CBF 图

6. 注意事项

（1）扫描前准备:脑灌注成像对磁敏感伪影非常敏感,需去掉义齿等影响因素。

（2）扫描参数设置:为了提高图像质量,确保后处理数据准确性,应尽量缩短 TR 及 TE。

（3）扫描技术应用:①灌注成像时,不需添加上下饱和带;②先启动 DSC-MRI 序列扫描,后注射对比剂;③出现图像后,需观察图像质量是否满意,再决定是否注射对比剂。

（4）图像后处理:扫描完成后,在工作站经时间-信号强度后处理软件进行分析,得出局部相对脑血容量(rCBV)、局部血流平均通过时间(MTT)、达峰时间(TTP)和局部脑血流量(rCBF)等参数(图 7-2-27)。

（二）MR 脑活动功能成像技术

MR 脑活动功能成像是利用 MR 技术探测人脑在不同条件及不同区域，与神经活动相关的生理变化的实验方法。血氧水平依赖（blood oxygenation level dependent，BOLD）技术是 MR 脑活动功能成像（functional magnetic resonance imaging，fMRI）的基础。它是基于局部脑组织内氧合血红蛋白和脱氧血红蛋白的相对含量变化所导致的局部脑组织磁化率的改变，通过 MRI 中一些特殊成像序列来显示这种对比改变的成像技术。其成像过程包括实验设计、数据采集和数据处理等三个阶段，这里主要介绍后两个阶段。

1. 适应证 ①获得实验设计下的皮层活动状态；②观察功能区的活动程度；③术前功能区定位及术后随访；④目前已扩展至类似于记忆等认知功能的研究领域。

2. 射频线圈 头部正交线圈，头部多通道相控阵线圈或头颈部联合线圈。

3. 受检者体位及成像中心 仰卧位、头先进，鼻根或眉间作为成像中心。

4. 扫描技术

（1）常规扫描：首先行横断面（纯轴位）GRE-EPI 序列 BOLD 成像。扫描方向由上至下，成像范围从大脑顶叶至颅底。频率编码方向：LR 方向。不需要添加上下饱和带。一般不使用并行采集技术。然后行横断面 FSE-T_1WI 序列成像或 3D T_1WI 序列成像。为保证 T_1WI 定位像能与脑功能定位线融合，T_1WI 序列需要复制脑功能定位线。3D T_1WI 序列成像需要全脑覆盖，扫描范围超出颅脑范围。定位完成后，按照扫描方案进行扫描。

（2）推荐脑 BOLD 成像参数见表 7-2-8。

表 7-2-8 脑 BOLD 成像参数

脉冲序列	TR（ms）	FA（°）	TI（ms）	TE（ms）	ETL	矩阵	FOV（cm）	层厚/间隔（mm）	NEX
FSE-T_1WI	1500~2000	90	720~860	10~20	2~4	256×224	20~25	5~6/0.3~1	2
BOLD	3000	90		30~40		64×64	20~25	5~6/0.3~1	1~2
3D T_1WI	5~10	15		2.1~4.5		256×224	20~25	0.8~1.6/0	1

5. 注意事项

（1）扫描前准备：①根据临床要求，结合所观察神经中枢，配备适当的刺激工具、设计相应刺激模式；②向被检者详细介绍并充分讨论检查过程；③脑 BOLD 成像对头部运动非常敏感，因此对头部固定要求更高，并注意把被检者头部放置在磁场中心。

（2）扫描参数设置：①BOLD 扫描分辨力不宜过高，3.0T 设备扫描矩阵可设置为 96×96；②为了减少磁敏感伪影，增加平均采集次数；③为了提高信噪比、减少变形失真，可使用斜波脉冲、增加激励脉冲带宽；④BOLD 扫描层数受 TR 影响而有限制，当扫描层数有限时，可以增加扫描层厚以符合临床扫描范围需要。

（3）扫描定位：大部分脑功能激活区位于顶叶，因此要求 BOLD 最上面层面包括顶叶灰质结构。

（4）参考扫描方案设计：①TR=3000ms，即扫描一期的时间为 3s，可根据不同实验进行调整；②扫描 128 期，共 6min24s；③开始 8 期为静息状态（共 24s），10 期刺激状态（共 30s），10 期静止状态（共 30s）；④一动一静为一组（共 6 组）。即：一共 6min24s，前面 24s 为静息状态，然后 30s 刺激状态，30s 休息，反复 6 次。

（5）图像后处理：扫描完成后，在工作站经 BOLD 后处理软件处理，即实现功能像与解剖像的融合（图 7-2-28），也能显示信号与刺激方案之间的相关性曲线。

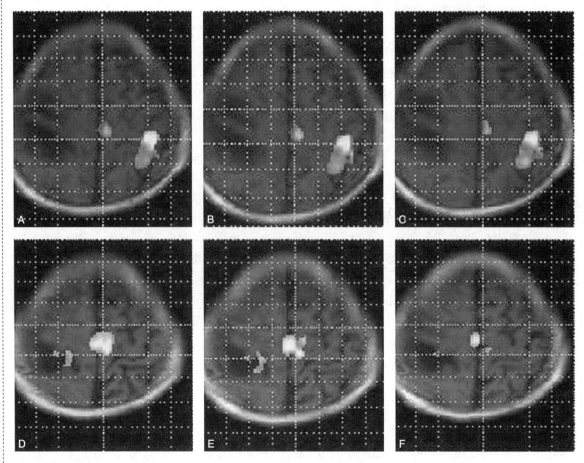

图 7-2-28　脑功能图与解剖像融合
A、B、C. 右手运动;D、E、F. 左手运动

八、相关疾病 MRI 检查策略

病例导学

　　男性,65 岁,头痛伴右眼视物模糊不清 3 个月,症状逐渐加重。病程中患者无肢体活动障碍,无内分泌相关症状。患者在当地医院行头颅 CT 平扫,发现鞍区见类圆形等低混杂密度的占位性病变,病变边界尚清晰,内见小弧形钙化。患者遂来院行鞍区常规 MRI 检查、薄层动态对比增强及 T_1WI 增强检查。病变 T_1WI 呈等低混杂信号、T_2WI 呈不均匀高信号、T_1WI 增强呈不均匀强化,结合冠状面、矢状面平扫和增强图像,病灶主要位于鞍上,蝶鞍内垂体大小形态及强化方式均未见异常,病变与垂体分界清晰。头颅 MRA 显示右侧大脑前动脉 A_1 段轻度受压(图 7-2-29)。

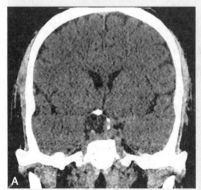
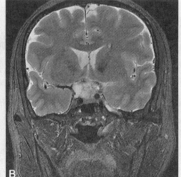
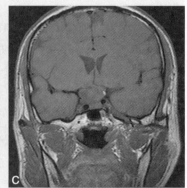

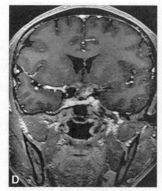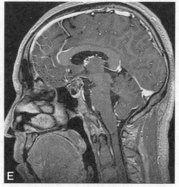

图 7-2-29　鞍区脑膜瘤病例 CT 及 MR 图

A. CT 平扫（冠状面重组）；B. T_2WI；C. 冠状面 T_1WI；D. 冠状面 T_1W 增强；E. 矢状面 T_1W 增强

问题：

1. 结合患者临床病史及 CT、MR 特点，是否能排除垂体病变？

2. 为了确定病变的起源，应该如何进行鞍区 MRI 检查？

颅脑 MRI 检查包括常规检查和对比增强检查，前者又包括常规形态学检查和功能学检查。用于颅脑常规 MRI 检查序列的有：①SE 或 FSE-T_1WI 序列、SE 或 FSE-T_2WI 序列，以显示颅脑结构及正常组织对比；②T_2 flair 序列，剔除脑脊液及完全自由水病变的 T_2WI 高信号，以显示侧脑室周围及脑白质的结构；③DWI 序列，反映颅脑水分子弥散状态，以显示细胞毒性水肿，并定量表达其水分子表面扩散系数。颅脑增强扫描序列以 SE 或 FSE-T_1WI 序列为主，FSPGR 序列为辅。扫描平面选择依据观察习惯，以横断面为主，兼顾多平面显示，辅以矢状面或冠状面，甚至还有特殊平面。对于一些特殊病变，如脑血管性疾病、脑肿瘤和肿瘤样病变、颅脑外伤、颅脑感染性疾病、颅脑代谢性或中毒性疾病、颅脑先天性疾病等，为了得到更多病变信息，一般还需要在常规扫描基础上，作一些特殊功能成像，如MRA、MRV、SWI、PWI、MRS 等。

1. 脑血管性疾病　脑血管性疾病包括缺血性脑血管病、出血性脑血管病和脑血管畸形等。

（1）缺血性脑血管病：以脑梗死为例，常规 MRI 检查加 MRA 基本可以满足诊断要求；为了鉴别诊断及评估病情，有时需要进行 MR 增强，并进行 DSC、SWI 序列检查。

1）对于急性脑梗死患者：①应在 CT 检查基础上，进行常规 MRI 检查（含 MRA），因急性脑梗死DWI 信号明显升高，DWI 检查非常重要，MRA 可以发现颅内受累动脉闭塞或狭窄；②必要时增加 DSC检查，能发现急性脑梗死的灌注减低（CBV、CBF 减低，MTT、TTP 延长）；③如果怀疑急性脑梗死合并微小出血灶，可以增加 SWI 检查。

2）对于亚急性脑梗死或慢性早期脑梗死患者：在常规 MRI 检查（含 MRA）基础上进行 MR 增强检查，以显示前者亚急性期脑梗死的典型脑回样强化。

（2）出血性脑血管病：包括脑实质出血、脑室出血、硬膜外出血、硬膜下出血、蛛网膜下腔出血。①对于急性期和亚急性期出血，MRI 常规检查基本可以满足诊断；②对于慢性期出血，有时需要 MR 增强检查用于鉴别诊断，并进行 SWI 检查以检测含铁血红素沉积。

（3）脑血管畸形：应在常规 MRI 检查基础上增加 MRA、MRV，作为脑血管畸形 MRI 的常规序列，必要时进行 MR 增强检查。

1）海绵状血管瘤：在常规脑血管畸形 MRI 检查基础上，增加 SWI 序列以检测病灶内有无微小出血灶。

2）颅内动脉瘤、动静脉畸形、静脉畸形：常规脑血管畸形 MRI 检查及 MR 增强检查，MRA 可以直观显示动脉瘤及血管畸形的解剖信息，MRA 与 MRV 可以显示动静脉畸形的供血动脉及引流静脉，MR增强可以明显提高血管畸形的诊断准确性。

（4）颅内静脉窦和静脉血栓形成：常规脑血管畸形 MRI 检查及 MR 增强检查，MRV 可以显示受累静脉及静脉窦充盈缺损或狭窄，MR 增强可以确诊静脉窦血栓。

2. 脑肿瘤和肿瘤样病变　对于脑肿瘤和肿瘤样病变，必须进行常规 MRI 检查及增强检查。为了鉴别诊断及评估病情，有些肿瘤还需要进行功能 MRI，如 MRS、DSC 或 ASL、DCE、DTI、SWI 等；在怀疑转移瘤、胶质母细胞瘤、淋巴瘤、髓母细胞瘤、生殖细胞瘤、脉络丛乳头状瘤时,则需要进行全脑及全脊髓 MR 增强扫描,以观察肿瘤种植或转移情况。

(1)胶质瘤:①可以增加 MRS,表现为 Cho 峰升高、NAA 峰降低;②可以增加 DSC 或 ASL,前者会表现为 CBV、CBF 值均升高,后者 CBF 值升高;③可以增加 DCE,高级别胶质瘤表现为 K^{trans}、Ve 值升高;④必要时可以增加 DTI 以观察白质纤维束,为神经外科胶质瘤手术提供影像导航;⑤对于怀疑少突胶质瘤的患者,需要结合 CT 检查观察钙化情况。

(2)脑膜瘤:①必要时可以增加 MRS,以观察脑膜瘤的典型代谢物丙氨酸(Ala)峰;②有时需要 MRA 与 MRV,以观察肿瘤与周围血管关系;③对于需要手术的患者,可以增加 DTI 观察白质纤维束移位情况。

(3)髓母细胞瘤:①高 b 值 DWI 非常重要,髓母细胞瘤 DWI 信号明显升高;②可以增加 MRS,Cho 峰升高、NAA 峰降低;③可以增加 DSC 或 ASL,前者 CBV、CBF 值均升高,后者 CBF 值升高。

(4)颅咽管瘤:需要结合 CT 观察肿瘤钙化情况。

(5)垂体瘤:冠状面加矢状面薄层常规扫描及增强 MRI,必要时可增加动态对比增强 MRI。

(6)转移瘤:可以增加 MRS、DSC 或 ASL 检查。

(7)淋巴瘤:①常规 MRI 检查及增强检查,其中,DWI 显示明显高信号;②增加 DSC 或 ASL,可显示淋巴瘤低灌注,即 CBV、CBF 均降低。

(8)生殖细胞瘤:有时需增加 SWI 序列,以观察肿瘤内出血。

3. 颅脑外伤 常规 MRI 检查基本可以满足脑挫裂伤和脑出血的影像诊断需要;对于弥漫性轴索损伤患者,需增加 SWI 序列,以显示微小出血灶。

4. 颅脑感染性疾病 常规 MRI 检查及增强检查基本可以满足其影像诊断需要,有时增加功能MRI 检查,如病毒性感染、化脓性感染患者则增加 MRS。

5. 颅脑代谢性或中毒性疾病 无论是遗传性代谢性脑部疾病,还是获得性代谢性和变性脑部疾病,除帕金森病行常规 MRI 检查外,其他疾病均建议在常规 MRI 检查基础上进行增强检查。对于伴有金属沉积的疾病,还需要增加 SWI 序列及其衍生序列,以观察金属(如钙、铁、铜等)的沉积。

6. 颅脑先天性疾病 在常规 MRI 检查序列的基础上,结合多平面成像基本可以满足诊断需要。

男性,74 岁,头晕、走路不稳一年余。病程中患者无发热、呕吐、抽搐等症状,无肿瘤病史及家族病史。患者到达医院后行头颅 CT 平扫发现第四脑室左缘稍高密度结节(图 7-2-30)。

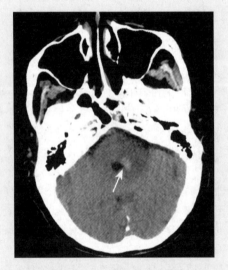

图 7-2-30 颅脑 CT 图像

病例讨论

图片:大 B 细胞淋巴瘤

(贾中正 周学军)

第三节　五官与颈部 MRI 检查技术

一、眼部 MRI 检查

1. 适应证　包括：①眼部和眼眶肿瘤；②眼肌疾病；③眼眶内血管性病变；④眼部外伤；⑤眼眶内炎性病变；⑥眼部非金属类异物。

2. 射频线圈　头颅正交线圈、头颅多通道相控阵线圈或头颈联合线圈。

3. 受检者体位及定位中心　患者仰卧位，头先进，扫描定位中心为双眼连线中点。

4. 扫描技术

（1）常规扫描

1）扫描平面和序列：眼眶常规扫描平面是横断面、冠状面。扫描序列以快速自旋回波 T_2WI、T_1WI 序列为主，必要时可以加扫斜矢状面 T_2WI 或 T_1WI 序列。

2）扫描定位：横断面定位以矢状面和冠状面为定位像，在矢状面定位像上，定位基线平行于视神经；在冠状面定位像上，定位基线平行于两侧眼球中心的连线（图 7-3-1），并在横断面上调整视野大小及位置，成像范围应包括眼眶上、下缘，如果病变较大，应根据病变范围适当扩大扫描范围。冠状面定位以横断面及矢状面做定位像，在横断面定位像上，定位线与大脑中线结构连线垂直；在矢状面定位像上，视神经眶内段的垂直线作为扫描基线（图 7-3-2），并在矢状面上调整视野大小及位置，扫描范围应包括眼睑到眶尖，当病变范围较大时，根据病变大小适当增加扫描范围。斜矢状面定位以横断面和冠状面为定位像，在横断面定位像上，定位线基线平行于视神经（图 7-3-3），并在矢状面上调整视野大小及位置，扫描范围从眼眶外侧缘到眼眶内侧缘，当病变范围较大时，根据病变大小适当增加扫描范围。

3）相位编码方向和其他：横断面和冠状面的相位编码采用左右方向，斜矢状面采用前后方向。脂肪抑制技术可以选用反转恢复序列或使用 DIXON 技术的自旋回波序列。

（2）增强扫描

1）对比剂剂量和速率：采用对比剂 Gd-DTPA，剂量为 0.1mmol/kg，静脉注射速度为 0.5～1.5ml/s。

2）扫描平面和序列：增强后横断面、冠状面、斜矢状面的 T_1WI 序列，其中，冠状面、斜矢状面扫描应施加脂肪抑制技术。

3）扫描时刻和期相：注射完对比剂后即开始增强扫描。

（3）推荐眼眶 MR 成像参数见表 7-3-1。

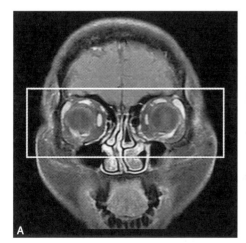
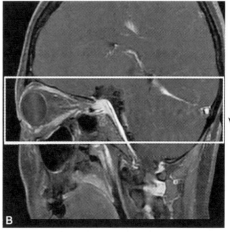

图 7-3-1　眼眶横断面定位图

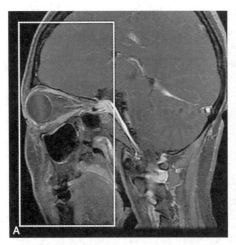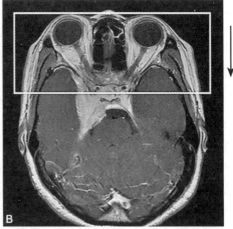

图 7-3-2 眼眶冠状面定位图

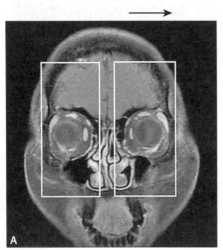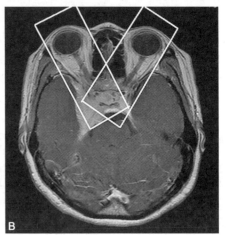

图 7-3-3 眼眶斜矢状面定位图

表 7-3-1 眼眶 MR 成像参数

脉冲序列	TR (ms)	TE (ms)	FA (°)	层厚/层间距 (mm)	ETL	矩阵	FOV (mm)	NEX
T_2WI	3500	80	90	4/0.4	16~20	288×256	240	1~2
T_1WI	500	12	90	4/0.4	2~3	288×256	240	1~2

5. 图像质量要求及图示

（1）图像质量要求：①两侧眼眶对称显示,扫描范围包括眼眶上、下缘,斜矢状面完整显示视神经走行;②无明显眼球运动伪影,无明显其他伪影;③眼球以及眼眶内组织对比良好,眼肌和视神经清晰显示。

（2）眼眶横断面 MR 图(图 7-3-4)、冠状面 MR 图(图 7-3-5)、斜矢状面 MR 图(图 7-3-6)。

6. 注意事项

（1）扫描前应告知受检者大致扫描时间,嘱其闭眼,切莫转动眼球,必要时训练。

（2）眼部扫描容易受眼球或眼皮不自主运动产生运动伪影,必要时可采用螺旋桨技术以减轻运动伪影对图像质量的影响。

（3）鉴别眼肌病变时,不需施加脂肪抑制技术;鉴别黑色素瘤时,T_2WI 脂肪抑制与非脂肪抑制序列对照。

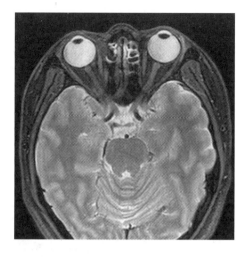

图 7-3-4 眼眶横断面 T$_2$WI+FS（备注：FS 为脂肪抑制技术）

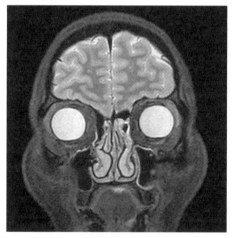

图 7-3-5 眼眶冠状面 T$_2$WI+FS

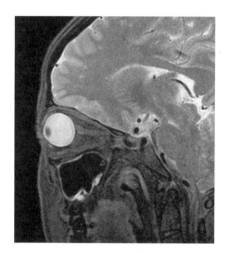

图 7-3-6 眼眶斜矢状面 T$_2$WI+FS

二、鼻及副鼻窦、鼻咽部、颌面部 MRI 检查

1. 适应证 ①副鼻窦肿瘤、鼻咽肿瘤；②鼻窦炎症；③颅颈部疾病。
2. 射频线圈 头颈联合线圈或头颅正交线圈。
3. 受检者体位及定位中心 患者仰卧位，头先进，双肩部尽量向下。扫描定位中心对于眼眶下缘。
4. 扫描技术
（1）常规扫描

1）扫描平面和序列：鼻及副鼻窦、鼻咽部、颌面部常规扫描平面是横断面、冠状面和矢状面，扫描序列以快速自旋回波 T$_2$WI、T$_1$WI 序列为主。

2）扫描定位：横断面以矢状面和冠状面做定位像，在矢状面定位像上，定位线以硬腭的平行线作为扫描基线，在冠状面定位像上，调整定位线与大脑中线垂直（图 7-3-7），并在横断面上调整视野大小及位置。鼻及副鼻窦扫描范围应包括额窦上缘至上颌窦下缘；鼻咽部扫描应包括垂体下缘至第 3 颈椎；颌面部扫描范围上至前额，下至下颌软组织下缘。冠状面以横轴面及矢状面做定位像，在横断面定位像上，定位线与大脑中线结构连续垂直，在矢状面上，定位线与硬腭的平行线垂直，并在冠状面上调整视野大小及位置，鼻及副鼻窦扫描范围从鼻根到枕骨大孔前缘，包括所有副鼻窦；鼻咽部扫描在矢状面定位像上硬腭的垂直线作为扫描基线（图 7-3-8），扫描范围从上颌窦后缘至颈椎后缘；颌面部扫描垂直于颌面部正中矢状线，范围从鼻尖到下颌骨后缘。矢状面以横断面及冠状面做定位像，在横断面定位像上，以大脑中线结构的平行线作为扫描基线，在冠状面定位像上，以大脑中线的平行线作为扫描基线（图 7-3-9），并在矢状面上调整视野大小及位置，扫描范围以大脑中线为中心包括病变范围，颌面部范围包含颌面部两侧外缘。

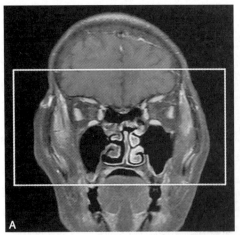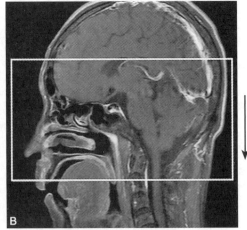

图 7-3-7　鼻及副鼻窦横断面定位图

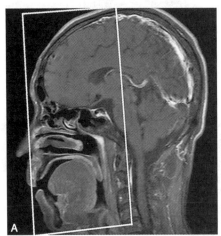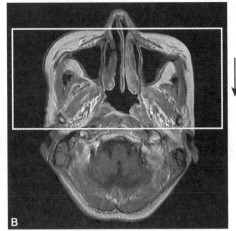

图 7-3-8　鼻及副鼻窦冠状面定位图

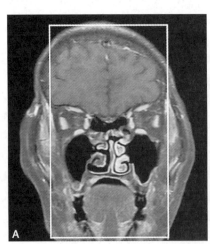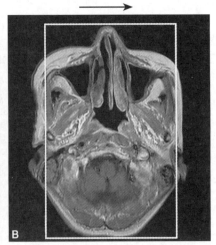

图 7-3-9　鼻及副鼻窦矢状面定位图

3）相位编码和其他:横断面和冠状面的相位编码采用左右方向,矢状面采用前后方向。脂肪抑制技术可以选用反转恢复序列或使用 DIXON 技术的自旋回波序列。

（2）增强扫描

1）对比剂剂量和速率:采用对比剂 Gd-DTPA,剂量为 0.1mmol/kg,静脉注射速度为 0.5 ~ 1.5ml/s。

2）扫描平面和序列:增强后横断面、冠状面、矢状面的 T_1WI 序列,其中,冠状面、矢状面扫描应施加脂肪抑制技术。

3）扫描时刻和期相:注射完对比剂后即开始增强扫描。

（3）推荐副鼻窦、鼻咽部 MR 成像参数见表 7-3-2。

表 7-3-2 副鼻窦、鼻咽部 MR 成像参数

脉冲序列	TR（ms）	TE（ms）	FA（°）	层厚/层间距（mm）	ETL	矩阵	FOV（mm）	NEX
T_2WI	3500	80	90	4/0.4	16~20	288×256	240	1~2
T_1WI	500	12	90	4/0.4	2~3	288×256	240	1~2

5. 图像质量要求及图示

（1）图像质量要求:①两侧副鼻窦对称显示,副鼻窦扫描包括所有副鼻窦,鼻咽部扫描包括垂体下缘至软腭上缘;②无明显吞咽运动伪影,无明显其他伪影;③各组织间隙对比度良好,组织层次显示清晰。

（2）图示:副鼻窦（鼻咽部）横断面 MR 图（图 7-3-10）、冠状面 MR 图（图 7-3-11）、矢状面 MR 图（图 7-3-12）。

6. 注意事项

（1）扫描前应告知受检者大致扫描时间,嘱其切莫吞咽口水、咳嗽。

（2）鼻咽部扫描脂肪抑制序列使用频率法时容易出现脂肪抑制不均匀,建议使用反转恢复序列或 DIXON 方法。

（3）在扫描 FOV 下方施加饱和带以抑制颈部血管搏动伪影。

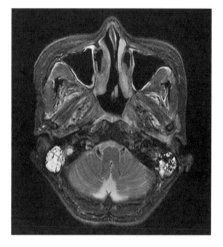

图 7-3-10 副鼻窦（鼻咽部）横断面 T_2WI+FS

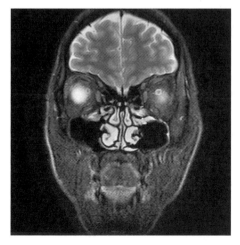

图 7-3-11 副鼻窦（鼻咽部）冠状面 T_2WI+FS

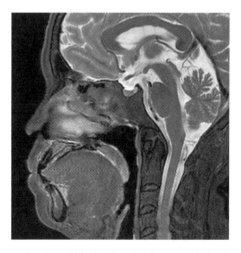

图 7-3-12 副鼻窦（鼻咽部）矢状面 T_2WI+FS

笔记

三、口咽部 MRI 检查

1. 适应证　①口咽部肿瘤;②口咽部炎症;③舌部肿瘤;④唾液腺、腮腺、颌下腺病变。
2. 射频线圈　头颈联合线圈。
3. 受检者体位及定位中心　患者仰卧位,头先进,双肩部尽量向下。扫描定位中心对于口部。
4. 扫描技术
(1) 常规扫描
1) 扫描平面和序列:口咽部常规扫描平面是横断面、冠状面和矢状面,扫描序列以快速自旋回波 T_2WI、T_1WI 序列为主。
2) 扫描定位:横断面以矢状面和冠状面做定位像,在矢状面定位像上,定位线平行于硬腭连线,在冠状面定位像上,调整扫描线双侧对称(图 7-3-13),并在横断面调整视野大小以及位置,成像范围应根据具体疾病范围,如舌部肿瘤扫描范围应包括硬腭至口底下缘,腮腺病变应包括整个腮腺范围。冠状面以横断面及矢状面做定位像,在横断面定位像上,定位线与大脑中线结构连续垂直,在矢状面上与硬腭连线垂直,并在冠状面上调整视野大小及位置,成像范围应根据疾病范围,如舌部肿瘤扫描范围应包括舌部前后缘,腮腺应包括整个腮腺前后缘(图 7-3-14)。矢状面以横断面及冠状面做定位像,在横断面定位像上,以大脑中线结构的平行线作为扫描基线;在冠状面定位像上,以大脑中线的平行线作为扫描基线,在矢状面上调整视野大小及位置,扫描范围以病变为中心包括整个病变范围(图 7-3-15)。

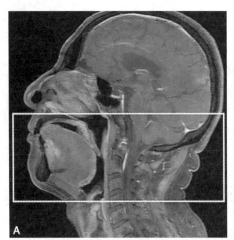
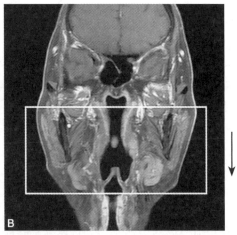

图 7-3-13　口咽部横断面定位图

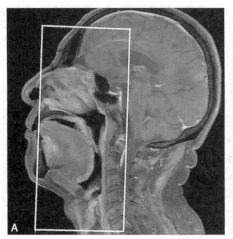
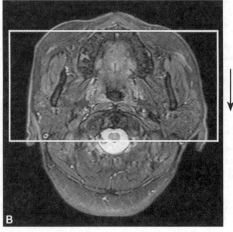

图 7-3-14　口咽部冠状面定位图

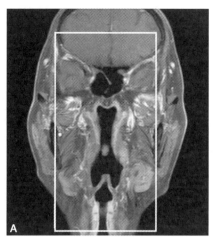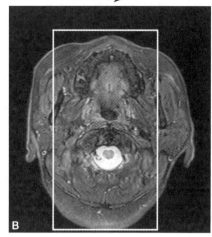

图 7-3-15　口咽部矢状面定位图

3）相位编码和其他：横断面和冠状面的相位编码采用左右方向，矢状面的相位编码采用前后方向。脂肪抑制技术可以选用反转恢复序列或使用 DIXON 技术的自旋回波序列。

（2）增强扫描

1）对比剂剂量和速率：采用对比剂 Gd-DTPA，剂量为 0.1mmol/kg，静脉注射速度为 0.5 ~ 1.5ml/s。

2）扫描平面和序列：增强后横断面、冠状面、矢状面的 T_1WI 序列，其中，冠状面、矢状面扫描应施加脂肪抑制技术。

3）扫描时刻和期相：注射完对比剂后即开始增强扫描。

（3）推荐口咽部 MR 成像参数见表 7-3-3。

表 7-3-3　口咽部 MR 成像参数

脉冲序列	TR （ms）	TE （ms）	FA （°）	层厚/层间距 （mm）	ETL	矩阵	FOV （mm）	NEX
T_2WI	3500	80	90	4/0.4	16 ~ 20	288×256	240	1 ~ 2
T_1WI	500	12	90	4/0.4	2 ~ 3	288×256	240	1 ~ 2

5. 图像质量要求及图示

（1）图像质量要求：①两侧组织对称显示，包括全部病变范围；②无明显吞咽运动伪影，无明显其他伪影；③各组织间隙对比度良好，组织层次显示清晰。

（2）图示：口咽部横断面 MR 图（图 7-3-16）、冠状面 MR 图（图 7-3-17）、矢状面 MR 图（图 7-3-18）。

6. 注意事项

（1）扫描前应告知受检者大致扫描时间，嘱其切莫吞咽口水、咳嗽。

（2）口咽部疾病较复杂，扫描范围时应以病变情况作相应的调整。

（3）怀疑唾液腺、颌下腺等小腺体病变时应减小层厚、增加 NEX 扫描。

（4）扫描脂肪抑制技术使用频率法容易出现脂肪抑制不均匀，建议使用反转恢复序列或 DIXON 方法。

（5）可在扫描 FOV 下方施加饱和带以抑制颈部血管搏动伪影。

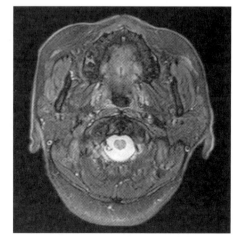

图 7-3-16　口咽部横断面 T_2WI+FS

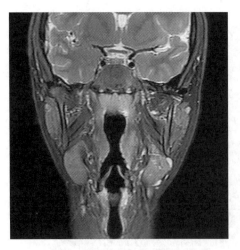

图 7-3-17　口咽部冠状面 T₂WI+FS

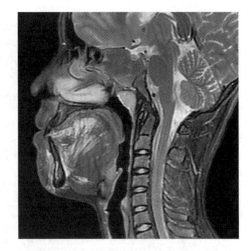

图 7-3-18　口咽部矢状面 T₂WI+FS

四、喉部及颈部 MRI 检查

1. 适应证　①喉部肿瘤；②颈部肿瘤；③颈部淋巴结肿大；④颈部感染性疾病；⑤颈部血管性病变。

2. 射频线圈　头颈联合线圈。

3. 受检者体位及定位中心　患者仰卧位，头先进，双肩部尽量向下。扫描定位中心对于咽喉部。

4. 扫描技术

（1）常规扫描

1）扫描平面和序列：喉部、颈部常规扫描平面是横断面、冠状面和矢状面。扫描序列以快速自旋回波 T₂WI、T₁WI 序列为主。

2）扫描定位：横断面以矢状面和冠状面做定位像，在矢状面定位像上，定位线垂直于气管，在冠状面上定位线垂直于颈部中线结构（图 7-3-19），在横断面上调整视野大小及位置，喉部扫描范围包括第三颈椎至第七颈椎，颈部根据具体疾病定扫描范围。冠状面以横断面及矢状面做定位像，在横断面定位像上，定位线与大脑中线结构连续垂直，在矢状面定位线平行于气管，并在冠状面上调整视野大小及位置，扫描范围应包括整个颈部（图 7-3-20）。矢状面以横断面及冠状面做定位像，在横断面定位像上，以大脑中线结构的平行线作为扫描基线；在冠状面定位像上以大脑中线的平行线作为扫描基线，并在矢状面上调整视野大小及位置，扫描范围以病变为中心包括整个病变范围（图 7-3-21）。

3）相位编码和其他：横断面和冠状面的相位编码采用左右方向，矢状面的相位编码采用前后方向。在脂肪抑制技术中，可以选用反转恢复序列或使用 DIXON 技术的自旋回波序列。

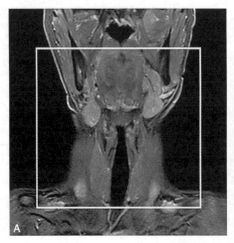
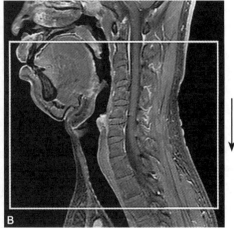

图 7-3-19　颈部横断面定位图

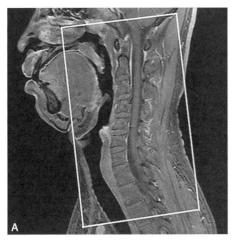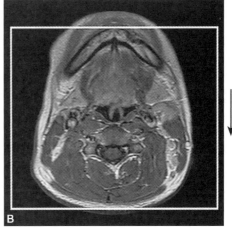

图 7-3-20　颈部冠状面定位图

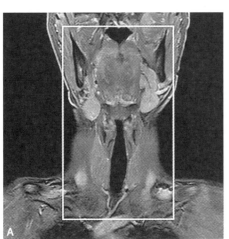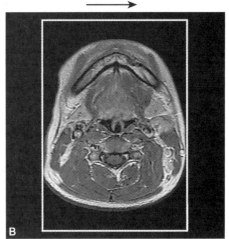

图 7-3-21　颈部矢状面定位图

（2）增强扫描

1）对比剂剂量和速率：采用对比剂 Gd-DTPA，剂量为 0.1mmol/kg，静脉注射速度为 0.5 ~ 1.5ml/s。

2）扫描平面和序列：增强后横断面、冠状面、矢状面的 T_1WI 序列，其中，冠状面、矢状面扫描应施加脂肪抑制技术。

3）扫描时刻和期相：注射完对比剂后即开始增强扫描。

（3）推荐喉部、颈部 MR 成像参数见表 7-3-4。

表 7-3-4　喉部、颈部 MR 成像参数

脉冲序列	TR （ms）	TE （ms）	FA （°）	层厚/层间距 （mm）	ETL	矩阵	FOV （mm）	NEX
T_2WI	3500	80	90	5/0.5	16~20	288×256	240	1~2
T_1WI	500	12	90	5/0.5	2~3	288×256	240	1~2

5. 图像质量要求及图示

（1）图像质量要求：①两侧组织对称显示，扫描包括整个病变范围；②无明显吞咽运动伪影，无明显其他伪影；③各软组织层次显示清晰，对比度良好。

（2）颈部横断面 MR 图（图 7-3-22）、冠状面 MR 图（图 7-3-23）、矢状面 MR 图（图 7-3-24）。

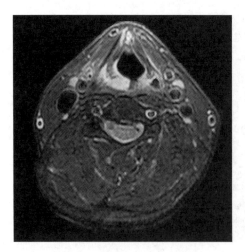

图 7-3-22　颈部横断面 T$_2$WI+FS

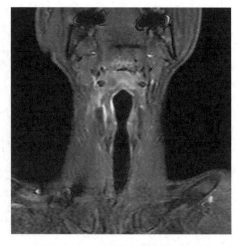

图 7-3-23　冠状面颈部 T$_2$WI+FS

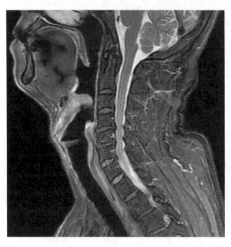

图 7-3-24　颈部矢状面 T$_2$WI+FS

6. 注意事项

（1）扫描前应告知受检者大致扫描时间,嘱其切莫咳嗽或吞咽。

（2）颈部疾病病变范围变化较大,扫描范围以及扫描层厚可以根据病变情况作相应调整。

（3）脂肪抑制序列使用频率法容易出现脂肪抑制不均匀,建议使用反转恢复序列或 DIXON 方法。

（4）颈部扫描容易出现颈部血管搏动伪影和吞咽动作引起的运动伪影,适当改变相位编码方向可以减少相应伪影对喉咽部的观察,必要时采用快速扫描序列。

（5）对于颈、胸交界处的病变,可以使用呼吸门控序列或屏气序列扫描。

五、耳部及内听道 MRI 检查

1. 适应证　①耳部肿瘤;②耳部炎症;③耳蜗先天发育异常;④血管神经交互性病变所致的眩晕、耳鸣。

2. 射频线圈　头颅相控阵线圈。

3. 受检者体位及定位中心　患者仰卧位,头先进,双肩部尽量向下。扫描定位中心对于双眼连线中心。

4. 扫描技术

（1）常规扫描

1）扫描平面和序列:耳部常规扫描平面是 2D 横断面,必要时增加冠状面。扫描序列以快速自旋回波 T$_2$WI、T$_1$WI 序列为主,疑耳部肿瘤炎症可以进行增强扫描。内听道病变检查应增加 3D 的水成像序列检查。

2）扫描定位:横断面以矢状面和冠状面做定位像,在矢状面定位像,定位线平行于大脑前后联合平行线,在冠状面定位像上,定位线平行于两侧面听神经连线,在横断面调整视野大小及位置,以内听道为中心,以具体疾病定扫描范围,（图 7-3-25）。冠状面以横断面及矢状面做定位像,在横断面定位像上,以内听道为中心,定位线与大脑中线结构连续垂直(图 7-3-26),在矢状面上定位线与大脑前后联合连线垂直,在冠状面上调整视野大小及位置。内听道 3D 水成像序列扫描以内听道为中心,进行横断面扫描。

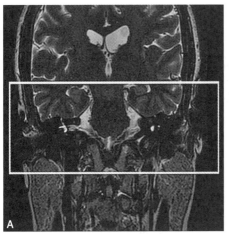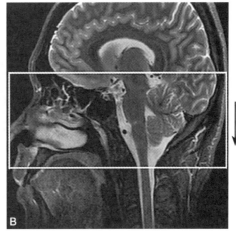

图 7-3-25　耳部横断面定位图

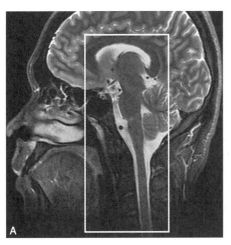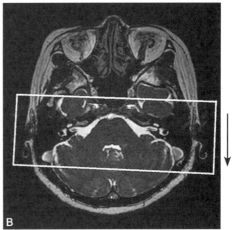

图 7-3-26　耳部冠状面定位图

3）相位编码和其他：横断面和冠状面的相位编码采用左右方向。在压脂扫描中，可以选用反转恢复序列或使用 DIXON 技术的自旋回波序列。

（2）增强扫描

1）对比剂剂量和速率：采用对比剂 Gd-DTPA，剂量为 0.1mmol/kg，静脉注射速度为 0.5 ~ 1.5ml/s。

2）扫描平面和序列：增强后横断面、冠状面、矢状面的 T_1WI 序列，其中，冠状面、矢状面扫描应施加脂肪抑制技术。

3）扫描时刻和期相：注射完对比剂后即开始增强扫描。

（3）推荐耳部、内听道 MR 成像参数见表 7-3-5。

表 7-3-5　耳部、内听道 MRI 成像参数

脉冲序列	TR（ms）	TE（ms）	FA（°）	层厚/层间距（mm）	ETL	矩阵	FOV（mm）	NEX
T_2WI	3500	80	90	3/0.3	16~20	288×256	240	2~4
T_1WI	500	12	90	3/0.3	2~3	288×256	240	2~4
Fiesta	5.6	2.2	60	0.8/0		320×320	200	2

5. 图像质量要求及图示

（1）图像质量要求：①两侧组织对称显示，扫描包括整个病变范围；②无明显血管搏动伪影，无明

显其他伪影;③各软组织层次显示清晰,对比度良好。

（2）图示:内听道横断面 MR 图(图 7-3-27)、内听道水成像 MR 图(图 7-3-28)。

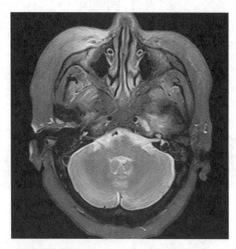

图 7-3-27　内听道横断面 T₂WI+FS

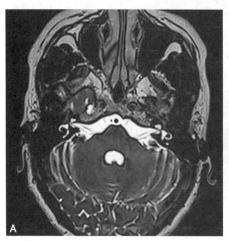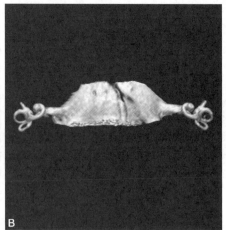

图 7-3-28　内听道水成像图

6. 注意事项

（1）扫描前应告知受检者大致扫描时间,嘱其切莫吞咽口水、咳嗽。

（2）耳部疾病病变范围变化较大,扫描范围以及扫描层厚可以根据病变情况作相应的调整。

（3）脂肪抑制序列使用频率法容易出现脂肪抑制不均匀,建议使用反转恢复序列或 DIXON方法。

（4）内听道水成像扫描时,由于序列扫描范围较小、扫描层厚薄、分辨率高导致扫描时间长,因此定位需准确。

（5）内听道水成像扫描后,原始数据根据需要应进行 MIP 或 MPR。

六、颈部 MRA 技术

1. 适应证　①颈部血管病变;②颈部肿瘤。

2. 射频线圈　头颈联合线圈。

3. 受检者体位及定位中心　患者仰卧位,头先进,双肩部尽量向下。扫描定位中心对于咽喉部。

4. 扫描技术

（1）常规扫描

1）扫描平面和序列:颈部 MRA 成像可以选择 2D TOF-MRA、3D TOF-MRA、2D PC-MRA、3D PC-

MRA、CE-MRA 五种成像序列。2D TOF-MRA、3D TOF-MRA 扫描平面是横断面,2D PC-MRA、3D PC-MRA、CE-MRA 扫描采用冠状面。

2）扫描定位:横断面扫描以矢状面和冠状面做定位像,在矢状面定位像上,定位线垂直于颈部矢状轴,在冠状面上定位线垂直于颈部中线结构,并在横断面上调整视野大小及位置,扫描范围上端包括大脑中动脉平面,下端包含主动脉弓平面,3D TOF-MRA 由于受饱和效应限制应以颈总动脉分叉(第2、3颈椎平面)为中心包括最大扫描范围;冠状面以横断面及矢状面做定位像,在横断面定位像上,使定位线与颈部中线结构垂直;在矢状面上与颈部动脉平行扫描范围应包括整个颈部动脉(图 7-3-29)。

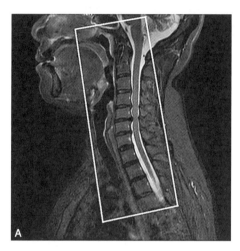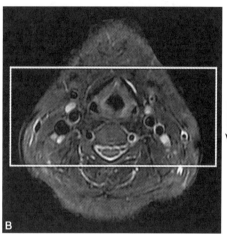

图 7-3-29　颈部 MRA 冠状面定位图

3）相位编码和其他:横断面和冠状面的相位编码采用左右方向。

（2）增强扫描

1）对比剂剂量和速率:CE MRA 检查需要注射对比剂,采用对比剂 Gd-DTPA,剂量为 0.2mmol/kg,静脉注射速度为 2.0~3.0ml/s。

2）扫描时刻和期相:使用实时触发扫描,即在颈动脉显影最亮时开始扫描动脉期,并加扫静脉期。

（3）推荐颈部 MRA 成像参数见表 7-3-6。

表 7-3-6　颈部 MRA 成像参数

脉冲序列	TR (ms)	TE (ms)	FA (°)	层厚/层间距 (mm)	ETL	矩阵	FOV (mm)	NEX
2D TOF	16	3.7	80	4/0		256×192	220	1~2
3D TOF	20	3.4	15	2/0		288×160	220	1
2D PC	33	7	20	60/0		256×192	340	2~3
3D PC		2	8	1.8/0		384×256	280	1
CE-MRA	3.9	1.3	25	1.8/0		329×224	320	1

5. 图像质量要求及图示

（1）图像质量要求:①颈部动脉清晰显示,无颈静脉影像干扰;②无明显伪影;③扫描包括整个颈部动脉范围,对比度良好。

（2）图示:颈部 3D TOF-MRA(图 7-3-30)及 CE-MRA(图 7-3-31)。

6. 注意事项

（1）扫描前应告知受检者大致扫描时间,嘱其闭眼切莫咳嗽或吞咽。

（2）颈部 PC-MRA 扫描需要设置速度编码 VENC(velocity encoding),颈总动脉的流速一般为 80~150cm/s,可以根据病变情况作相应的调整。

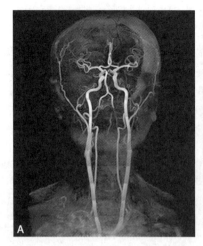
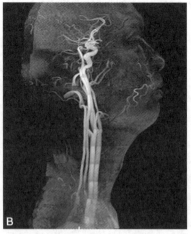

图 7-3-30 颈部 3D TOF-MRA

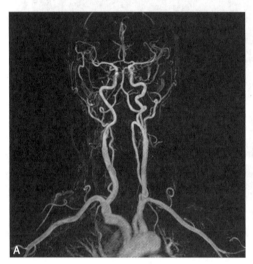
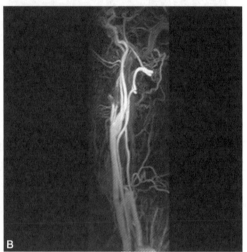

图 7-3-31 颈部 CE-MRA

（3）颈部 TOF-MRA 扫描由于失相位效应的存在，容易高估狭窄的程度。

（4）颈部 CE-MRA 扫描触发扫描的时机必须非常准确，稍早容易出现动脉显影不佳，稍迟容易出现颈部静脉显影的干扰。

（5）颈部 CE-MRA 后处理一般需要动脉期与蒙片期减影，并使用 MIP、MPR 进行后处理。

知识拓展

颈动脉斑块磁共振成像

颈动脉因其所处位置较为表浅，通过专用高分辨颈动脉线圈和多模态磁共振成像方法，可以识别血管斑块的成分，如斑块内出血、钙化、脂质核、纤维帽等，达到对斑块定量分析的目的。常采用的二维序列包括 FSE 的 T_1WI 和 T_2WI 序列，以及 TOF 序列。T_2WI 能清晰显示衡量斑块稳定性的纤维帽，纤维帽在 T_2WI 上呈高信号。斑块内出血在 T_1WI 和 TOF 序列上表现为高信号。脂质坏死核心在 T_1WI 上为高信号，在 T_2WI 上为低或等信号，钙化在所有序列都是低信号。各个公司推出来的 1mm 及以下的三维序列（CUBE、SPACE、VISTA），具有各向同性，三维显示各个斑块的位置及大小，任意层面重建的优势，对于斑块纤维帽连续性的判断优于常规序列，增强后的 3D 序列对于斑块内出血、炎症、坏死的脂质核都具有更高的灵敏度和特异度。

七、相关疾病 MRI 检查策略

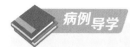

　　男性,37 岁,头痛 2 个月。表现为枕部疼痛为主,持续性胀痛,1 个月前出现回缩涕中带血,1 周前来我院耳鼻喉科就诊,鼻咽镜发现鼻咽部新生物。查体:神清,精神可,颈部未及明显肿大淋巴结,两肺呼吸音清,心律齐,腹软,神经系统检查阴性。

　　问题:

　　1. 诊断主要考虑什么疾病?

　　2. 进行什么部位磁共振成像检查?

　　五官与颈部常规 MRI 检查及增强扫描是五官、颈部疾病的重要检查手段之一。绝对多数疾病可以依靠常规检查序列进行定性诊断,MRI 检查的优势在于对于侵犯范围、病变分期有更好的显示,因此对临床治疗的决策有较大帮助。

　　1. 眼眶　MRI 检查具有软组织对比分辨率高、多参数成像、无需重建的任意断面成像等特点,目前已经成为眼球及眼眶肿瘤性病变的首选检查方法。绝大多数的眼球及眼眶肿瘤都可以通过 MRI 检查作出正确诊断,同时还可以清楚显示病变的累及范围,指导临床制订治疗方法。

　　2. 耳部及内听道　此部位的病变较多,可以有肿瘤、炎症、血管神经交互压迫、神经病变。因此在检查策略上需有相应变化,当临床怀疑肿瘤、炎症时常规序列进行扫描,有需要时进行三维增强扫描;当怀疑血管神经交互压迫、神经病变时需扫描水成像序列,同时扫描血管成像序列,扫描后需进行相应后处理。

　　3. 鼻窦以及咽喉颈部　此类部位结构的改变临床可以通过鼻咽镜和喉镜直接观察到,临床定性多依靠病理活检。MRI 检查可以发现隐匿的黏膜下病变蔓延,软骨侵犯及病变与周围结构关系。因此在扫描时,需适当扩大扫描范围,有助于发现淋巴结转移或病变向周围侵犯等改变。

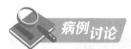

　　男性,39 岁。3 年前无诱因发现右下颌角后下方肿大淋巴结,鼻腔镜检查未见新生物,未进一步就诊。4 个多月前右侧头面部疼痛,呈阵发性刺痛,并伴右侧面部麻木、张口困难、右侧听力下降。3 个多月前无明显诱因出现回吸性涕血,无鼻塞。1 个多月前患者无明显诱因出现复视,视力无明显下降。体格检查:生命体征平稳。右下颌角后下方扪及一肿大淋巴结,大小约 2.5cm×3.5cm,质硬,边界不清,固定,无压痛。双眼视力下降,右侧瞳孔扩大,右眼外展受限,右侧听力下降,右侧鼻唇沟变浅,鼓腮时右侧嘴角漏气,伸舌右偏。

病例讨论

（孙建忠）

第四节　脊柱与脊髓 MRI 检查技术

一、脊柱与脊髓 MRI 检查

　　1. 适应证　包括:①脊柱退行性变(椎间盘突出等)、椎管狭窄;②脊柱和脊髓外伤性病变;③脊柱感染性病变(如:化脓性脊柱炎、脊柱结核等);④脊柱及椎管内肿瘤;⑤脊柱和脊髓先天性疾病;⑥脊柱及脊髓病变手术后复查。

　　2. 射频线圈　脊柱线圈,颈椎也可选用头颈联合线圈。

　　3. 受检者体位及定位中心　受检者仰卧于线圈上,头先进,身体长轴与床、线圈长轴一致,双臂置于身体两侧;被检段脊柱中心位于所选线圈中心并设为定位中心。颈椎:定位中心对准线圈中心及甲状软骨;胸椎:定位中心对准线圈中心及胸骨角(第4胸椎)水平;腰椎:定位中心对准线圈中心,横向连线对准髂嵴(第4腰椎)水平;骶尾椎:定位中心对准线圈中心及髂前上棘连线中点。

4. 扫描技术

(1) 常规扫描

1) 颈椎:常规矢状面 T_2WI、T_1WI 序列和横断面 T_2WI 序列,观察椎骨及周围软组织时,增加扫 STIR 序列;矢状面扫描基线平行于颈髓正中矢状面,扫描范围包含 C_1~T_1 椎体及两侧附件,扫描方向自右向左(图 7-4-1)。为显示椎间盘病变,横断面扫描基线平行于椎间盘,每个椎间盘扫描3~5层(图 7-4-2);为显示椎体及颈髓病变,横断面扫描基线平行于椎体横轴或垂直于颈髓纵轴,扫描范围自颅底斜坡至 C_7 水平或覆盖病变区域。必要时增加扫冠状面 T_2WI、T_1WI 序列(图 7-4-3)。

2) 胸椎:常规矢状面 T_2WI、T_1WI 序列和横断面 T_2WI 序列,观察椎骨及其周围软组织时,增加扫 STIR 序列;矢状面扫描基线平行于胸髓纵轴,范围覆盖胸椎椎体及两侧附件,扫描范围为 C_7~L_1 水平,扫描方向自右向左(图 7-4-4)。为显示椎间盘病变,横断面扫描基线平行于椎间盘,每个椎间盘扫描3~5层;为显示椎体或脊髓病变,横断面扫描基线平行椎体横轴或垂直胸髓纵轴(图 7-4-5)。脊柱畸形需增加扫冠状面 T_2WI 或 T_1WI 序列(图 7-4-6)。

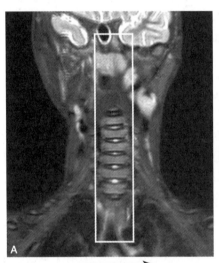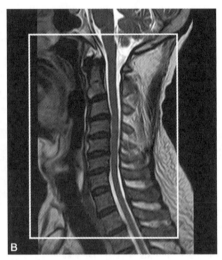

图 7-4-1 颈椎矢状面定位像
A. 颈椎冠状面;B. 颈椎矢状面

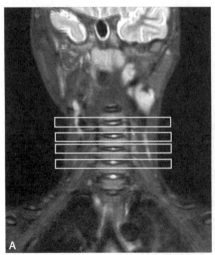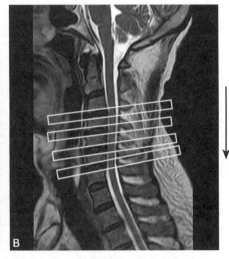

图 7-4-2 颈椎椎间盘定位像
A. 颈椎冠状面;B. 颈椎矢状面

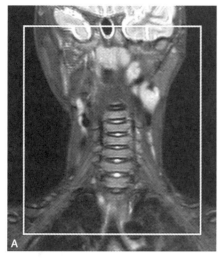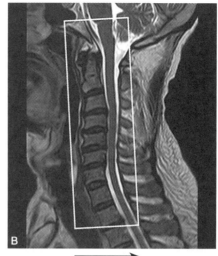

图 7-4-3　颈椎冠状面定位像
A. 颈椎冠状面；B. 颈椎矢状面

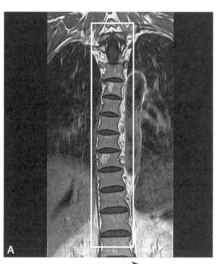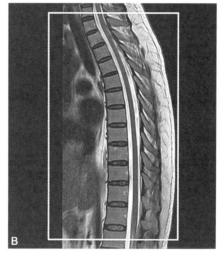

图 7-4-4　胸椎矢状面定位像
A. 胸椎冠状面；B. 胸椎矢状面

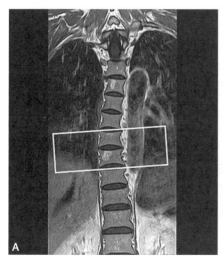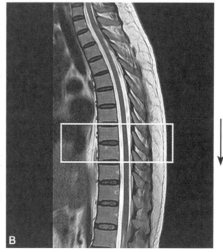

图 7-4-5　胸椎横断面定位像
A. 胸椎冠状面；B. 胸椎矢状面

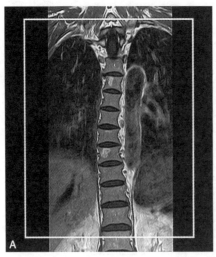
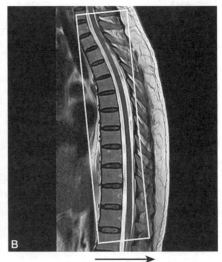

图 7-4-6　胸椎冠状面定位像
A. 胸椎冠状面；B. 胸椎矢状面

3）腰椎：常规矢状面 T_2WI、T_1WI 序列和横断面 T_2WI 序列，观察椎骨及其周围软组织时，增加扫 STIR 序列；矢状面扫描基线平行于腰椎管矢状面，范围覆盖腰椎椎体及两侧附件，扫描范围为 T_{12}~S_2 水平，扫描方向自右向左（图 7-4-7）。为显示椎间盘病变，横断面扫描基线平行于椎间盘，每个椎间盘扫描 3~5 层（图 7-4-8）；为显示椎体或脊髓病变，横断面扫描基线平行于椎体横轴或垂直于腰椎管纵轴，范围覆盖 L_1~S_1 椎体水平。必要时增加扫冠状面 T_2WI 或 T_1WI 序列（图 7-4-9）。

4）骶尾椎：常规矢状面 T_2WI、T_1WI 序列和横断面 T_2WI 序列，观察椎骨及其周围软组织时增加扫 STIR 序列，观察骶髂关节区及椎骨情况时增加扫描斜冠状面 T_2WI、T_1WI 序列；矢状面扫描基线平行于椎管矢状面，覆盖骶椎椎体两侧，扫描范围为 L_5 至全部骶尾椎，扫描方向自右向左（图 7-4-10）。为显示椎体或骶管内病变，横断面扫描基线依次平行于各骶椎、尾椎椎间隙或平行于椎体横轴，扫描范围覆盖骶椎、尾椎（图 7-4-11）。为显示骶髂关节区病变或椎体内病灶，斜冠状面扫描基线平行于骶椎椎管，范围包含骶尾骨前后缘（图 7-4-12）。

5）相位编码和其他：矢状面的相位编码采用头足方向；横断面和冠状面的相位编码采用左右方向。

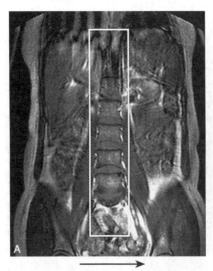
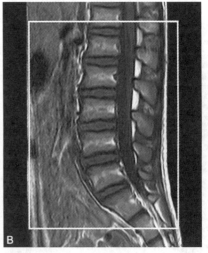

图 7-4-7　腰椎矢状面定位像
A. 腰椎冠状面；B. 腰椎矢状面

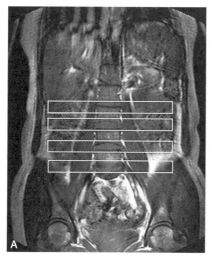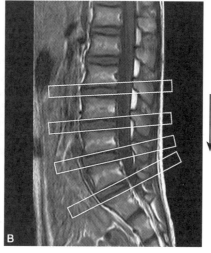

图 7-4-8　腰椎椎间盘定位像
A. 腰椎冠状面；B. 腰椎矢状面

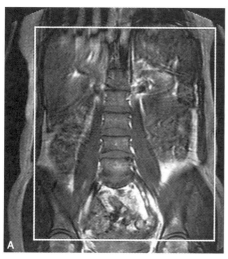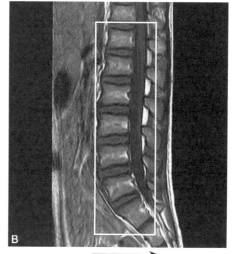

图 7-4-9　腰椎冠状面定位像
A. 腰椎冠状面；B. 腰椎矢状面

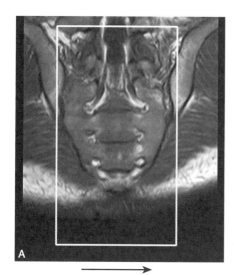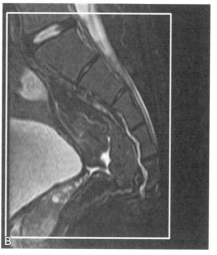

图 7-4-10　骶尾椎矢状面定位像
A. 骶尾椎冠状面；B. 骶尾椎矢状面

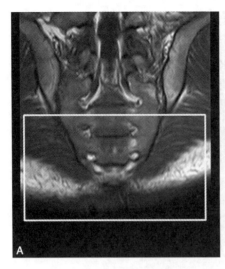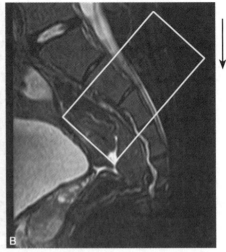

图 7-4-11 骶尾椎横断面定位像
A. 骶尾椎冠状面;B. 骶尾椎矢状面

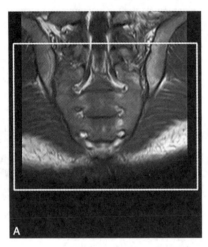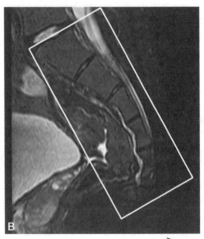

图 7-4-12 骶尾椎斜冠状面定位像
A. 骶尾椎冠状面;B. 骶尾椎矢状面

（2）增强扫描

1）对比剂剂量和注射速率:采用钆对比剂（如 Gd-DTPA）,成人剂量为 0.1mmol/kg,以 2~3ml/s 的速率静脉注射,推注完成后开始扫描。

2）扫描平面与序列:常规做矢状面、横断面增强 T_1WI-抑脂序列,必要时加做冠状面 T_1WI 序列。

（3）推荐脊柱与脊髓 MR 成像参数见表 7-4-1。

表 7-4-1 脊柱与脊髓 MR 成像参数

脉冲序列	TR（ms）	TE（ms）	FA（°）	ETL	矩阵	FOV（mm）	层厚/间隔（mm）	NEX
T_2WI	2400	120	90	20	320×320	220~320	3/0.5	2~3
T_1WI	400	8	90	4	320×288	220~320	3/0.5	2~3
STIR	2500	70	90	22	320×288	220~320	3/0.5	2~3

注:胸椎扫描时上下长度可延长至350~400mm

5. 图像质量要求及图示

（1）图像质量要求:①显示全部椎体、椎间盘及两侧附件、椎旁软组织等结构,两侧对称显示;②无明显吞咽运动伪影、血管搏动及脑脊液流动伪影;③提供能准确定位椎体的矢状面 T_2WI 定位像;④心血管搏动伪影、脑脊液流动伪影不影响诊断。

（2）颈椎 MR 图（图 7-4-13）、胸椎 MR 图（图 7-4-14）、腰椎 MR 图（图 7-4-15）、骶椎 MR 图（图 7-4-16）。

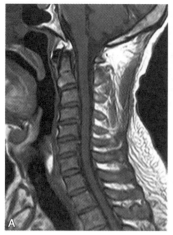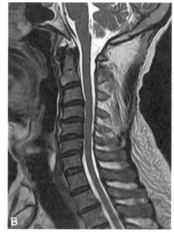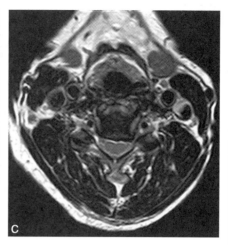

图 7-4-13　颈椎 MR 图
A. 矢状面 T_1WI；B. 矢状面 T_2WI；C. 横断面 T_2WI

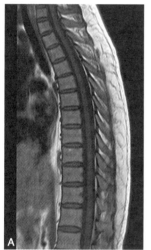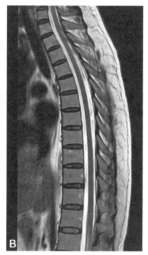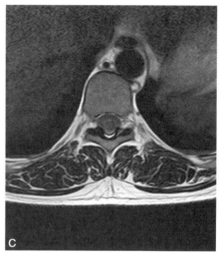

图 7-4-14　胸椎 MR 图
A. 矢状面 T_1WI；B. 矢状面 T_2WI；C. 横断面 T_2WI

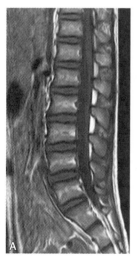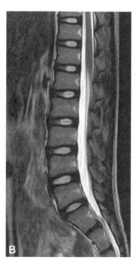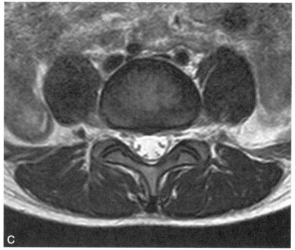

图 7-4-15　腰椎 MR 图
A. 矢状面 T_1WI；B. 矢状面 T_2WI；C. 横断面 T_2WI

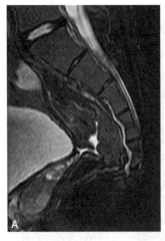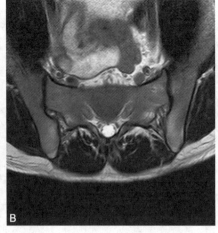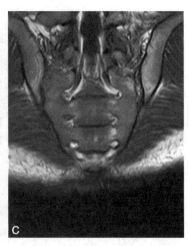

图 7-4-16 骶椎 MR 图

A. 矢状面 T_1WI；B. 横断面 T_2WI；C. 斜冠状面 T_1WI

6. 注意事项

（1）检查前,向受检者介绍相关注意事项。

（2）脊柱矢状面、横断面成像时,在成像范围椎体前方设置预饱和带以减少伪影。例如:颈椎前方的预饱和带可消除吞咽动作引起的运动伪影;胸椎前方的预饱和带可消除心脏大血管搏动产生的伪影;腰椎前方的预饱和带可消除腹主动脉搏动及腹部呼吸运动引起的伪影等。

（3）对于脊椎外伤受检者,在常规矢状面 T_2WI、T_1WI 及横断面 T_2WI 序列基础上,需增加病变节段脊柱矢状面及横断面 STIR 序列,以便观察椎骨及其周围软组织受累情况。

（4）对于脊柱感染性病变,在常规序列基础上,需增加矢状面、横断面及冠状面 STIR 序列,以观察病灶累及椎旁范围;必要时需做增强扫描,以便与其他病变相鉴别。

（5）对于脊柱或椎管内肿瘤性病变,除常规扫描序列外,均需做增强扫描,观察病灶血供情况及与周围组织结构的关系,便于诊断。

二、MR 椎管水成像（MRM）

 病例导学

女性,47 岁,右肩部疼痛不适半年,近期出现右上肢麻木、头痛、头晕,偏头时晕、痛感明显。患者到达医院后行颈椎 X 线检查发现颈椎生理弧度呈反弓改变,并行颈椎 MRI 平扫检查发现颈 4~5 右侧椎间孔区域一结节状 T_1WI 等信号、T_2WI 稍低信号,大小约 4mm×3mm,并与右侧神经根分界不清。

问题:

1. 该患者常规 MRI 检查中发现的异常信号,为明确与神经根及椎间盘的关系,还需哪些检查?

2. 所选用 MRI 检查中应进行哪些序列成像?

1. 适应证 包括:①椎间盘疝;②椎管狭窄;③蛛网膜及神经根囊肿;④椎管内占位性病等。

2. 射频线圈 脊柱线圈。

3. 受检者体位及定位中心 受检者仰卧于线圈上,头先进,身体长轴与床、线圈一致,双臂置于身体两侧;先行脊柱 MRI 常规检查,根据平扫图像并结合病史进行 MRM 检查定位。

4. 扫描技术

（1）扫描平面及序列:冠状面三维 T_2WI 水成像序列、二维厚层块单次激励快速自旋回波水成像序列。单次激发 3D 单层块-重 T_2WI 序列采集,以椎管长轴为纵轴,作绕椎管的圆周辐射扫描（图 7-4-17）;多激发或单激发多层薄层 2D-重 T_2WI 序列,作平行于椎管的冠状面或放射状成像。

（2）推荐 MR 椎管水成像参数见表 7-4-2。

 笔记

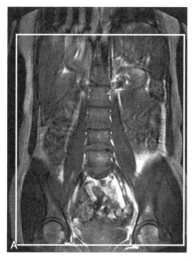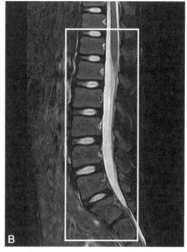

图 7-4-17　腰段 MRM 定位像
A. 腰椎冠状面定位像;B. 腰椎矢状面定位像

表 7-4-2　MR 椎管水成像参数

脉冲序列	TR（ms）	TE（ms）	FA（°）	ETL	矩阵	FOV（mm）	层厚/间隔（mm）	NEX
2D MRM	8000	1000	90	20	512×512	220~260	30~40	1~2
3D MRM	8000	1000	90	20	512×512	220~260	1.5~3/-1.5	1~2

注:表中为 1.5T 时的参考值

5. 图像质量要求及图示

（1）图像质量要求:①清晰显示颈、胸、腰段椎管像;②脊髓完整,无伪影干扰;③背景组织抑制良好,提供 MPR、MIP 并多角度旋转三维椎管像。

（2）MR 腰段椎管水成像图(图 7-4-18)。

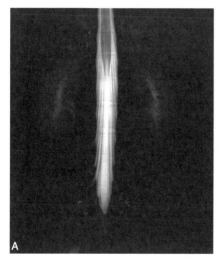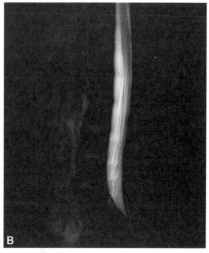

图 7-4-18　MR 腰段椎管水成像图
A. MRM 冠状面;B. MRM 矢状面

6. 注意事项

（1）检查前,向受检者介绍相关注意事项。

（2）嘱患者切莫咳嗽或做吞咽运动。

三、相关疾病 MRI 检查策略

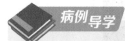

女性,72 岁,1 年前出现双下肢麻木,初始从腰骶部开始,逐渐发展到双下肢全程,伴双下肢感觉减退,不伴疼痛、乏力,无抽搐、强直等。10d 前,腰骶部到双下肢逐渐出现乏力,行走时有脚踩棉花感,不伴疼痛,无大小便失禁;查体:四肢肌张力正常,四肢肌力 IV 级,双下肢大腿根部至双足感觉减退,左侧较重,双侧腱反射(++)。患者到达医院后行胸部 CT 平扫发现胸 7 平面椎管内见一稍低密度结节影,并行胸椎常规 MRI 检查(图 7-4-19)及增强扫描(图 7-4-20)。

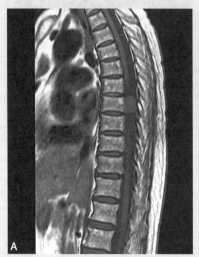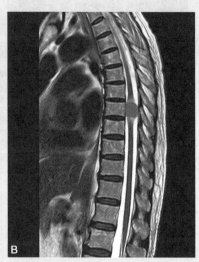

图 7-4-19　胸椎常规 MR 图
A. 胸椎矢状面 T_1WI;B. 胸椎矢状面 T_2WI

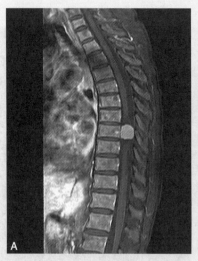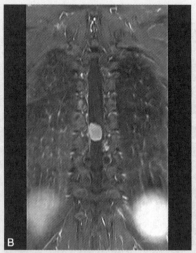

图 7-4-20　胸椎增强扫描 MR 图
A. 胸椎矢状面 T_1WI-抑脂;B. 胸椎冠状面 T_1WI-抑脂

问题:

1. 该病灶位于椎管内什么部位(脊髓内？髓外硬膜内？硬膜外？),具有哪些信号特点？
2. MRI 检查中哪些序列能够对椎管内病灶的诊断提供帮助？

脊柱与脊髓绝大多数病变在 MRI 上可以明确诊断;MRI 对椎管内肿瘤的定位和定性诊断是目前最佳的影像学检查方法;对于脊柱外伤既可清晰显示椎体形态改变,又可鉴别其为新近损伤或陈旧性改变。脊柱与脊髓常规采用矢状面 T_2WI、T_1WI 序列和横断面 T_2WI 序列;为了观察椎骨及其周围软组织,可根据病灶特点增加横断面、矢状面或冠状面 STIR 序列;为了观察骶髂关节区病变,需增加斜冠状面 T_2WI 或 T_1WI 序列。增强扫描以矢状面及横断面为主,必要时增加冠状面扫描;为了观察脊髓形态、椎管内病灶与脊髓关系,可做 MR 椎管水成像(MRM)。

1. 椎间盘突出　椎间盘突出多见于颈椎及腰椎,常规行矢状面 T_2WI、T_1WI 序列及横断面 T_2WI 序列扫描,横断面扫描基线平行于椎间盘,每个椎间盘扫描 3~5 层,能够清楚显示椎间盘突出的程度及方位。

2. 脊柱和脊髓外伤　多为典型的压缩性骨折,在常规脊椎扫描序列后针对损伤的椎骨、椎间盘、脊髓等增加矢状面、横断面 STIR 序列,有利于观察椎骨挫伤及椎旁软组织肿胀情况。

3. 脊柱肿瘤　包括椎管内肿瘤(如室管膜瘤、神经源性肿瘤、脊膜瘤等)及椎骨肿瘤(转移瘤、骨髓瘤等),针对病变椎骨、脊髓等先行矢状面 T_2WI、T_1WI 序列及横断面 T_2WI 序列扫描,再根据病变节段行矢状面及横断面 STIR 序列扫描,必要时还需增针对该病灶节段行横断面、矢状面及冠状面增强扫描。

4. 脊柱结核　脊柱结核病灶多累及邻近椎体及相应椎间盘,相应椎间隙变窄,并常于椎旁形成冷脓肿,对于该类病变先行矢状面 T_2WI、T_1WI 序列及横断面 T_2WI 序列,再增加横断面、矢状面及冠状面 STIR 序列,同时,在结核破坏灶区域行三平面增强扫描以便于与肿瘤等其他病变相鉴别。

5. 脊柱畸形　多系先天发育所致(如颅底陷入症、蝴蝶椎等),也可因外伤等导致,常规行矢状面 T_2WI、T_1WI 序列及横断面 T_2WI 序列扫描,并根据病变节段增加冠状面 T_2WI、T_1WI 序列。

6. 脊柱及脊髓病变手术后复查　术后术区因病灶清除或内固定器置入,具有一定的干扰。在行 MRI 检查中,先行矢状面 T_2WI、T_1WI 序列及横断面 T_2WI 序列扫描,为观察椎骨及周围软组织,增加矢状面、横断面 STIR 序列,必要时增加冠状面 STIR 序列。

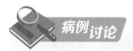

男性,34 岁;腰背部疼痛不适半年,以胀痛为主,不伴双下肢疼痛、间歇性跛行,反复"止痛、按摩"等治疗,症状稍有好转,仍间断发作;1 周前腰痛加重,并出现双下肢胀痛,伴轻度活动受限;近期伴有咳嗽、咳痰、夜间盗汗。查体:T_{12}~L_2 椎旁压痛明显,伴双侧臀部放射痛及麻木感,腰椎活动受限,拾物试验阳性。腰椎 X 线片示 L_1~$_2$ 椎间隙变窄,相应椎缘骨质破坏。为明确诊断拟行腰椎 MRI 检查。

(黄燕涛)

第五节　胸部 MRI 检查技术

一、肺部 MRI 检查

1. 适应证　①肺部和纵隔肿瘤的诊断与鉴别诊断;②肺癌的分期;③鉴别肺不张和肺部肿块;④肺功能成像。

2. 射频线圈　腹部多通道相控阵线圈或心脏相控阵线圈。

3. 受检者体位及定位中心　患者仰卧位,头先进或足先进(根据设备),双手置于身体两旁或伸直举高过头。定位中心对准线圈中心。

4. 扫描技术

(1) 常规扫描

1) 扫描平面和成像序列:肺部扫描先以 SS-FSE 序列冠状面扫描,获得病变位置和范围;常规扫描以横断面为主,扫描序列包括呼吸触发快速自旋回波(FSE)T_2W 脂肪抑制序列、屏气快速梯度回波水-脂同反相位(双回波)T_1W 序列和呼吸触发 DWI 序列;必要时可增加矢状面或倾斜平面的扫描。

2) 扫描定位:横断面以冠状面、矢状面作为定位像,定位线垂直于胸部矢状轴,并在横断面定位

病例讨论

图片:脊柱结核

像上调整视野大小及位置,扫描方向由上至下;成像范围包括全肺(图 7-5-1)。冠状面以横断面作为定位像,定位线平行于胸部左右轴,并在冠状面定位像上调整视野大小及位置,扫描方向由前至后,包括全肺兴趣区(图 7-5-2)。

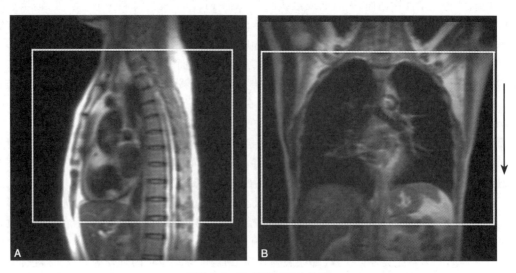

图 7-5-1 肺部横断面定位图

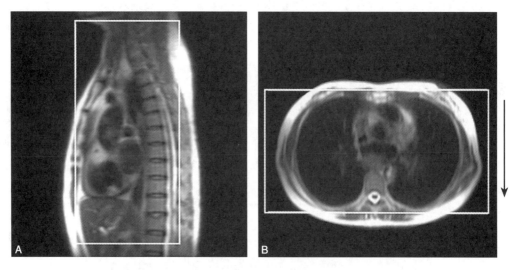

图 7-5-2 肺部冠状面定位图

3)相位编码和其他:呼吸门控触发横断面相位编码方向选择前后方向,当心脏搏动伪影影响病变位置观察时,可以改变相位编码方向为左右方向。冠状面扫描相位编码选择左右方向,矢状面扫描相位编码为前后方向。

(2)增强扫描

1)对比剂剂量和速率:采用对比剂 Gd-DTPA,剂量为 0.1mmol/kg,静脉注射速度为 2.0~3.0ml/s。

2)扫描平面和序列:增强后横断面、冠状面扫描,扫描序列为快速梯度回波三维容积屏气 T1WI 序列(3D-Vibe/3D-LAVA/3D-THRIVE)。

3)扫描时刻和期相:注射完对比剂后 15~20s 即开始增强扫描,可以多期动态增强扫描。

(3)推荐肺部 MR 成像参数见表 7-5-1。

5.图像质量要求及图示

(1)图像质量要求:①显示完整肺及纵隔结构;②无明显呼吸运动伪影,无明显其他伪影;③肺部实质、肺支气管、肺部血管显示清晰,对比度好。

(2)图示:肺部横断面 MR 图(图 7-5-3)、冠状面 MR 图(图 7-5-4)、矢状面 MR 图(图 7-5-5)。

表 7-5-1　肺部 MR 成像参数

脉冲序列	TR（ms）	TE（ms）	FA（°）	层厚/层间距（mm）	ETL	矩阵	FOV（mm）	NEX
SSFSE	2000	85	90	6/0.6		288×256	400	1
T_2WI+FS	6000	85	90	6/0.6	17	320×288	360	1~2
DWI	6000	68		6/0.6		128×160	360	4
3D T_1WI	4.1	1.2	15	2.4/0		320×224	360	1

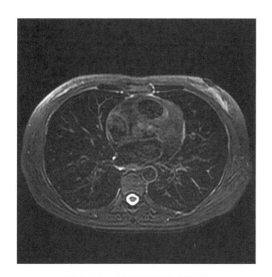

图 7-5-3　肺部横断面 MR 图

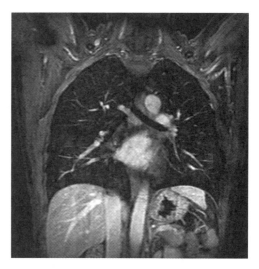

图 7-5-4　肺部冠状面 MR 图

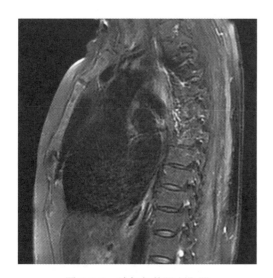

图 7-5-5　肺部矢状面 MR 图

6. 扫描注意事项

（1）CT 仍是目前评价肺部疾病最重要的影像检查方法。近年来，随着 MR 新扫描序列的开发使用，提高了肺部 MR 图像的信噪比及空间分辨力，肺部 MR 检查成为 CT 检查的重要补充手段。

（2）检查前向受检者介绍相关注意事项，根据检查序列的需要，训练其屏气或平静规律呼吸，以保证信号采集层面的一致性及控制伪影的产生。

（3）使用呼吸门控和脂肪抑制技术。对于呼吸不均匀的受检者，可以选择长回波链长、采用屏气扫描 T_2WI 序列。

（4）DWI 在肺部病变，特别是肺癌的检出、诊断、区分肿块与肺不张、肿瘤分期和疗效评估等方面受到越来越多的关注。DWI 序列视受检者呼吸情况选择屏气或呼吸门控扫描，b=500mm²/s。

知识拓展

肺部磁共振成像的局限

肺部 MR 成像技术的发展明显落后于其他各部位的应用。主要因存在以下限制因素：①肺组织内 ¹H 质子密度很低，T_2 值很短，所以信号很弱；②由于水与空气的磁敏感性不同，使磁场中水-气交界面微磁场不均匀，更造成信号丢失；③呼吸以及心脏搏动也产生运动伪影；④肺部血管、气管分支、走行、流速复杂，血流丰富/血流运动也干扰了信号的采集。

二、纵隔 MRI 检查

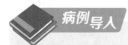

病例导入

　　男性,35 岁,自述体检胸片发现前纵隔肿块数天。无咳嗽,无吞咽困难,近期无体重下降,无疲劳感。查体:体温正常,颈部未及包块,两肺呼吸音清,心律齐,腹软,神经系统检查阴性。胸片示前纵隔肿块,约 2cm×1.8cm,边界清。

　　问题:

　　1. 前纵隔肿瘤一般考虑哪些疾病?

　　2. 前纵隔肿瘤有哪些检查方法,磁共振成像检查有什么优势?

　　1. 适应证　　①纵隔肿瘤的诊断与鉴别诊断;②纵隔炎症。

　　2. 射频线圈　　多通道相控阵线圈或心脏相控阵线圈。

　　3. 受检者体位及定位中心　　受检者仰卧位,头先进或足先进(根据设备),双手置于身体两旁或伸直举高过头。定位中心对准双乳连线中点。

　　4. 扫描技术

　　(1) 常规扫描

　　1)扫描平面和成像序列:纵隔部扫描先以 SS-FSE 序列冠状面扫描,获得病变位置和范围;常规扫描以横断面为主,扫描序列包括呼吸触发 FSE-T$_2$WI 脂肪抑制序列、屏气快速梯度回波水-脂同反相位(双回波)T$_1$WI 序列和呼吸触发 DWI 序列;必要时可增加矢状面或倾斜平面的扫描。

　　2)扫描定位:横断面以冠状面、矢状面作为定位像,定位线垂直于胸部矢状轴,并在横断面定位像上调整视野大小及位置,扫描方向由上至下,成像范围包括整个纵隔(图 7-5-6)。冠状面以横断面作为定位像,定位线平行于胸部左右轴,并在冠状面定位像上调整视野大小及位置,扫描方向由前至后,包括全胸部或病变部位(图 7-5-7)。

　　3)相位编码和其他:呼吸门控触发横断面相位编码方向选择前后方向,当心脏搏动伪影影响病变位置观察时,可以改变相位编码方向为左右方向。冠状面扫描相位编码选择左右方向,矢状面扫描相位编码为前后方向。

　　(2) 增强扫描

　　1)对比剂剂量和速率:采用对比剂 Gd-DTPA,剂量为 0.1mmol/kg,静脉注射速度为 2.0～3.0ml/s。

　　2)扫描平面和序列:增强后横断面、冠状面扫描。扫描序列为快速梯度回波三维容积屏气 T$_1$WI

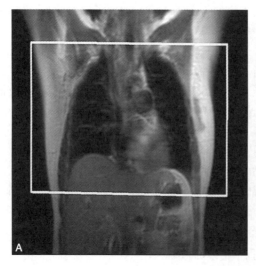
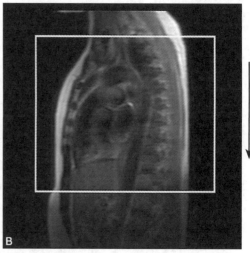

图 7-5-6　纵隔横断面定位图

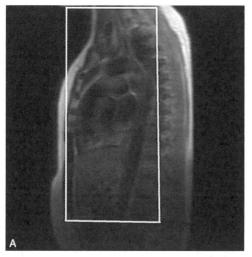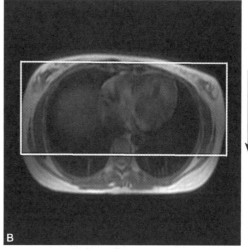

图 7-5-7 纵隔冠状面定位图

序列(3D-Vibe/3D-LAVA/3D-THRIVE)。

3)扫描时刻和期相:注射完对比剂后 15~20s 即开始增强扫描,可以多期动态增强扫描。

(3)推荐纵隔 MR 成像参数见表 7-5-2。

表 7-5-2 纵隔 MR 成像参数

脉冲序列	TR (ms)	TE (ms)	FA (°)	层厚/层间距 (mm)	ETL	矩阵	FOV (mm)	NEX
SSFSE	2000	85	90	6/0.6		288×256	400	1
T_2WI+FS	6000	85	90	6/0.6	17	320×288	360	1~2
DWI	6000	68		6/0.6		128×160	360	4
3D T_1WI	4.1	1.2	15	2.4/0		320×224	360	1

5. 图像质量要求及图示

(1)图像质量要求:①包括纵隔病变区域;②无明显呼吸运动伪影,无明显其他伪影;③纵隔扫描部位显示清晰,对比度好。

(2)图示:纵隔横断面 MR 图(图 7-5-8)、冠状面 MR 图(图 7-5-9)、矢状面 MR 图(图 7-5-10)。

6. 扫描注意事项

(1)检查前向受检者介绍相关注意事项,根据检查序列的需要,训练其如何屏气或平静规律呼吸,以保证信号采集层面的一致性及控制伪影的产生。

(2)使用呼吸门控和脂肪抑制技术。对于呼吸不均匀的受检者,可以选择长回波链、采用屏气扫描 T_2WI 序列。

(3)DWI 在纵隔病变,尤其鉴别囊性病变和实性肿瘤有重要作用。DWI 序列视受检者呼吸情况选择屏气或呼吸门控扫描,b=500mm²/s。

(4)前中纵隔疾病扫描基本同肺部扫描,后纵隔疾病多为神经源性疾病,扫描可以参照胸椎扫描。

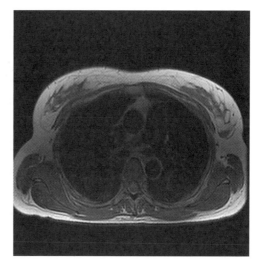

图 7-5-8 纵隔横断面 MR 图

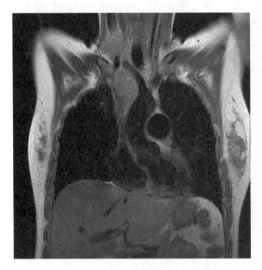

图 7-5-9 纵隔冠状面 MR 图

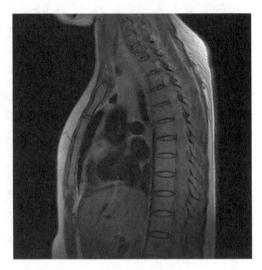

图 7-5-10 纵隔矢状面 MR 图

三、乳腺 MRI 检查

1. 适应证 乳腺 MRI 检查具有组织分辨力、敏感性高的特点,适应证主要包括:①乳腺肿块的诊断与鉴别诊断;②乳腺癌的分期。

2. 射频线圈 乳腺相控阵线圈。

3. 受检者体位及定位中心 受检者俯卧位,足先进或头先进(依设备不同)。双乳自然下垂于线圈孔洞中心,不应受到任何挤压。双手臂伸直举高过头,扫描中心位于双乳连线中点。

4. 扫描技术

(1)常规扫描

1)扫描平面和成像序列:扫描平面以横断面和矢状面为主,扫描序列以 T_2WI 序列、T_1WI 序列、DWI 序列为主。

2)扫描定位:横断面扫描在矢状面、冠状面上定位,范围包括乳腺上、下缘和腋下淋巴结,在冠状面上使两侧对称(图 7-5-11)。矢状面定位以乳头至乳腺底部中点为基线,扫描平面平行于该基线,扫描范围包括单侧整个乳腺,左右两侧分开扫描(图 7-5-12)。

3)相位编码和其他:横断面扫描相位编码方向一般选择左右方向,以避开心脏搏动伪影。在成像平面上下缘默认添加饱和带,减少血液流动伪影。

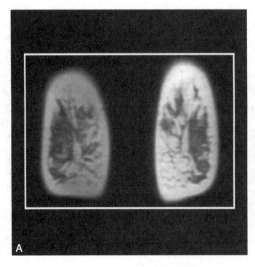

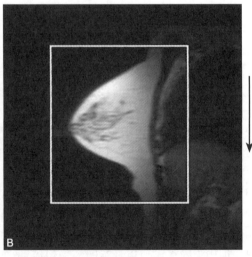

图 7-5-11 乳腺横断面定位图

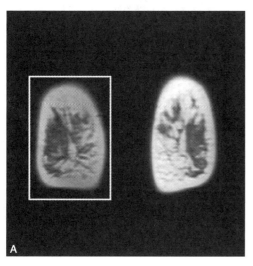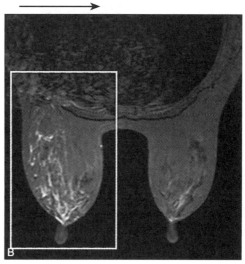

图 7-5-12 单侧乳腺矢状面定位图

（2）增强扫描

1）对比剂剂量和速率：采用对比剂 Gd-DTPA，剂量为 0.1~0.2mmol/kg，动态扫描静脉注射速度为 2.0~3.0ml/s。

2）扫描平面和序列：动态扫描以横断面为主，扫描序列为 3D T_1WI 快速序列，动态扫描结束后进行矢状面 3D T_1WI 快速序列单期扫描。

3）扫描时刻和期相：先进行蒙片扫描，高压注射对比剂后立即开始动态扫描，一般增强至少扫描 6 期，每期 60s。

（3）推荐乳腺 MR 成像参数见表 7-5-3。

表 7-5-3 乳腺 MR 成像参数

脉冲序列	TR（ms）	TE（ms）	FA（°）	层厚/层间距（mm）	ETL	矩阵	FOV（mm）	NEX
T_2 STIR	6000	80	90	5/0.5	10	384×228	340	1~2
T_1WI	440	9	90	5/0.5	2~3	384×288	340	1~2
DWI	4050	90	90	5/0.5		140×140	340	3
T_2 FSE	4180	81.5	90	5/0.5	20	256×224	200	1~2
3D T_1WI	4.5	2.1	15	1.2/0		320×320	340	1

5. 图像质量要求及图示

（1）图像质量要求：①乳腺结构清晰显示，脂肪抑制均匀、完全，扫描包括整个乳腺以及腋下淋巴结范围；②无明显呼吸运动和心脏搏动伪影，无明显伪影；③乳腺腺体层次丰富，软组织对比度良好。

（2）乳腺横断面 MR 图（图 7-5-13）、矢状面 MR 图（图 7-5-14）。

6. 注意事项

（1）检查前应向受检者说明情况，取得其配合。

（2）对于育龄期妇女，乳腺扫描建议在月经开始的 7~10d 进行。

（3）选择 STIR 序列可以获得较好的压脂效果。

（4）乳腺扫描，容易受心脏搏动和呼吸伪影影响，要适当调整相位编码方向，减少伪影干扰诊断区域。

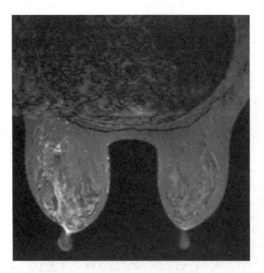

图 7-5-13　双侧乳腺横断面 MR 图

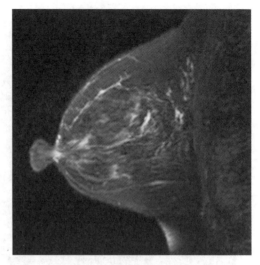

图 7-5-14　单侧乳腺矢状面 MR 图

四、心脏大血管 MRI 检查

1. 适应证　①心肌病变;②冠心病;③先天性心脏病;④心瓣膜病变;⑤心脏肿瘤;⑥心包病变;⑦主动脉病变。

2. 射频线圈　心脏相控阵线圈或腹部多通道相控阵线圈。

3. 受检者体位及定位中心　仰卧位,头先进或足先进(依设备不同),双手置于身体两旁或伸直举高过头,定位线对准双乳连线中点。

4. 扫描技术

(1) 常规扫描

1) 扫描平面和成像序列:扫描平面包括四腔心位、左室长轴位、右室长轴位、左室短轴位、左室流出道位。扫描序列包括电影序列、双反转序列、三反转序列、灌注序列、延迟强化序列。

2) 扫描定位:三平面定位扫描后,在横断面上定位左心室心尖和二尖瓣中心的连线,扫描得到不标准的左室长轴位图(假两腔),在此图基础上定左心室心尖和二尖瓣中心的连线为扫描线,得到假的四腔心图,再同时垂直于假两腔心及假四腔心的心尖和二尖瓣中心连线得到短轴位图,然后通过短轴位左室中心和右室最大径的层面,同时通过左室心尖和二尖瓣中心的连线可以获得标准四腔心图(图7-5-15)。在标准四腔心图上,定位左心室心尖和二尖瓣中心连线和右心室心尖和三尖瓣中心连线,获得标准左室长轴位(图 7-5-16)、右室长轴位。在标准四腔心图和标准左室长轴位图上定位垂直于心

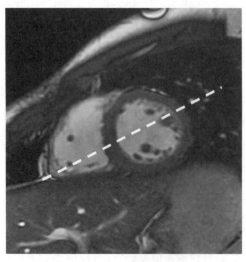

图 7-5-15　心脏四腔心定位图

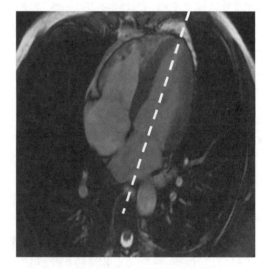

图 7-5-16　心脏左室长轴位定位图

尖和二尖瓣中心连线的连线,扫描范围从心尖到心底,获得左室短轴位(图 7-5-17)。在左室短轴位心底层面获得左室流出道位(图 7-5-18)。

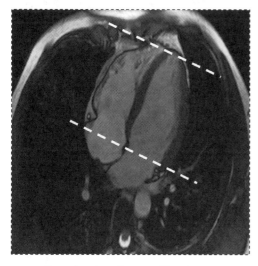
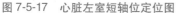

图 7-5-17 心脏左室短轴位定位图

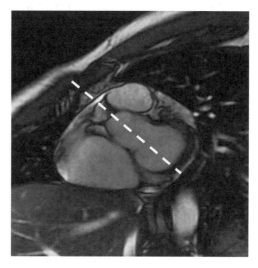

图 7-5-18 心脏左室流出道位定位图

3)相位编码和其他:心脏扫描定位平面比较复杂,定位平面所打角度会影响编码方向。相应的相位编码选择方向应以防止卷褶伪影,缩短扫描时间为原则。

(2)增强扫描

1)对比剂剂量和速率:采用对比剂 Gd-DTPA,剂量为 0.2mmol/kg,灌注扫描静脉注射速度为 3.0~4.0ml/s。延迟强化扫描注射速率为 1.0ml/s。

2)扫描平面和序列:灌注序列以左室短轴位为主,有些设备可以同时扫描左室长轴位。扫描序列采用快速 FGRET 序列。延迟强化分别扫描左室短轴位、左室长轴位和四腔心位。

3)扫描时刻和期相:灌注扫描注射对比剂即开始增强扫描,延迟扫描在注射后 8min 开始延迟扫描。

(3)推荐心脏及大血管 MR 成像参数见表 7-5-4。

表 7-5-4 心脏及大血管 MR 成像参数

脉冲序列	TR (ms)	TE (ms)	FA (°)	层厚/层间距 (mm)	ETL	矩阵	FOV (mm)	NEX
电影序列	3.9	1.7	55	7/0		224×224	360	1
双翻转序列		42.5	90	7/0	32	256×256	360	1
三翻转序列		42.5	90	7/0	32	256×256	360	1
灌注序列	7.2	1.7	25	7/0	4	128×128	360	1
延迟强化	6.8	3.2	20	7/0	32	256×224	360	2

5. 图像质量要求及图示

(1)图像质量要求:①扫描平面正确,扫描包括整个心脏范围;②无明显呼吸运动伪影,无明显心律不齐伪影;③电影序列血液呈白色与心肌对比良好,双反转和三反转序列心腔血液为低信号。

(2)图示:心脏四腔心位(图 7-5-19)、心脏左室长轴位(图 7-5-20)、心脏左室短轴位(图 7-5-21)及心脏左室流出道(图 7-5-22)。

6. 注意事项

(1)心脏 MR 扫描时间较长,一般需要 40~50min,需向受检者说明情况,取得配合,必要时可请家属陪同配合。

(2)心脏检查需要多次屏气,检查前训练受检者屏气,以便获得最佳图像质量。

(3)心电门控的连接:可以有心电连接(ECG)、心电向量连接(VCG)和指脉连接(PPU)三种方法。心律对心脏检查成功非常重要,如果受检者心律不齐,建议用药控制后再进行检查。

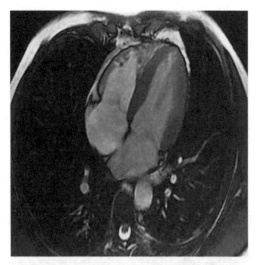

图 7-5-19 心脏四腔心位

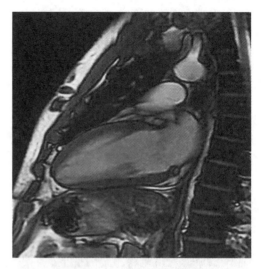

图 7-5-20 心脏左室长轴位

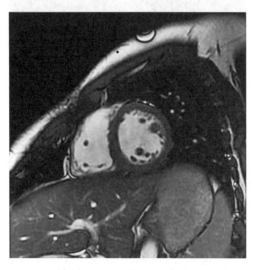

图 7-5-21 心脏左室短轴位

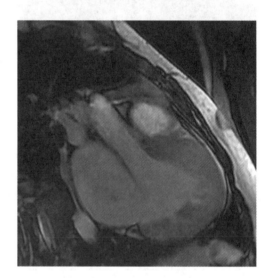

图 7-5-22 心脏左室流出道

（4）一般认为心脏检查心率不能过快，一般心率控制在 90 次/分以下均检查成功。

（5）由于心脏检查序列都是与受检者心率相关，每个序列检查前都要同步其心率，心率较快或较慢时需要调整相应的采集参数，以便获得最佳图像质量。

（6）对于怀疑心脏畸形的受检者，需增加包含整个心脏标准平面的扫描，以便判断心脏各个腔室的解剖位置。

（7）延迟扫描序列图像质量依赖于反转时间的选择，要求扫描前进行调整。

视频：心脏
MRI 检查

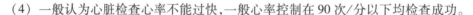

知识拓展

心脏电影序列的分段采集技术

心脏电影序列是通过心动周期不同时段采集图像，来回播放，形成一个收缩-舒张运动的电影图像。一般要求采集 16~20 时段，即一次采集 16~20 幅图像。受制于磁共振成像采集速度和心脏运动的影响，一个心动周期完成 16~20 幅图像的采集目前是不可能的，分段采集技术就是在多个心动周期为每一个时段采集 K 空间数据，通过多个心动周期的数据采集，完成不同时段的图像采集。电影序列使用回顾性心电门控。电影序列的分段采集与心率相关，应根据心率快慢调整每个心动周期的分段采集相位编码数。电影序列要求受检者心律整齐，如果患者心律不齐，每个心动周期采集的数据不在相同时间段，最后形成的图像会有很大的运动伪影。

笔记

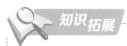

心肌灌注成像

临床怀疑患者心肌缺血和梗死时需要进行心肌灌注和心肌延迟强化序列检查。心肌灌注检查是在静脉快速注射钆剂后行生理盐水团注,使得钆剂在经过右心室、左心房、冠状动脉后能快速填充心肌,同时采用 FGRET 序列扫描。该序列利用心电门控技术,EPI 方式采集数据,有很高的时间分辨力和较大的扫描覆盖范围。它采用了特殊空间编码的翻转恢复饱和脉冲,提高了图像的 T_1 对比度,能更好显示增强区域与非增强区域之间的对比。钆剂快速进入正常心肌后缩短其 T_1 值,表现为增强效应;缺血心肌因没有钆剂进入而表现为非增强区。

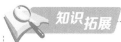

心肌延迟强化成像

心肌延迟强化检查是利用不同功能心肌对对比剂摄取和排空情况差异,反映心肌缺血、梗死及纤维化的范围及分布情况。在延迟期,正常心肌只有很少钆剂,表现为低信号,梗死和纤维化心肌由于细胞膜破坏钆剂残留较多,表现为高信号。它是在灌注检查结束后,再次以较慢速度(0.5ml/s)注射钆对比剂,随后等速注射等量生理盐水。第二次注药开始计时,7min 之后,采用翻转恢复饱和和预脉冲的 FGRE 序列扫描。该序列对时间分辨力要求不高,不采用 EPI 采集,提高了图像分辨力和信噪比,一次屏气即可完成单层成像。

五、相关疾病检查策略

目前,胸部 MRI 检查除乳腺检查开展比较广泛,扫描方法统一规范外,肺部、纵隔、心脏检查还在快速发展中,检查序列的选择会根据临床的需要有较大差别。

1. 肺部原发肿瘤 肺癌是最常见的肺部肿块,CT 和 MRI 在肿瘤准确分期中发挥重要作用。在怀疑病变侵犯心包或心脏时可选择心电门控触发的双翻转或三翻转序列,较 CT 显示肿瘤侵犯心包或心脏更好。肺部 MRI 扫描在鉴别肺肿块和周围肺不张时优于 CT,在 T_2WI 上,阻塞性肺炎及肺不张较中央肿瘤信号增高,T_1W 增强时,其强化较肿瘤明显。肺部 MR 增强可以采用全肺扫描可以发现胸壁侵犯,肺门及纵隔淋巴结转移。肺部 MR 动态增强扫描能够有效地评估肺结节的灌注,有助于分析其血流动力学特征,为鉴别结节的性质提供更多信息。

2. 纵隔肿瘤 在胸廓入口平面常见胸骨后甲状腺、甲状旁腺瘤;前纵隔以胸腺病变、畸胎类肿瘤、淋巴瘤、血管瘤多见;后纵隔以神经源性肿瘤多见。在进行胸廓入口、前纵隔、中纵隔肿瘤扫描时需要使用呼吸触发采集或屏气序列,中纵隔病变受心脏搏动影响较大时需采用心电门控序列,后纵隔肿瘤受呼吸运动以及心脏搏动影响较小,可采用常规快速自旋回波序列扫描。

3. 乳腺肿瘤 乳腺 MRI 除了能进行乳腺肿块的诊断与鉴别诊断,还能显示病变与周围结构的解剖关系、病变范围及其对深层次组织的侵犯程度。因此,乳腺 MRI 扫描时应适当扩大扫描范围。

4. 心脏 心脏 MRI 检查目前是心功能和心肌疾病诊断的金标准。它除了能评估心功能的改变,还能测量心肌厚度,定量测量心肌缺血、梗死程度。心脏的扫描较为复杂,技师需要评估受检者心律整齐、心率快慢、呼吸情况,对扫描参数作调整;对相应疾病需要调整扫描方位,如肥厚性心肌病需要增加左室流出道扫描。

病例讨论

图片：心脏
MR 图像

病例讨论

　　男性,35 岁。2 个月前无明显诱因下出现胸闷气急、伴背部胀痛,同时有心悸心慌、乏力、大汗淋漓、头晕,未出现晕厥,无明显畏寒发热等不适。查体:神志清,精神软,皮肤巩膜无黄染,浅表淋巴结未触及肿大,肺部呼吸音清,两肺未闻及湿啰音,心律齐,胸骨左缘可闻及收缩期杂音,腹部平软,无压痛和反射痛,肝脾肋下未及,双肾区无叩痛,双下肢无水肿,肌力可。胸片提示心影扩大,心超提示肥厚性心肌病伴左室流出道狭窄。入院后临床申请心脏 MRI 检查。

（孙建忠）

第六节　腹部 MRI 检查技术

一、肝、胆、脾 MRI 检查

　　1. 适应证　绝大多数的肝胆脾病变在 MRI 上可以明确诊断,包括:①肝脏占位性病变,如肝癌、肝血管瘤等;②肝内弥漫性病变,如肝硬化、脂肪肝等;③胰胆管病变;④脾脏病变。

　　2. 射频线圈　腹部相控阵线圈/心脏专用相控阵线圈。

知识拓展

相控阵线圈

　　相控阵线圈是由两个以上的小线圈或线圈单元组成的线圈阵列（array）。这些线圈可彼此连接,组成一个大的成像区间,使有效空间增大;各线圈单元也可互相分离,每个线圈单元可作为独立线圈应用。一个相控阵线圈由多个子线圈单元（element）构成,同时需要有多个数据采集通道（channel）与之匹配。目前临床上新型高场 MRI 仪上,其相控阵线圈的子单元和与之匹配的数据采集通道一般都在 8 个以上,部分设备已经达到 16 个或 32 个。利用相控阵线圈可明显提高 MR 图像的信噪比,有助于改善薄层扫描、高分辨扫描及低场机的图像质量。利用相控阵线圈与并行采集技术相配合,可以进一步提高 MRI 的信号采集速度。

　　3. 受检者体位及定位中心　仰卧位,头先进或足先进,双臂上举于头两侧或置于身体两侧。在腹部呼吸最明显处加呼吸门控,呼吸门控感应器上下放置软垫(有的厂家 MRI 并不需要呼吸垫,在序列的参数卡选择 trig 模式也可以监测呼吸)。定位中心对准线圈中心及胸骨剑突下缘。

　　4. 扫描技术

　　（1）常规扫描

　　1）扫描平面与序列:肝、胆、脾 MRI 以横断面为主,扫描序列包括呼吸触发快速自旋回波（FSE）T_2WI 脂肪抑制序列、屏气快速梯度回波水-脂同反相位（双回波）T_1WI 序列;辅以冠状面呼吸触发快速自旋回波 T_2WI 脂肪抑制序列或单次激发梯度回波序列（T_2-haste）;必要时可增加矢状面或倾斜平面扫描。

　　2）扫描定位:冠状面以横轴面作为定位像,定位线平行于腹部左右轴,并在冠状面定位像上调整视野大小及位置,扫描方向由前至后,包括全肝、胆、脾及兴趣区(图 7-6-1)。横断面以冠状面作为定位像,定位线垂直于腹部矢状轴,并在横断面定位像上调整视野大小及位置,扫描方向由上至下。成像范围从肝脏顶部至肝脏下缘,如脾脏肿大时,应包括至脾脏下缘(图 7-6-2)。

　　3）相位编码方向及其他:横断面采用前后方向,冠状面采用左右方向;在扫描层面上下方设置预饱和带。

　　（2）增强扫描

　　1）对比剂剂量和注射速率:采用钆对比剂（如 Gd-DTPA）,剂量为 0.1mmol/kg,静脉注射速度为

笔记

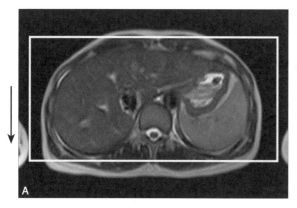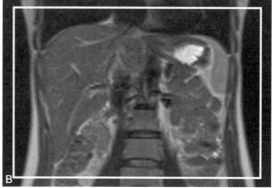

图 7-6-1　肝、胆、脾冠状面 MRI 定位图

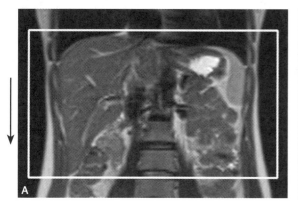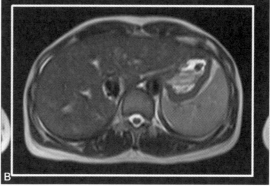

图 7-6-2　肝、胆、脾横断面 MRI 定位图

2~3ml/s。

2）扫描平面与序列：扫描平面为横断面动态增强扫描，必要时可增加冠状面或矢状面扫描。扫描序列为快速梯度回波三维容积屏气 T_1 加权序列（3D-Vibe/3D-LAVA/3D-THRIVE）。

3）扫描时刻与期相：一般扫描三期，分别为动脉期、门脉期及平衡期，在正常循环状态下，动脉期扫描时间为注射对比剂后 23~25s，门脉期为注射对比剂后 50~70s，平衡期为注射对比剂后 3~5min。

（3）推荐肝、胆、脾 MR 成像参数见表 7-6-1。

表 7-6-1　肝、胆、脾 MR 成像参数

脉冲序列	TR （ms）	TE （ms）	FA （°）	ETL	矩阵	FOV （mm）	层厚/间隔 （mm）	NEX
FSE-T_2WI	2000~6000	80~120	110	8~32	320×224	350~400	6~7/1~2	2
双回波 T_1WI*	100~300	2.1/4.2	70		320×224	350~400	6~7/1~2	1
T_2-haste	1000	91	160		256×224	350~400	6~7/1~2	1
3D-Vibe	4.0	1.4	12		320×224	350~400	2~5/0	1

注：* 双回波 T_1WI 序列中 TE_1 及 TE_2 值取决于 MR 主磁场强度，表中为 1.5T 时的参考值

5. 图像质量要求及图示

（1）图像质量要求：①扫描范围覆盖肝胆脾区域；②肝实质、肝内外血管、肝内外胆管、胆囊、脾脏、门脉血管及肝门等解剖结构应清晰显示；③无严重的呼吸运动伪影、血管搏动伪影及并行采集技术伪影。

（2）肝、胆、脾 MR 图像（图 7-6-3）。

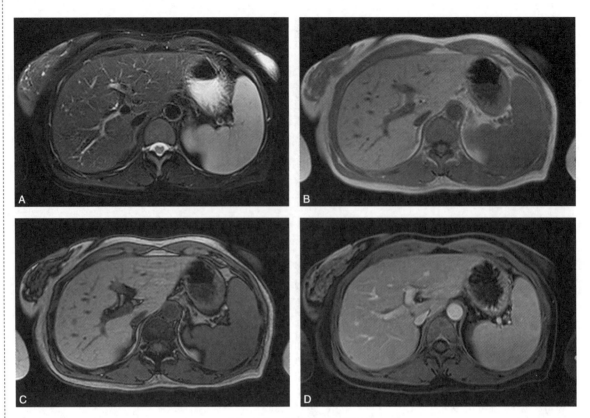

图 7-6-3 肝胆脾 MR 图像
A. T_2WI;B. 同相位 T_1WI;C. 反相位 T_1WI;D. 增强 T_1WI

6. 注意事项

（1）呼吸训练是能否顺利完成检查的关键,要求选择呼气末屏气,屏气时间 15~20s 左右,配合较差的受检者可以用手捏鼻。其余时间平静规律呼吸。

（2）对不能配合屏气的受检者,采用呼吸门控序列扫描,横断面单激发快速自旋回波 T_2WI 序列或快速自旋回波 T_2WI 序列（添加加运动校准的螺旋桨或刀锋技术）。

（3）疑有占位性病变时,增加横断面屏气或者呼吸触发的弥散加权序列（b=600~800mm²/s）。

（4）胆道扩张或有胆囊、胆道结石时,增加水成像序列。

（5）3D 动态增强图像可进行 MPR,对三期动态图像厚层重组成图像或打印照片。动脉期和门脉期图像分别进行靶 MIP,得到类似 MRA 图像,有助于了解病灶与周围血管的关系及病灶的强化情况;个别情况可以进行曲面重组,显示目标血管或胆管与病变的毗邻关系。

微课:肝脏 MRI 检查技术

知识拓展

螺旋桨技术

螺旋桨技术（propeller,GE 公司）是 K 空间放射状填充技术与快速自旋回波或快速反转恢复序列相结合的产物。Propeller 技术就是在 FSE 或 FIR 序列基础上,K 空间数据采用了放射状的填充方式。在一个 TR 期间按回波链采集回波,每个回波分别进行频率编码和相位编码后,作为一组数据平行地填充于某一角度相应多行的 K 空间线,这一组填充信息被称为螺旋桨的叶片或刀锋。在下一个 TR 期间采集另一个回波链,在旋转一定角度后同样平行地填充于 K 空间,形成螺旋桨的另一个叶片。如此反复,直至填满整个 K 空间,整个填充轨迹类似于螺旋桨的运动。因此,Propeller 技术的 K 空间填充轨迹是平行填充与放射状填充的结合,平行填充轨迹使 K 空间周边区域在较短采样时间内具有较高信号密集度,保证了图像的空间分辨力;放射状填充轨迹则使 K 空间中心区域有较多的信号重叠,提高了图像的信噪比,并减少了运动伪影。

二、胰腺、胃肠和腹膜后 MRI 检查

1. 适应证　①胰腺占位性病变,如胰腺癌、胰腺囊肿等;②胃肠病变;③腹膜后病变,如腹膜后原发或继发性肿瘤,腹膜后淋巴结病变等。

2. 射频线圈　同肝胆脾 MRI。

3. 受检者体位及定位中心　体位同肝胆脾 MRI。定位中心以胰腺水平为中心或以胃肠、腹膜后兴趣区为中心。

4. 扫描技术

（1）常规扫描

1）扫描平面与序列:同肝、胆、脾 MRI。

2）扫描定位:冠状面以横轴面作为定位像,定位线平行于腹部左右轴,并在冠状面定位像上调整视野大小及位置,扫描方向由前至后,包括整个胰腺、胃肠和腹膜后兴趣区(图 7-6-4)。横断面以冠状面作为定位像,定位线垂直于腹部矢状轴,并在横断面定位像上调整视野大小及位置,扫描方向由上至下。成像范围覆盖整个胰腺、胃肠和腹膜后兴趣区(图 7-6-5)。

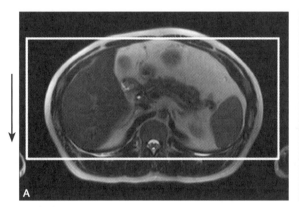 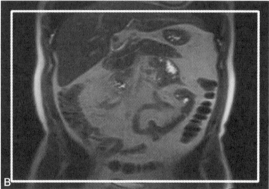

图 7-6-4　胰腺、胃肠和腹膜后冠状面 MRI 定位图

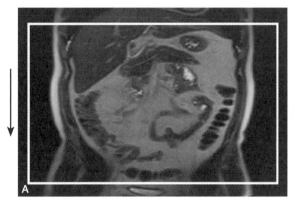 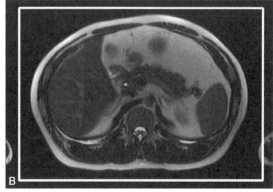

图 7-6-5　胰腺、胃肠和腹膜后横断面 MRI 定位图

3）相位编码方向及其他:同肝胆脾 MRI。

（2）增强扫描

1）对比剂剂量和注射速率:同肝胆脾 MRI。

2）扫描平面与序列:同肝胆脾 MRI。

3）扫描时刻与期相:一般扫描三期,分别为动脉期、静脉期及延迟期,在正常循环状态下,动脉期扫描时间为注射对比剂后 23~25s,静脉期为注射对比剂后 50~70s,延迟期为注射对比剂后 3~5min。

（3）推荐胰腺、胃肠和腹膜后 MR 成像参数见表 7-6-2。

表 7-6-2　胰腺、胃肠和腹膜后 MR 成像参数

脉冲序列	TR（ms）	TE（ms）	FA（°）	ETL	矩阵	FOV（mm）	层厚/间隔（mm）	NEX
FSE-T$_2$WI	2000~6000	80~120	110	8~32	320×224	350~400	4~6/1~2	2
双回波 T$_1$WI*	100~300	2.1/4.2	70		320×224	350~400	4~6/1~2	1
T$_2$-haste	1000	91	160		256×224	350~400	4~6/1~2	1
3D-Vibe	4.0	1.4	12		320×224	350~400	2~5/0	1

注：* 双回波 T$_1$WI 序列中 TE$_1$ 及 TE$_2$ 值取决于 MR 主磁场强度，表中为 1.5T 时的参考值

5. 图像质量要求及图示

（1）图像质量要求：①扫描范围覆盖胰腺、胃肠和腹膜后区域；②清晰显示胰腺、胃肠和腹膜后区域解剖结构或病变区结构；③无严重的呼吸运动伪影、血管搏动伪影及并行采集技术伪影。

（2）胰腺、胃肠和腹膜后 MR 图示（图 7-6-6）。

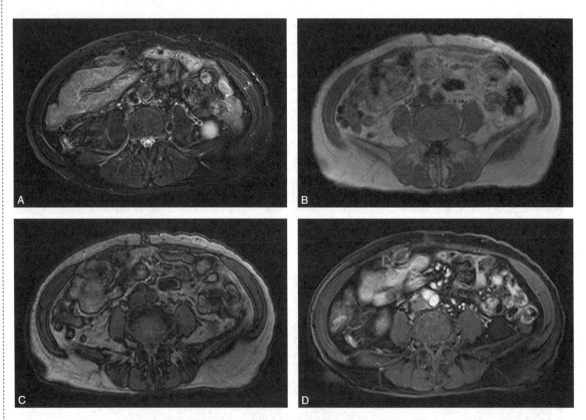

图 7-6-6　胰腺、胃肠和腹膜后 MR 图像
A. T$_2$WI；B. 同相位 T$_1$WI；C. 反相位 T$_1$WI；D. 增强 T$_1$WI

6. 注意事项

（1）呼吸训练是能否顺利完成检查的关键，要求选择呼气末屏气，屏气时间 15~20s，配合较差的受检者可以用手捏鼻。其余时间平静规律呼吸。

（2）胃肠检查前禁食 12h，检查前 1h 饮水 1000~1500ml 充盈肠道，进行胃检查时还应该在上检查床前再饮水 600~100ml 使胃腔充盈，具体饮水量视受检者耐受能力而定。

（3）胃肠检查前 5~10min 肌注山莨菪碱（654-2）可有效消除胃肠蠕动的影响。

（4）胰腺上下、前后、左右径都较小，因此应进行薄层扫描，钩突要包含在扫描范围内，对于胰腺恶性肿瘤的受检者应扩大扫描范围。

（5）T$_1$WI 序列是发现胰腺病变最重要的序列，因为胰腺在 T$_1$WI 脂肪抑制序列上呈现较高信号，

一般略高于肝实质,而绝大多数病变在高信号的胰腺背景下呈现较低信号。

(6) 胰腺病变(如慢性胰腺炎、胰腺癌等)造成胰管扩张时,应做 MR 胰胆管成像(MRCP)以帮助诊断。

(7) 疑有占位性病变时,增加横断面屏气或者呼吸触发的弥散加权序列(b=600~800mm²/s)。

三、肾脏及肾上腺 MRI 检查

1. 适应证　MRI 对肾脏及肾上腺病变的诊断具有重要价值,包括以下病变:①肾脏实质性病变,如肾脏良、恶性肿瘤等;②肾脏血管或感染性病变;③肾上腺新生物,如良、恶性肿瘤等;④肾上腺增生。

2. 射频线圈　同肝胆脾 MRI。

3. 受检者体位及定位中心　体位同肝胆脾 MRI。定位中心对准线圈中心及胸骨剑突与脐连线中点。

4. 扫描技术

(1) 常规扫描

1) 扫描平面与序列:同肝胆脾 MRI。

2) 扫描定位:冠状面以横轴面作为定位像,定位线平行于腹部左右轴,并在冠状面定位像上调整视野大小及位置,扫描方向由前至后,包括全部肾脏及肾上腺(图 7-6-7)。横断面以冠状面作为定位像,定位线垂直于腹部矢状轴,并在横断面定位像上调整视野大小及位置,扫描方向由上至下。成像范围覆盖肾脏及肾上腺兴趣区(图 7-6-8)。

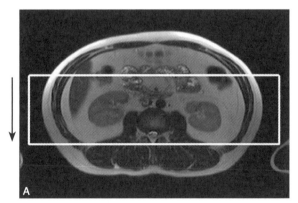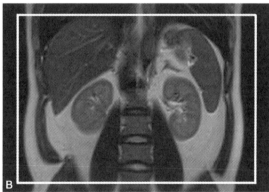

图 7-6-7　肾脏及肾上腺冠状面 MRI 定位图

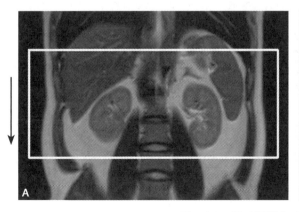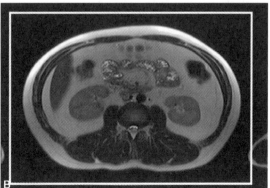

图 7-6-8　肾脏及肾上腺横断面 MRI 定位图

3) 相位编码方向及其他:同肝胆脾 MRI。

(2) 增强扫描

1) 对比剂剂量和注射速率:同肝胆脾 MRI。

2）扫描平面与序列：同肝胆脾 MRI。

3）扫描时刻与期相：一般扫描三期，分别为皮质期、髓质期及分泌期，在正常循环状态下，皮质期扫描时间为注射对比剂后 23~25s，髓质期为注射对比剂后 50~70s，分泌期为注射对比剂后 3~5min。

（3）推荐肾脏及肾上腺 MR 成像参数见表 7-6-3。

表 7-6-3 肾脏及肾上腺 MR 成像参数

脉冲序列	TR （ms）	TE （ms）	FA （°）	ETL	矩阵	FOV （mm）	层厚/间隔 （mm）	NEX
FSE-T_2WI	2000~6000	80~120	110	8~32	320×224	350~400	4~6/1~2	2
双回波 T_1WI*	100~300	2.1/4.2	70		320×224	350~400	4~6/1~2	1
T_2-haste	1000	91	160		256×224	350~400	4~6/1~2	1
3D-Vibe	4.0	1.4	12		320×224	350~400	2~5/0	1

注：* 双回波 T_1WI 序列中 TE_1 及 TE_2 值取决于 MR 主磁场强度，表中为 1.5T 时的参考值

5. 图像质量要求及图示

（1）图像质量要求：①显示肾脏、肾上腺及其周围组织结构，肾皮质、肾髓质、肾盂、肾盏、肾上腺结构清晰显示；②无严重的呼吸运动伪影、血管搏动伪影及并行采集技术伪影。

（2）肾脏及肾上腺 MR 图像（图 7-6-9）。

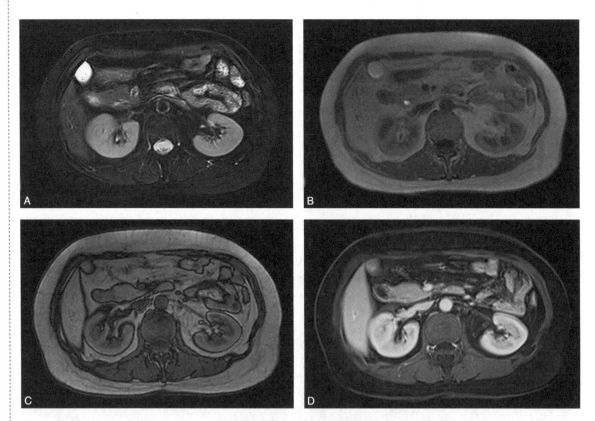

图 7-6-9 肾脏及肾上腺 MR 图像
A. T_2WI；B. 同相位 T_1WI；C. 反相位 T_1WI；D. 增强 T_1WI

6. 注意事项

（1）呼吸训练是能否顺利完成检查的关键，要求选择呼气末屏气，屏气时间 15~20s，配合较差的受检者可以用手捏鼻。其余时间平静规律呼吸。

（2）肾脏占位性病变疑含有脂肪成分时（如血管平滑肌脂肪瘤），行 T_1WI 脂肪抑制序列成像，或

行同/反相位 T_1WI 序列成像以帮助诊断。

（3）当怀疑肾癌时,应适当加大检查范围,除了显示肾脏病变外,还应注意对腹膜后淋巴结及肾静脉、下腔静脉瘤栓的显示。

（4）肾上腺需选择薄层、高空间分辨力扫描,怀疑为异位嗜铬细胞瘤或肾上腺恶性肿瘤,应适当加大检查范围。

（5）肾上腺同反相位成像可以帮助区分肾上腺腺瘤、髓样脂肪瘤,为发现肾上腺占位时的重要扫描序列。

四、MR 胰胆管成像技术

1. 适应证　①胆道系统病变,如肿瘤、结石、炎症等;②明确肝癌、胰腺癌等占位性病变与胆道系统的关系;③上消化道手术改建者;④不宜或不能进行 ERCP 检查或 ERCP 检查失败者。

2. 射频线圈　同肝胆脾 MRI。

3. 受检者体位及定位中心　体位同肝胆脾 MRI。定位中心对准线圈中心及胸骨剑突下 2~3cm。

4. 扫描技术

（1）常规扫描:MR 胰胆管成像不宜单独进行,应结合肝胆胰脾的平扫和（或）三维动态增强扫描技术。

1）扫描平面与序列:MR 胰胆管成像以冠状面及斜冠状面为主,扫描序列包括单次激发二维厚层块 MRCP 序列和呼吸触发快速自旋回波三维薄层 MRCP 序列。

2）扫描定位:单次激发二维厚层块 MRCP 序列至少获取三个角度的冠状面像,即以胆总管为轴,以正冠状面为中间层,向前、后旋转一定角度分别各获取一层斜冠状面像。层块范围覆盖主要肝内外胆管和胰管,屏气采集（图 7-6-10）。呼吸触发快速自旋回波三维薄层 MRCP 序列行斜冠状面扫描,扫描方向由前至后,覆盖主要肝内外胆管、胆总管、胆囊和胰管（图 7-6-11）。

3）相位编码方向:采用左右方向。

（2）推荐 MR 胰胆管成像参数见表 7-6-4。

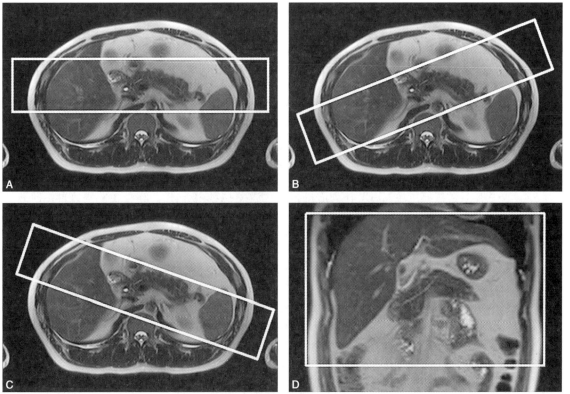

图 7-6-10　单次激发二维厚层块 MRCP 定位图

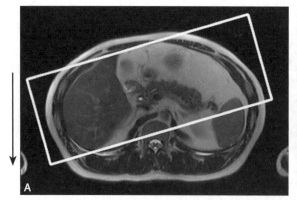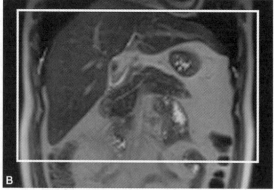

图 7-6-11　呼吸触发快速自旋回波三维薄层 MRCP 定位图

表 7-6-4　MR 胰胆管成像参数

脉冲序列	TR（ms）	TE（ms）	FA（°）	ETL	矩阵	FOV（mm）	层厚/间隔（mm）	NEX
FSE-T$_2$WI	2000~6000	80~120	110	8~32	320×224	350~400	6~7/1~2	2
双回波 T$_1$WI*	100~300	2.1/4.2	70		320×224	350~400	6~7/1~2	1
T$_2$-haste	1000	91	160		256×224	350~400	6~7/1~2	1
3D-Vibe	4.0	1.4	12		320×224	350~400	2~5/0	1
二维 MRCP	6000	500	180		384×224	350~400	30~70	1
三维 MRCP	2000~6000	500	140	270	384×224	350~400	1~2/0	2

注:* 双回波 T$_1$WI 序列中 TE$_1$ 及 TE$_2$ 值取决于 MR 主磁场强度,表中为 1.5T 时的参考值

5. 图像质量要求及图示

（1）图像质量要求:①清晰显示肝内外胆管、胰管及病变区域;②无严重的呼吸运动伪影、血管搏动伪影及并行采集技术伪影。

（2）MR 胰胆管图像（图 7-6-12）。

6. 注意事项

（1）MR 胰胆管成像检查前准备比肝胆脾 MRI 检查还要严格,受检者必须空腹,并禁食、禁水 6h 以上,必要时可口服胃肠道阴性对比剂以突出胰胆管信号,达到良好的胰胆管成像效果。

（2）呼吸训练是能否顺利完成单次激发二维厚层块 MRCP 序列检查的关键,要求选择呼气末屏气,配合较差的受检者可以用手捏鼻。进行呼吸触发快速自旋回波三维薄层 MRCP 序列扫描时需平静规律呼吸。

（3）疑有占位性病变时,增加横断面屏气或者呼吸触发的 DWI 序列（b=600~800mm^2/s）。

（4）单次激发二维厚层块 MRCP 序列需进行多次激发、多角度扫描。呼吸触发快速自旋回波三

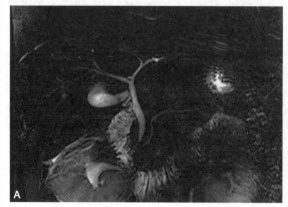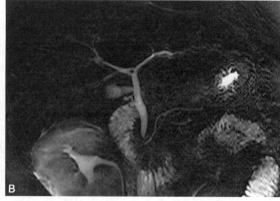

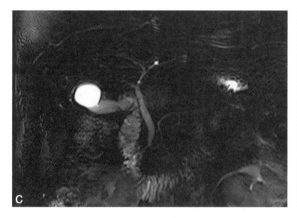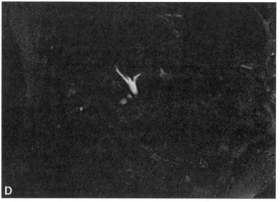

图 7-6-12　MR 胰胆管图像
A. 标准冠状面二维 MRCP；B. 斜冠状面二维 MRCP；C. 斜冠状面二维 MRCP；D. 三维薄层 MRCP

维薄层 MRCP 序列可提供 MIP 多角度旋转的三维胰胆管成像。MIP 时，可根据需要剪除与胆道重叠的背景结构，如胃肠、椎管、肾盂等，以充分显示胆系影像，提高图像质量，并作多角度旋转，多视角观察胰管、胆管树。

（5）在进行多角度单次激发二维厚层块 MRCP 序列扫描时，各个角度层块扫描之间应该有 5s 以上的时间间隔，否则会由于饱和效应而导致后面的层块出现明显的信号衰减，进而影响图像质量。

（6）三维薄层 MRCP 序列要重视原始薄层图像的观察。尽管 MRCP 图像可以观察胰胆管全貌，但难以显示胰胆管内的细微结构的改变，如小结石、小肿瘤等很容易被高信号的胆汁掩盖，而薄层原始图像则有利于显示管腔内的小病灶。

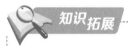

呼吸门控技术

　　呼吸门控技术包括呼吸补偿技术（respiratory compensation）和呼吸触发技术（respiratory trigge-ring）。前者在整个呼吸周期中，MR 信号采集在一直进行，对呼吸周期中相似时间点的 MR 信号采用相似的相位编码，这样原来呼吸运动引起的随机相位偏移，因与呼吸信号整合并进行相位重新编排后变成规律性变化。后者属于前瞻性呼吸门控技术，一般以呼气末为触发点开始采集，至下一次吸气前停止采集，这样信号采集发生于呼吸运动相对停止的平台期，呼吸运动伪影明显减少。呼吸感应器用于感应检查过程中呼吸运动的波形。由于男女的呼吸方式不同，男性应将呼吸感应器安放于上腹部，感应器两端围绕患者腹部的系带的松紧度要适中，过紧或过松都会导致感应信号被变形。女性则应安放在下胸部。

五、MR 尿路成像技术

1. 适应证　①肾和输尿管疾病，如结核、肿瘤、结石、先天畸形、慢性肾盂肾炎以及肾损伤等；②不明原因的血尿或脓尿；③腹膜后肿瘤，了解肿瘤与泌尿器官的关系及排除泌尿系统疾病；④尿道狭窄患者无法插入导管行膀胱造影者。

2. 射频线圈　同肝胆脾 MRI。

3. 受检者体位及定位中心　体位同肝、胆、脾 MRI。定位中心对准线圈中心及胸骨剑突与耻骨连线中点。

4. 扫描技术

（1）常规扫描：MR 尿路成像不宜单独进行，应结合尿路的平扫和（或）三维动态增强扫描技术。

1）扫描平面与序列：MR 尿路成像以冠状面及斜冠状面为主，扫描序列包括单次激发二维厚层块 MRU 序列和呼吸触发三维薄层 MRU 序列；辅以斜矢状面单次激发二维厚层块 MRU 序列。

2）扫描定位：单次激发二维厚层块 MRU 序列屏气采集，以常规尿路平扫冠状面作为定位像，沿两侧尿路走行分别获取左右单侧尿路斜矢状面像,再以左右斜矢状面像作为参考获取双侧尿路斜冠状面像。范围覆盖肾、输尿管和膀胱(图 7-6-13)。呼吸触发三维薄层 MRU 序列序列行冠状面扫描,扫描方向由前至后(图 7-6-14),覆盖肾、输尿管和膀胱。

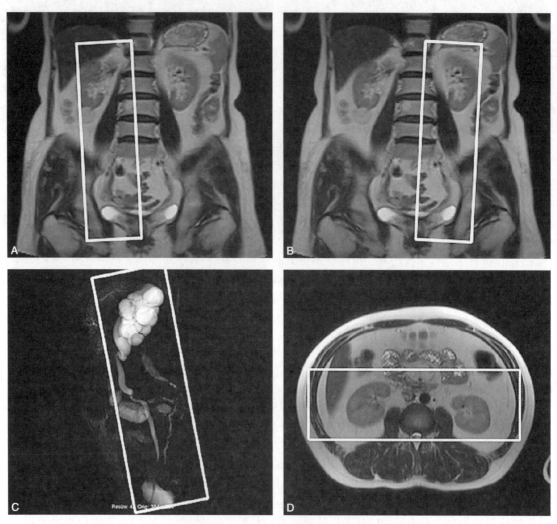

图 7-6-13 单次激发二维 MRU 定位图
A. 右侧尿路斜矢状面定位图;B. 左侧尿路斜矢状面定位图;C、D. 斜冠状面二维 MRU 定位图

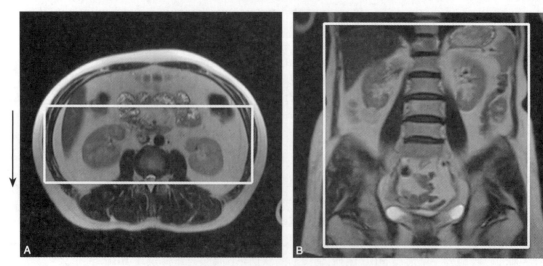

图 7-6-14 呼吸触发三维 MRU 定位图

3）相位编码方向：采用左右方向。

（2）推荐 MR 尿路成像参数见表 7-6-5。

表 7-6-5　MR 尿路成像参数

脉冲序列	TR （ms）	TE （ms）	FA （°）	ETL	矩阵	FOV （mm）	层厚/间隔 （mm）	NEX
FSE-T$_2$WI	2000~6000	80~120	110	8~32	320×224	350~400	6~7/1~2	2
双回波 T$_1$WI*	100~300	2.1/4.2	70		320×224	350~400	6~7/1~2	1
T$_2$-haste	1000	91	160		256×224	350~400	6~7/1~2	1
3D-Vibe	4.0	1.4	12		320×224	350~400	2~5/0	1
二维 MRU	6000	500	180		384×224	350~400	30~70	1
三维 MRU	2000~6000	500	140	270	384×224	350~400	1~2/0	2

注：* 双回波 T$_1$WI 序列中 TE$_1$ 及 TE$_2$ 值取决于 MR 主磁场强度，表中为 1.5T 时的参考值

5. 图像质量要求及图示

（1）图像质量要求：①扫描范围应包括双侧肾盂、肾盏、输尿管、膀胱；②无严重的呼吸运动伪影、血管搏动伪影及并行采集技术伪影。

（2）MR 尿路图像（图 7-6-15）。

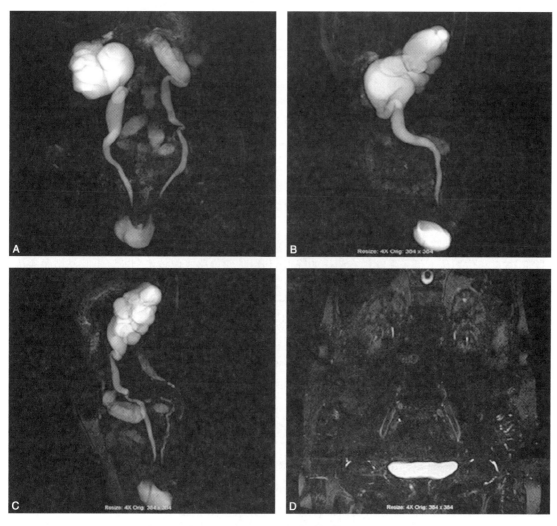

图 7-6-15　MR 尿路图像
A. 斜冠状面二维 MRU；B. 右侧斜矢状面二维 MRU；C. 左侧斜矢状面二维 MRU；D. 三维薄层 MRU

6. 注意事项

（1）MR 尿路成像检查前受检者需空腹 8h,膀胱中度留尿;视需要选择检查前 30min 口服利尿剂,或体外输尿管压迫带。

（2）呼吸训练是能否顺利完成单次激发二维厚层块 MRU 序列检查的关键,要求选择呼气末屏气,配合较差的受检者可以用手捏鼻。进行呼吸触发三维薄层 MRU 序列扫描时需平静规律呼吸。

（3）疑有占位性病变时,增加横断面屏气或者呼吸触发的弥散加权序列（b=600~800mm²/s）。

（4）正常 MRU 的图像上输尿管往往只能部分显示或呈细长条状,而在有尿路梗阻时,MRU 的效果较好。

（5）在进行单次激发二维厚层块 MRU 序列扫描时,各次扫描之间应该有 5s 以上的时间间隔,否则会由于饱和效应而导致后面的扫描出现明显的信号衰减,进而影响图像质量。腹腔积液较明显的患者单次激发二维厚层块 MRU 序列的效果往往不佳。

（6）呼吸触发三维薄层 MRU 序列要重视原始薄层图像的观察。尽管 MRU 后处理图像可以观察尿路全貌,但难以显示尿路内的细微结构的改变,如小结石、小肿瘤等很容易被高信号的尿液掩盖,而薄层原始图像则有利于显示管腔内的小病灶。

六、相关疾病 MRI 检查策略

腹部 MRI 常规平扫及增强扫描是腹部疾病的重要检查技术,绝大多数疾病都可以依靠常规 MRI 技术解决。但在某些疾病中,采用一些特殊的检查技术可以为疾病的诊断提供重要的信息,这些特殊的检查技术包括特异性对比剂的应用、特殊序列的应用等。

1. 肝脏小肝癌及转移瘤 肝脏小肝癌及转移瘤的检查可以使用肝细胞特异性对比剂,如普美显（钆塞酸二钠）等,普美显可被功能正常的肝细胞摄取,增强后采用 T_1WI 扫描。正常肝实质由于肝细胞摄取对比剂而在 T_1WI 上信号增高,小肝癌及转移瘤由于不含功能正常的肝细胞而无法摄取对比剂,在 T_1WI 上信号不增高,因此,增加了病灶与肝实质的对比,提高了病变的检出率。此外,肝脏良性病变如局灶性结节性增生,由于含有功能正常的肝细胞可以摄取对比剂而在 T_1WI 上信号增高,因此使用普美显可以进行肝脏小肝癌与局灶性结节性增生的鉴别诊断。

2. 脂肪肝 脂肪肝的检查可以使用化学位移成像技术,即使用二维扰相梯度回波 T_1WI 双回波序列,在一次扫描后同时获得同相位/反相位图像,发生脂肪肝时由于肝脏被脂肪浸润,在反相位图像上信号强度会有明显的降低,因此,使用化学位移成像技术有助于脂肪肝诊断,其诊断敏感性也超过常规 MRI 和 CT 检查。

3. 肾上腺腺瘤 肾上腺腺瘤的 MRI 检查也可以使用化学位移成像技术,因为肾上腺腺瘤中常含有脂质,在反相位图像上信号强度常有明显的降低,利用化学位移成像技术判断肾上腺结节是否为腺瘤的敏感性和特异性都较高。

4. 胰腺导管内乳头状黏液肿瘤（IPMT） IPMT 的 MRI 检查可以使用扩散加权成像（DWI）技术,IPMT 可产生大量黏液,聚集在胰管内造成胰管扩张。有文献报道,IPMT 扩张胰管的 ADC 值较低,在 DWI 上可表现为高信号,与慢性胰腺炎造成的胰管扩张存在明显差别。

5. 腹部脏器恶性肿瘤 腹部脏器恶性肿瘤的 MRI 检查可以使用扩散加权成像（DWI）技术,因为恶性肿瘤组织在 DWI 上呈现明显高信号,DWI 可以提高肿瘤病变与周围组织的对比,有利于病变范围的确定。

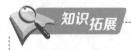

普 美 显

钆塞酸二钠（Gd-EOB-DTPA）,商品名普美显（primovist,由德国拜耳先灵公司生产）是一种新型肝细胞特异性磁共振对比剂。Gd-EOB-DTPA 具有非特异性细胞外对比剂和肝胆特异性对比剂的特性,可在相对较短的时间窗内进行肝脏特异 MR 成像,对肝脏局灶性病变的检出及定性具有较高的精准度,还可以进行胆道成像及评价肝功能等,实现"一站式"检查。

　　Gd-EOB-DTPA 具有很高的弛豫效能,临床使用剂量仅为 0.025mmol/kg,这个剂量相当于经美国食品及药物管理局(FDA)批准并推荐用于肝脏 MR 成像所有其他钆基对比剂剂量的 1/4。Gd-EOB-DTPA 肝细胞吸收率为 40%~50%,之后经胆道排泄。其肾脏排泄率与胆道排泄率基本相同。肝、肾对 Gd-EOB-DTPA 的代谢存在竞争机制,当其中一种清除途径的功能严重不足时,另一途径可以代偿,故可在肝功能或肾功能受损患者中安全使用。肝功能受损时,Gd-EOB-DTPA 的胆道排泄速度减慢,而由于胆红素也经 OATPl 受体排泄,因此其胆道排泄也可反映整体肝功能。

　　男性,46 岁。有肝炎和肝硬化病史,近 2 个月出现肝区及胆区闷痛,夜间睡觉时疼痛感尤为明显,食欲缺乏,饭后感觉难以消化,有时还会出现四肢酸痛,全身无力等症状。查体:神志清,皮肤巩膜无黄染,浅表淋巴结未触及肿大,两肺未闻及湿啰音,心律齐,双肾区无叩痛,双下肢无水肿,肌力可。B 超提示肝内实质占位,肝癌可疑。入院后临床申请肝脏磁共振检查。

(孔祥阔)

病例讨论

第七节　盆腔 MRI 检查技术

　　本节主要介绍盆腔各脏器(膀胱、前列腺、子宫及附件、直肠、盆底肌肉、胎儿)的 MRI 检查技术,内容涉及盆腔各脏器的 MRI 检查适应证、射频线圈、受检者体位及定位中心的确定、扫描技术、图像质量要求、注意事项及各部位相关疾病 MRI 检查策略等。

一、膀胱 MRI 检查

　　1. 适应证　①膀胱炎性病变,如慢性膀胱炎、腺性膀胱炎、膀胱结核等;②膀胱肿瘤性病变,如膀胱癌、膀胱乳头状瘤、膀胱腺瘤等;③神经源性膀胱、膀胱结石、膀胱出血等,以及精囊腺相关疾病。

　　2. 射频线圈　腹部相控阵线圈。

　　3. 受检者体位及定位中心　仰卧位,头先进或足先进,双臂自然垂于身体两侧或交叉置于胸前,身体左右居中。定位中心对准线圈中心及耻骨联合上缘上方 2cm,锁定位置,送进磁场中心。

　　4. 扫描技术

　　(1)常规扫描

　　1)扫描平面与序列:膀胱扫描包括膀胱局部扫描和全盆腔扫描,扫描平面以横断面为主,辅以矢状面、冠状面。脂肪抑制 T_2WI 序列是最主要的扫描序列,脂肪抑制和非脂肪抑制要相互参照,其他扫描序列包括 T_1WI 序列、扩散加权成像(DWI)序列、磁共振尿路成像(MRU)序列。

　　2)扫描定位:利用三平面定位。横断面以矢状面作为定位像,定位线垂直于盆腔矢状轴,并在横断面定位像上调整视野大小及位置,大范围包括全盆腔,小范围包括全膀胱及邻近结构,扫描方向由上至下(图 7-7-1)。矢状面以横断面作为定位像,定位线平行于盆腔前后轴,并在冠状面上调整上下视野大小及位置,包全膀胱及邻近结构,扫描方向自右向左(图 7-7-2)。

　　3)相位编码方向及其他:横断面采用左右方向,矢状面采用头足方向,在扫描层面上方设置饱和带。

　　(2)增强扫描

　　1)对比剂剂量和注射速率:采用钆对比剂(如 Gd-DTPA),剂量为 0.1mmol/kg,静脉注射速度为 1.5~2.0ml/s。

　　2)扫描平面与序列:扫描基本平面为横断面,辅以冠状面和矢状面扫描。扫描序列为快速梯度回波三维容积屏气 T_1WI 序列(3D-VIBE/3D-LAVA/3D-THRIVE)。

　　3)扫描时刻与期相:一般扫描三期,分别为动脉期、静脉期及延迟期。在正常循环状态下,动脉

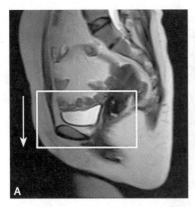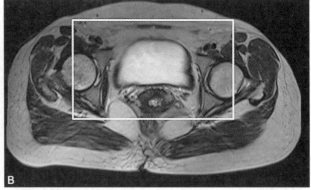

图 7-7-1 膀胱横断面 MRI 定位图
A. 矢状面 T_2WI；B. 横断面 T_2WI

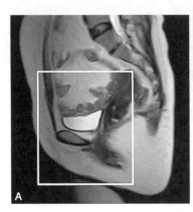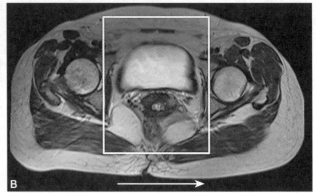

图 7-7-2 膀胱矢状面 MRI 定位图
A. 矢状面 T_2WI；B. 横断面 T_2WI

期扫描时间为注射对比剂后 23~25s，静脉期为注射对比剂后 50~70s，延迟期为注射对比剂后 3~5min，每期扫描 15~20s。

（3）推荐膀胱 MR 成像参数见表 7-7-1。

表 7-7-1 膀胱 MR 成像参数

脉冲序列	TR（ms）	TE（ms）	FA（°）	ETL	矩阵	FOV（mm）	层厚/间隔（mm）	NEX
T_2WI[①]	2000~5000	80~120	140	8~32	320×224	200~250	3/0~0.6	2
T_1WI	100~200	2~4	70	5~10	320×224	350~400	5~7/1~2	2~4
DWI[②]	5000~6000	60~80			128×96	350~400	5~7/1~2	2
3D-VIBE	4~10	1~2	9	5~10	320×224	350~400	3~5/0	1

注：[①]该序列分别进行高分辨力 T_2WI 序列及脂肪抑制 T_2WI 序列两次扫描；[②]b 值一般取 1000~1500s/mm²

5. 图像质量要求及图示

（1）图像质量要求：①扫描范围覆盖膀胱及邻近结构区域；②清晰显示膀胱及邻近脏器组织；③无卷积伪影，无明显呼吸运动伪影和磁敏感伪影及并行采集伪影等。

（2）膀胱 MR 图像（图 7-7-3）。

6. 注意事项

（1）由于 MRI 检查时间较长，检查前不宜过度憋尿，以减少运动伪影。

（2）对于神经源性膀胱病变，扫描时应扩大扫描范围，在条件允许的情况下，可观察腰椎的情况，以除外脊髓圆锥、马尾病变。

（3）怀疑膀胱癌、宫颈癌等盆腔恶性病变侵犯输尿管时，需增加磁共振尿路成像（MRU），以了解

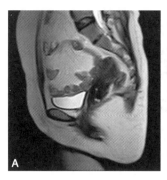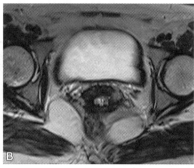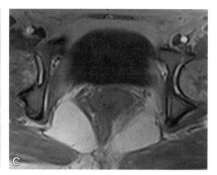

图 7-7-3 膀胱 MR 图像
A. 矢状面 T_2WI；B. 横断面 T_2WI；C. 横断面 T_1WI

输尿管梗阻情况。

（4）为了解膀胱病变是否侵及相邻脏器，可行憋尿及排尿后检查。

（5）T_1WI 膀胱内出现高信号时，需增加脂肪抑制 T_1WI 序列，以鉴别是否出血。

二、前列腺 MRI 检查

男性，68 岁，尿频尿急尿痛伴肉眼血尿 1 个月。1 个月前患者开始出现尿频尿急尿痛，伴肉眼血尿，自诉无腰痛、腰酸，无发热畏寒，无恶心呕吐，自行口服止血药效果不佳。体检：BP 150/90mmHg，P 72 次/min，R 20 次/min，双侧肾区平坦、无叩痛，双侧输尿管走行区无压痛。直肠指检前列腺增大，触及多发结节。总前列腺特异抗原（TPSA）10.8ng/ml（正常值 0~4ng/ml）。B 超检查：前列腺增生伴钙化。

问题：

1. 该患者下一步最需要做什么检查？

2. 如何执行该检查？

1. 适应证 ①前列腺炎；②良性前列腺增生；③前列腺癌；④前列腺结核；⑤前列腺肉瘤等。

2. 射频线圈 腹部相控阵线圈或者直肠内线圈。

3. 受检者体位及定位中心 仰卧位，头先进或足先进，双臂自然垂于身体两侧或交叉置于胸前，身体左右居中。定位中心对准线圈中心及耻骨联合上缘。

4. 扫描技术

（1）常规扫描

1）扫描平面与序列：扫描平面包括横断面、矢状面和冠状面。扫描序列以 T_2WI 序列为主，可结合脂肪抑制序列，其他扫描序列包括 T_1WI 序列，扩散加权成像（DWI）序列。扫描范围以小视野高分辨率序列为主，需包含盆腔大范围扫描。

2）扫描定位：利用三平面定位。横断面以矢状面作为定位像，定位线垂直于前列腺长轴，并在横断面定位像上调整视野大小及位置，小视野以前列腺为中心包全前列腺、精囊腺及邻近结构，扫描方向由上至下（图 7-7-4）。矢状面以横断面作为定位像，定位线平行于盆腔前后轴，扫描方向自右向左（图 7-7-5）。冠状面以矢状面作为定位像，定位线平行于前列腺长轴，扫描方向自前向后（图 7-7-6）。

3）相位编码方向及其他：横断面采用左右方向，矢状面采用头足方向，冠状面采用左右方向，在扫描层面上方设置饱和带。

（2）增强扫描

1）对比剂剂量和注射速率：采用钆对比剂（如 Gd-DTPA），剂量为 0.1mmol/kg，普通增强静脉注射速度为 1.5~2ml/s，灌注扫描时注射速度为 4.0~5.0ml/s。

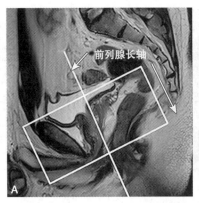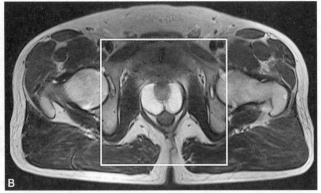

图 7-7-4　前列腺横断面 MRI 定位图
A. 矢状面 T_2WI；B. 横断面 T_2WI

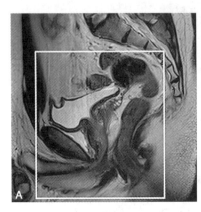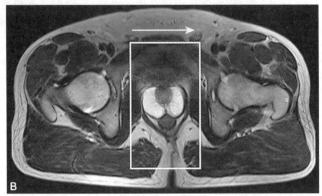

图 7-7-5　前列腺矢状面 MRI 定位图
A. 矢状面 T_2WI；B. 横断面 T_2WI

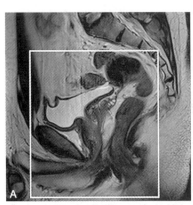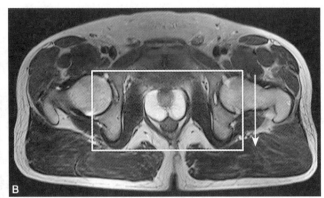

图 7-7-6　前列腺冠状面 MRI 定位图
A. 矢状面 T_2WI；B. 横断面 T_2WI

2）扫描平面与序列：扫描平面为横断面动态增扫描，随后进行冠状面和矢状面扫描。扫描序列为快速梯度回波三维容积（3D-VIBE/3D-LAVA/3D-THRIVE）屏气 T_1WI 序列。

3）扫描时刻与期相：首选动态灌注增强扫描模式，横断面为主，对比剂采用双筒高压注射器静脉团注，在对比剂注射同时开始扫描，第一个时相作为减影的蒙片，周期时间<10s/期，扫描周期>30 个，整个动态扫描时长约 5min。若条件不允许，可分别行动脉期、静脉期及延迟期，在正常循环状态下，动脉期扫描时间为注射对比剂后 23~25s，静脉期为注射对比剂后 50~70s，延迟期为注射对比剂后 3~5min，每期扫描 15~20s。

4）推荐前列腺 MR 成像参数见表 7-7-2。

表 7-7-2 前列腺 MR 成像参数

脉冲序列	TR（ms）	TE（ms）	FA（°）	ETL	矩阵	FOV（mm）	层厚/间隔（mm）	NEX
T₂WI[①]	2000~5000	80~120	140	8~32	320×224	200~250	3/0~0.6	2
T₁WI	100~200	2~4	70	5~10	320×224	350~400	5~7/1~2	2~4
DWI[②]	5000~6000	60~80			128×96	350~400	5~7/1~2	2
3D-VIBE	4~10	1~2	9	5~10	320×224	350~400	3~5/0	1

注：[①]该序列分别进行高分辨力 T_2WI 序列及脂肪抑制 T_2WI 序列两次扫描；[②]b 值一般取 1000~1500s/mm²

5. 图像质量要求及图示

（1）图像质量要求：①扫描范围覆盖前列腺、精囊腺及邻近结构区域；②清晰显示前列腺外周带、移行带、前纤维基质及精囊腺；③无卷积伪影，无明显呼吸运动伪影、磁敏感伪影及并行采集伪影等。

（2）前列腺 MR 图像（图 7-7-7）。

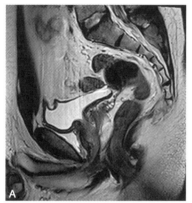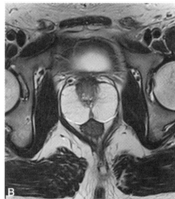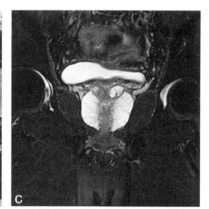

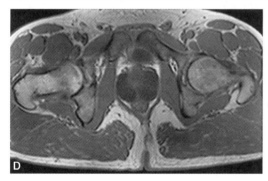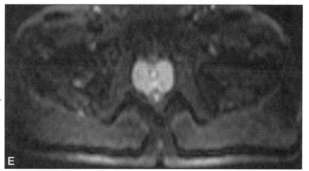

图 7-7-7 前列腺 MR 图像

A. 矢状面 T_2WI；B. 高分辨力横断面 T_2WI；C. 高分辨力脂肪抑制冠状面 T_2WI；D. 横断面 T_1WI；E. 高 b 值弥散加权图像

6. 注意事项

（1）MRI 检查前 1d 少渣饮食，检查前 30min 排空直肠，膀胱适度充盈。膀胱过度充盈会引起运动伪影，膀胱排空后不利于观察前列腺与膀胱壁的关系及膀胱壁受累情况。

（2）前列腺活检后出血会影响前列腺癌的诊断和定位，若先行前列腺穿刺活检，则穿刺活检与 MRI 检查至少间隔 4~6 周。

（3）冠状面和矢状面 T_2WI 序列显示前列腺尖部和底部的病灶较好。由于尖部是前列腺癌的好发部位，而底部的精囊腺根部是前列腺包膜外侵犯的好发部位，所以冠状面和矢状面扫描是必需的。

（4）通常高 b 值的 DWI 显示前列腺癌更敏感，但 b 值越高则信噪比越低。一般高场 MRI 扫描仪，b

值可选择 1000~2000s/mm^2。DWI 序列和常规 T$_2$WI、T$_1$WI 序列共同组成了前列腺的多参数扫描策略。

（5）前列腺磁共振波谱分析（MRS）能够评估前列腺组织的生化代谢变化，正常前列腺和良性前列腺增生组织内均含有较多的枸橼酸盐，前列腺癌组织含量很低。但由于 MRS 对扫描技术要求较高，受影响因素较多，不推荐 MRS 作为常规序列。

（6）建议采用动态增强扫描，可提高前列腺癌的诊断、鉴别诊断率和分期正确率。

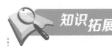

多参数 MR 成像

　　多参数 MR 成像是利用形态学成像序列（如 T$_1$WI 序列、T$_2$WI 序列）与一种或多种功能成像技术（DWI、DCE、MRS 等）相结合的成像技术，既可以观察到病灶的形态学特点，也能够了解病灶的功能状态。该方法可用于前列腺癌局部分期、肿瘤侵袭性的无创性评价等。美国放射学院建立的前列腺影像报告和数据系统（prostate imagingrReporting and data system，PI-RADS）根据高分辨力 T$_2$WI、DWI、DCE 图像特征分别给予不同的权重进行评分，外周带肿瘤以 DWI 序列为主，移形带肿瘤以 T$_2$WI 序列为主，评 5 分即可以诊断为前列腺癌，该评价系统在临床被广泛采用。

三、子宫及附件 MRI 检查

1. 适应证　①卵巢病变，如子宫内膜异位性囊肿、单纯性卵巢囊肿、浆液性及黏液性囊肿、恶性卵巢肿瘤；②子宫病变，如子宫肌瘤、子宫内膜癌、子宫颈癌。

2. 射频线圈　腹部相控阵线圈。

3. 受检者体位及定位中心　仰卧位，头先进或足先进，双臂自然垂于身体两侧或交叉置于胸前，身体左右居中。定位中心对准线圈中心，锁定位置，送进磁场中心。

4. 扫描技术

（1）常规扫描

1）扫描平面与序列：子宫的扫描平面以矢状面、横断面为主，辅以冠状面；附件的常规 MRI 检查以冠状面、横断面为主。宫颈及阴道的常规 MRI 检查以横断面和矢状面为主。扫描序列包括 T$_2$WI 序列，脂肪抑制 T$_2$WI 序列，扩散加权成像（DWI）序列，以小视野高分辨力序列为主，需包含盆腔大范围脂肪抑制 T$_2$WI 序列。

2）扫描定位：利用三平面定位。矢状面以横断面作为定位像，定位线平行于子宫长轴，并在冠状面上调整上下视野大小及位置，扫描方向自右向左，上下范围包全子宫及阴道全长，左右范围可只扫描子宫区域（图 7-7-8）。横断面以矢状面作为定位像，定位线根据病变位置可垂直于子宫体、子宫颈和阴道（图 7-7-9、图 7-7-10），扫描方向由上至下，成像范围以兴趣区为主。冠状面以横轴面作为定位像，定位线平行于身体左右轴，扫描方向由前至后（图 7-7-11）。

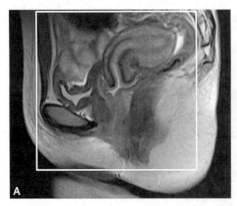
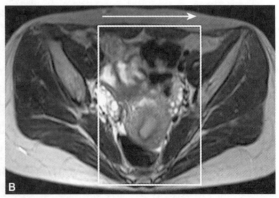

图 7-7-8　子宫矢状面 MRI 定位图
A. 矢状面 T$_2$WI；B. 横断面 T$_2$WI

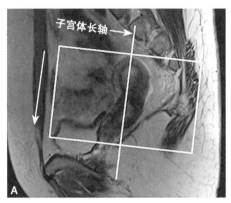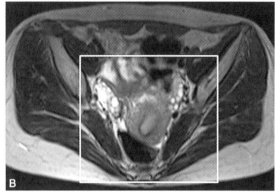

图 7-7-9　子宫体横断面 MRI 定位图
A. 矢状面 T_2WI；B. 横断面 T_2WI

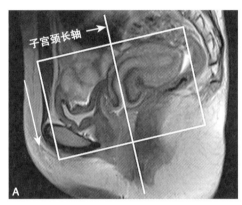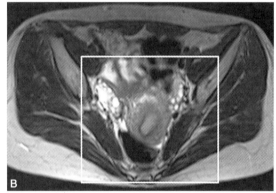

图 7-7-10　宫颈横断面 MRI 定位图
A. 矢状面 T_2WI；B. 横断面 T_2WI

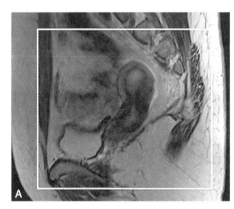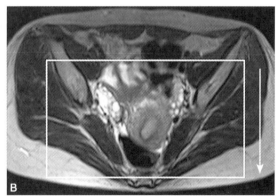

图 7-7-11　子宫及附件冠状面 MRI 定位图
A. 矢状面 T_2WI；B. 横断面 T_2WI

　　3）相位编码方向及其他：横断面采用左右方向，矢状面采用头足方向，冠状面采用左右方向，在扫描层面上方设置饱和带。

　　（2）增强扫描

　　1）对比剂剂量和注射速率：采用钆对比剂（如 Gd-DTPA），剂量为 0.1mmol/kg，静脉注射速度为1.5~2.0ml/s，灌注扫描时注射速度为 4.0~5.0ml/s。

　　2）扫描平面与序列：扫描平面为横断面动态增强扫描，随后进行冠状面和矢状面扫描。扫描序列为快速梯度回波三维容积屏气 T_1WI 序列（3D-VIBE/3D-LAVA/3D-THRIVE）。

　　3）扫描时刻与期相：首选动态灌注增强扫描模式，横断面为主，对比剂采用双筒高压注射器静脉团注,在对比剂注射同时开始扫描,第一个时相作为减影的蒙片,周期时间<10s/期,扫描周期>30个,整个动态扫描时长约5min。若条件不允许,可分别行动脉期、静脉期及延迟期,在正常循环状态下,动脉期扫描时间为注射对比剂23~25s,静脉期为注射对比剂后50~70s,延迟期为注射对比剂后3~5min,每期扫描15~20s。

（3）推荐子宫及附件 MR 成像参数见表 7-7-3。

表 7-7-3 子宫及附件 MR 成像参数

脉冲序列	TR（ms）	TE（ms）	FA（°）	ETL	矩阵	FOV（mm）	层厚/间隔（mm）	NEX
T_2WI[①]	2000~5000	80~120	140	8~32	320×224	200~250	3~4/0~0.6	2
T_1WI	100~200	2~4	70	5~10	320×224	350~400	5~7/1~2	2~4
DWI[②]	5000~6000	60~80			128×96	350~400	5~7/1~2	2
3D-VIBE	4~10	1~2	9	5~10	320×224	350~400	3~5/0	1

注:[①]该序列分别进行高分辨力 T_2WI 序列及脂肪抑制 T_2WI 序列两次扫描;[②]b 值一般取 1000~1500s/mm²

5. 图像质量要求及图示

（1）图像质量要求:①扫描范围覆盖全部子宫及邻近结构区域;②清晰显示子宫、两侧附件及膀胱、直肠等邻近组织的细微结构;③无卷积伪影,无明显呼吸运动伪影、磁敏感伪影及并行采集伪影等。

（2）子宫及附件 MR 图(图 7-7-12)。

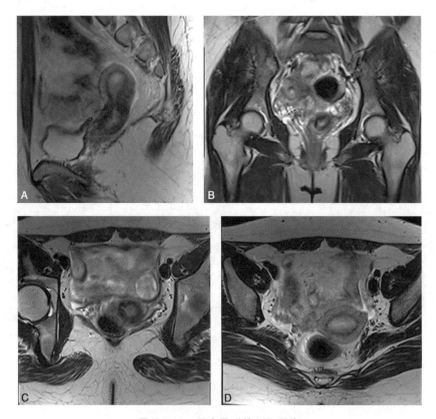

图 7-7-12 子宫及附件 MR 图像
A. 子宫矢状面;B. 子宫及附件冠状面;C. 宫颈横断面;D. 宫体横断面

6. 注意事项

（1）检查前不宜过度憋尿,以减少运动伪影。

（2）畸胎瘤、子宫肌瘤、子宫内膜异位症、卵巢囊肿等在 MRI 的信号上颇具特征性,有时需增加压脂 T_1WI 序列,以鉴别 T_1WI 高信号是出血还是脂肪。

（3）卵巢病变在进行分期时,扫描范围应较大,常需观察腹腔积液、腹膜后淋巴结和远处脏器。

（4）在设备性能允许的情况下,首选动态灌注增强扫描,或至少三期扫描。

四、直肠 MRI 检查

1. 适应证 直肠癌、直肠腺瘤、肛瘘、肛周脓肿等。

2. 射频线圈 腹部相控阵线圈。

3. 受检者体位及定位中心 仰卧位,头先进或足先进,双臂自然垂于身体两侧或交叉置于胸前,身体左右居中。定位中心对准线圈中心及脐与耻骨联合的中点,锁定位置,送进磁场中心。

4. 扫描技术

（1）常规扫描

1）扫描平面与序列:直肠的常规 MRI 扫描平面包括矢状面、横断面、冠状面。扫描序列包括 T₂WI 序列,脂肪抑制 T₂WI 序列,扩散加权成像序列（DWI）,以小视野高分辨率序列为主,需包含盆腔大范围脂肪抑制 T₂WI 序列。

2）扫描定位:利用三平面定位。横断面以矢状面作为定位像,定位线垂直于直肠病变段长轴,并在横断面定位像上调整视野大小及位置,包直肠病变全长,扫描方向由上至下（图 7-7-13）。矢状面以横断面作为定位像,定位线平行于盆腔前后轴,扫描方向自右向左（图 7-7-14）,范围覆盖完整直肠两侧。冠状面以矢状面作为定位像,定位线平行于直肠病变段长轴,扫描方向自前向后（图 7-7-15）。

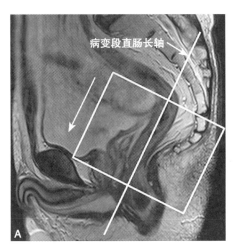
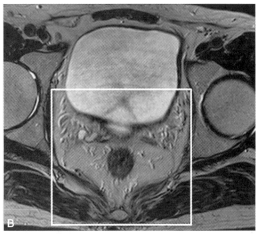

图 7-7-13 直肠横断面 MRI 定位图
A. 矢状面 T₂WI;B. 横断面 T₂WI

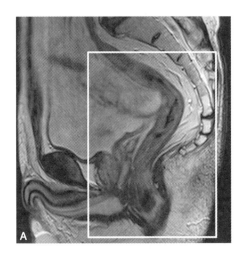
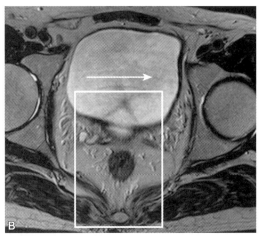

图 7-7-14 直肠矢状面 MRI 定位图
A. 矢状面 T₂WI;B. 横断面 T₂WI

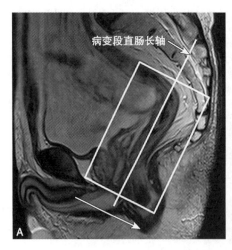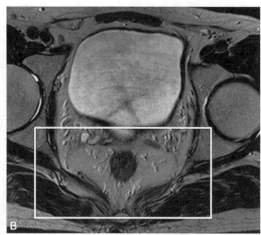

图 7-7-15 直肠冠状面 MRI 定位图
A. 矢状面 T_2WI;B. 横断面 T_2WI

3）相位编码方向及其他:横断面采用左右方向,矢状面采用头足方向,冠状面采用左右方向,在扫描层面上方设置饱和带。

（2）增强扫描

1）对比剂剂量和注射速率:采用钆对比剂（如 Gd-DTPA）,剂量为 0.1mmol/kg,静脉注射速度为 1.5~2.0ml/s,灌注扫描时注射速度为 4.0~5.0ml/s。

2）扫描平面与序列:扫描平面为横断面动态增强扫描,随后进行冠状面和矢状面扫描。扫描序列为快速梯度回波三维容积屏气 T_1WI 序列（3D-VIBE/3D-LAVA/3D-THRIVE）。

3）扫描时刻与期相:直肠扫描行常规三期扫描,动脉期、静脉期及延迟期。在正常循环状态下,动脉期扫描时间为注射对比剂后 23~25s,静脉期为注射对比剂后 50~70s,延迟期为注射对比剂后 3~5min,每期扫描 15~20s。在设备条件允许的情况下行动态灌注增强扫描模式,横断面为主,对比剂采用双筒高压注射器静脉团注,在对比剂注射同时开始扫描,第一个时相可作为减影的蒙片,周期时间<10s/期,扫描周期>30 个,整个动态扫描时长约 5min。

（3）推荐直肠 MR 成像参数见表 7-7-4。

表 7-7-4 直肠 MR 成像参数

脉冲序列	TR（ms）	TE（ms）	FA（°）	ETL	矩阵	FOV（mm）	层厚/间隔（mm）	NEX
T_2WI[①]	2000~5000	80~120	140	8~32	320×224	200~250	3~4/0~0.6	2
T_1WI	100~200	2~4	70	5~10	320×224	350~400	5~7/1~2	2~4
DWI[②]	5000~6000	60~80			128×96	350~400	5~7/1~2	2
3D-VIBE	4~10	1~2	9	5~10	320×224	350~400	3~5/0	1

注:[①]该序列分别进行高分辨力 T_2WI 序列及脂肪抑制 T_2WI 序列两次扫描;[②]b 值一般取 1000~1500s/mm²

5. 图像质量要求及图示

（1）图像质量要求:①包括盆腔大范围扫描及直肠局部高分辨力扫描图像;②显示盆腔各脏器结构,清晰显示直肠壁各层结构及与周围组织的毗邻关系;③无卷积伪影,无明显呼吸运动伪影、磁敏感伪影及并行采集伪影等。

（2）直肠 MR 图（图 7-7-16）。

6. 注意事项

（1）受检者检查前 1d 少渣饮食,检查前半小时排空直肠,不主张检查前清洁肠道,膀胱适度充盈。

（2）直肠横断面需垂直于病变段,而不是垂直于盆腔上下长轴;冠状位平行于病变段,而非盆腔左右轴。

（3）在设备性能允许的情况下,首选动态灌注增强扫描,获取组织血流灌注信息,并行灌注定量

笔记

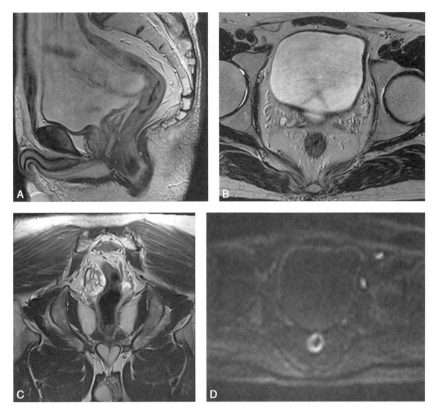

图 7-7-16 直肠 MR 图像
A. 矢状面 T_2WI；B. 横断面 T_2WI；C. 冠状面 T_2WI；D. 高 b 值弥散加权图像

分析及时间-信号强度曲线分析,这在评价直肠癌浸润程度方面具有重要作用。

五、盆底肌肉 MRI 检查

1. 适应证　女性相关疾病:如盆腔器官脱垂、阴道分娩后盆底支持结构损伤等;男性相关疾病:如睾丸、阴囊病变;其他病变:如压力性尿失禁、盆底炎性病变等。

2. 射频线圈　腹部相控阵线圈。

3. 受检者体位及定位中心　仰卧位,头先进或足先进,双臂自然垂于身体两侧或交叉置于胸前,身体左右居中。定位中心对准线圈中心及耻骨联合中点,锁定位置,送进磁场中心。

4. 扫描技术

(1) 常规扫描

1) 扫描平面与序列:扫描平面包括横断面、矢状面、冠状面。扫描序列主要为脂肪抑制 T_2WI 序列,T_1WI 序列。

2) 扫描定位:利用三平面定位。横断面以矢状面作为定位像,定位线垂直于盆腔上下长轴,包全盆底结构及器官,扫描方向由上至下(图 7-7-17)。矢状面以横断面作为定位像,定位线平行于盆腔前后轴,扫描方向自右向左(图 7-7-18)。冠状面以矢状面作为定位像,定位线平行于盆腔左右轴,扫描方向自前向后(图 7-7-19)。

3) 相位编码方向及其他:横断面采用前后方向,矢状面采用头足方向,冠状面采用左右方向,在扫描层面上方设置饱和带。

(2) 增强扫描

1) 对比剂剂量和注射速率:采用钆对比剂(如 Gd-DTPA),剂量为 0.1mmol/kg,静脉注射速度为 1.5~2ml/s。

2) 扫描平面与序列:扫描平面为横断面动态增强扫描,随后进行冠状面和矢状面扫描。扫描序列为快速梯度回波三维容积屏气 T_1WI 序列(3D-Vibe/3D-LAVA/3D-THRIVE)。

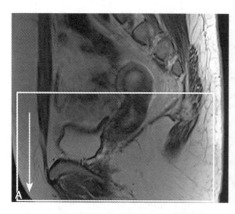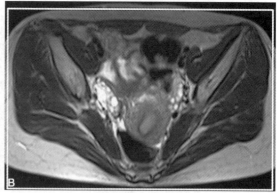

图 7-7-17 盆底肌肉横断面 MRI 定位图
A. 矢状面 T_2WI；B. 横断面 T_2WI

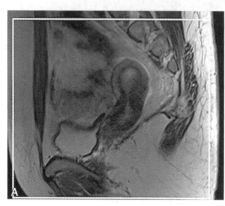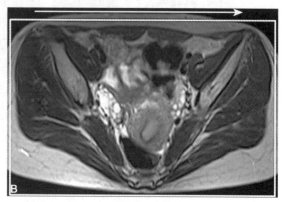

图 7-7-18 盆底肌肉矢状面 MRI 定位图
A. 矢状面 T_2WI；B. 横断面 T_2WI

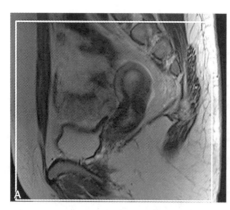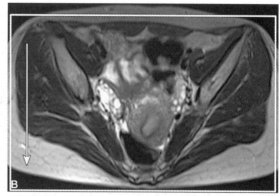

图 7-7-19 盆底肌肉冠状面 MRI 定位图
A. 矢状面 T_2WI；B. 横断面 T_2WI

3）扫描时刻与期相：常规行三期扫描，动脉期、静脉期及延迟期，在正常循环状态下，动脉期扫描时间为注射对比剂后 23~25s，静脉期为注射对比剂后 50~70s，延迟期为注射对比剂后 3~5min，每期扫描 15~20s。

（3）盆底肌肉 MR 成像参数见表 7-7-5。

5. 图像质量要求及图示

（1）图像质量要求：①清晰显示盆底各脏器结构，盆底肌肉层次清晰；②无卷积伪影，无呼吸运动伪影、磁敏感伪影及并行采集伪影等。

（2）盆底肌肉 MR 图（图 7-7-20）。

表 7-7-5 盆底肌肉 MR 成像参数

脉冲序列	TR（ms）	TE（ms）	FA（°）	ETL	矩阵	FOV（mm）	层厚/间隔（mm）	NEX
T_2WI	2000~6000	80~120	120	8~32	320×224	350~400	3~4/0~0.6	2
T_1WI	100~200	2~4	70	5~10	320×224	350~400	5~7/1~2	2~4
3D-VIBE	4~10	1~2	9	5~10	320×224	350~400	3~5/0	1

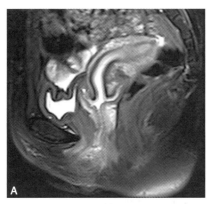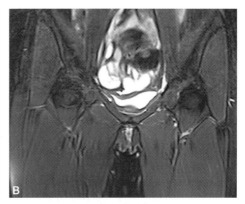
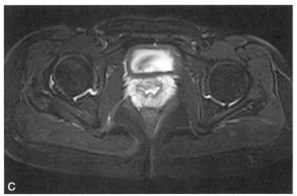

图 7-7-20 盆底肌肉 MR 图像
A. 矢状面脂肪抑制 T_2WI；B. 冠状面脂肪抑制 T_2WI；C. 横断面脂肪抑制 T_2WI

6. 注意事项

（1）盆底范围较大，常规采用大范围序列扫描，若怀疑睾丸、阴囊病变等局限性病变时，需采用小视野高分辨力序列扫描；当需要了解淋巴结转移情况时需增加大范围序列扫描。

（2）怀疑女性盆腔器官脱垂时，需行盆底动态 MRI 扫描，即先回纳脱出的器官后采集静息位图像，然后嘱患者做最大腹压的动作并保持，同时快速采集图像。

（3）盆底肌肉扫描压脂序列使用频率法时容易出现压脂不均匀，建议使用反转恢复序列压脂。

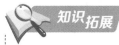 知识拓展

盆底动态 MR 成像

盆底动态 MR 成像（dynamic magnetic resonance imaging）1991 年由 Yang 等首次提出，并用于研究正常人和盆底功能障碍患者，观察在静息和盆腔用力时盆腔器官的位置和活动情况，对盆腔脏器脱垂的程度和严重性可作出精确的判断和定量诊断。随着影像设备和新技术的快速发展，大大提高了 MR 图像采集速度和质量，如超高速 MR 成像缩短了检查的时间，重 T_2 加权成像增强了组织的分辨力，开放式 MRI 装置可作站立或坐位成像等。该技术已成为盆底功能障碍术前评估的最佳诊断技术。

六、胎儿 MRI 检查

1. 适应证　①胎儿超声检查固有局限性或显示不满意,如孕妇肥胖,孕妇腹部瘢痕,合并子宫肌瘤,羊水过少或无羊水,双胎或多胎,胎儿体位不当等;②超声诊断胎儿异常或可疑胎儿异常,证实超声诊断或可疑异常以及是否能够提供额外信息;③有家族史遗传性疾病或孕妇有疾病时;④检查孕期为中孕以后,即孕 12 周起。

2. 射频线圈　体部线圈或相控阵线圈。

3. 受检者体位及定位中心　足先进,仰卧位或左侧卧位。线圈的摆放要依据胎位及扫描的部位,把线圈紧贴要检查的部位处。

4. 扫描技术

(1) 常规扫描

1) 扫描平面与序列:扫描平面包括横断面、矢状面和冠状面。需要应用快速扫描技术,T₂WI 为主,T₁WI 为辅。T₂WI 序列即单次激发快速自旋回波序列(SSFSE)或真实稳态进动快速成像(FIESTA)序列。T₁WI 序列为快速反转恢复运动抑制(FIRM)序列。

2) 扫描定位:先做孕妇中、下腹部三平面定位,然后调整 MR 成像角度行胎儿横断面、冠状面及矢状面成像。胎儿的头颅定位,如果出现矢状面和冠状面,就定位横断面,即在矢状面上平行于胼胝体膝部下缘和压部下缘连线,在冠状面上平行于双侧颞叶底部连线(图 7-7-21);如果定位时出现胎儿的矢状面和横断面,就定位冠状面,即在矢状面上平行于脑干,在轴位上垂直于大脑中线(图 7-7-22);如果出现横断面和冠状面,就定位矢状面,即在轴位上平行于大脑中线,在冠状面上平行于脑干以及大脑纵裂池(图 7-7-23)。胎儿体部定位,横断面在母体的矢状面和冠状面上定位,垂直于胎儿身体长

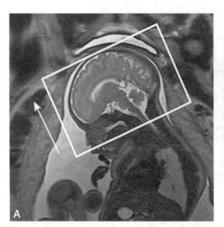
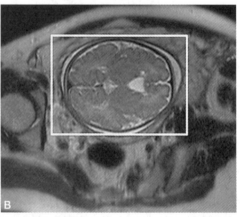

图 7-7-21　胎儿头颅横断面 MRI 定位图
A. 胎儿颅脑矢状面 T₂WI;B. 胎儿颅脑横断面 T₂WI

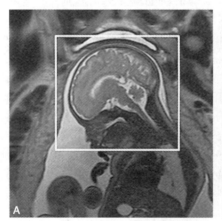
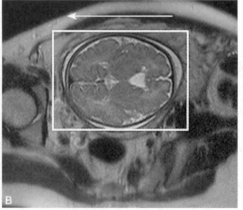

图 7-7-22　胎儿头颅冠状面 MRI 定位图
A. 胎儿颅脑矢状面 T₂WI;B. 胎儿颅脑横断面 T₂WI

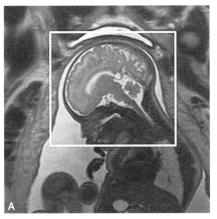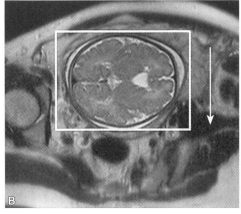

图 7-7-23　胎儿头颅矢状面 MRI 定位图
A. 胎儿颅脑矢状面 T_2WI；B. 胎儿颅脑横断面 T_2WI

轴；冠状面平行于胎儿双肾长轴，母体矢状面辅助定位；矢状面在横断面上平行于椎体前后轴，在冠状面上平行于身体长轴，然后以 B 超提示的异常部位为主，做横断面扫描。可先获得感兴趣部位的图像并对其进行细致的观察后再完成胎儿全身的图像扫描。

3）相位编码方向及其他：横断面采用前后方向，矢状面采用前后方向，冠状面采用左右方向。

（2）增强扫描

磁共振对比剂中的金属钆可通过胎盘，可能对胎儿产生不良影响，不主张在胎儿 MRI 中使用对比剂。

（3）推荐胎儿 MR 成像参数见表 7-7-6。

表 7-7-6　胎儿 MR 成像参数

脉冲序列	TR （ms）	TE （ms）	FA （°）	带宽 （Hz）	矩阵	FOV （mm）	层厚/间隔 （mm）	NEX
FIESTA	3.6~5.1	1.0~1.8	45	125	256×256	360~400	6~8/0~2	2
T_2-SSFSE	737~17173	82.9~95		20.83	256×128	360~400	6~8/0~2	1
T_1-FIRM	7.7~10.7	2.0~5.3	20	15.63	256×128	360~400	6~8/0~2	1

5. 图像质量要求及图示

（1）图像质量要求：①清晰显示胎儿、胎盘等解剖结构，扫描定位准确规范；②无卷积伪影，无明显呼吸运动伪影等。

（2）胎儿 MR 图（图 7-7-24）。

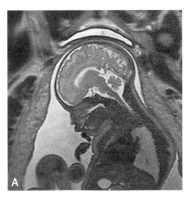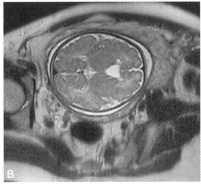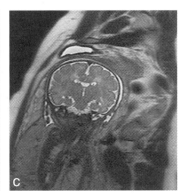

图 7-7-24　胎儿 MR 图像
A. 矢状面 T_2WI；B. 横断面 T_2WI；C. 冠状面 T_2WI

6. 注意事项

（1）目前，国内外胎儿 MRI 检查以 1.5T 磁共振成像仪为主。

（2）尽量做到"四不"，即不使用镇静剂，不使用对比剂，不要求孕妇屏气，不使用各种门控如呼吸门控与心电门控。

（3）MRI 检查前，孕妇应保持膀胱适当充盈，有利于胎盘显示。晚期妊娠可以平静自由呼吸，便可取得良好的成像效果。

（4）胎儿不断运动，必须以上一序列为扫描定位标准。

（5）扫描时间在满足诊断要求的情况下要尽量短，减少孕妇的疲劳。

（6）孕妇检查时一定要让家人陪伴，随时观察孕妇的状态。

七、相关疾病 MRI 检查策略

B 超是大部分盆腔疾病及胎儿畸形筛查的首选检查方法。随着 MRI 设备及软件的快速发展，MRI 检查能够提供更准确的定位、定性，有助于疾病的精确诊断、分级分期，如膀胱癌、前列腺癌、子宫及附件肿瘤、直肠癌等，已逐渐成为盆腔疾病不可或缺的重要检查手段。

1. 膀胱癌　由于 MRI 软组织分辨力高，能够从形态学角度了解膀胱内占位病变及其与周围组织结构的关系，可提供临床分期的重要信息，有利于治疗方案的选择。膀胱癌的 MRI 检查序列包括常规扫描、增强扫描和 MRU 等。常规 T_1WI、脂肪抑制 T_2WI 可以显示膀胱壁的增厚情况，以及膀胱肿瘤对周围组织的侵犯，增强扫描对膀胱癌的分期更准确，MRU 可显示由于膀胱病变导致的输尿管及肾盂的改变。

2. 前列腺癌　根据欧洲泌尿放射学会前列腺癌诊断指南，MRI 是目前最好的前列腺癌局部分期、定性诊断的重要检查技术。由于前列腺癌 MRI 检查的目的多是对前列腺癌进行分期分级，所以检查序列既包括前列腺局部的高分辨力 FS-T_2WI、T_2WI 序列，也包括盆腔大范围 T_1WI 序列扫描，以利于淋巴结的显示，增加分期诊断的准确性。除各种常规扫描序列外，还可以使用 DWI 序列，动态增强扫描（DCE-MRI）和波谱成像（MRS）等等。常规序列结合 1~2 个功能成像序列就称为前列腺的多参数 MR 成像技术。DWI 是必须包含的功能成像序列，在 DWI 上前列腺癌由于水分子扩散受限呈高信号，在发现病变上具有极高的价值；DCE-MRI 通过注射钆对比剂可以获得前列腺癌组织的血供特点，建议有条件时作为常规开展；MRS 由于成像要求高，干扰因素较多，在临床常规应用中不推荐。

3. 子宫及附件肿瘤　研究表明，MRI 对子宫及附件肿瘤的诊断具有独特优势，其在子宫内膜癌、宫颈癌和卵巢癌的分级分期、术前评估及术后监测中具有重要的作用。MRI 的任意方位成像和良好的软组织对比分辨力可以准确地显示病变的大小、数目、形态、部位及邻近关系。沿子宫长轴的矢状位成像能更好地显示子宫轮廓，可以清晰显示宫体、宫颈的带状结构。冠状位是卵巢显示的最佳方位。T_2WI 是子宫及附件肿瘤的主要成像序列，T_1WI 相对子宫各层结构显示欠清。畸胎瘤、子宫肌瘤、子宫内膜异位症、卵巢囊肿等在 MR 上的信号颇具特征性，若 T_1WI 出现高信号，需增加 T_1WI 脂肪抑制序列，鉴别是出血还是脂肪，有助于疾病的诊断。除常规序列外，还应增加 DWI 序列及 DCE-MRI 序列。子宫内膜癌、宫颈癌、卵巢癌转移灶及肿大的淋巴结在 DWI 上常呈现明显的高信号，有助于分级分期。DCE-MRI 可以更准确评价子宫内膜癌和宫颈癌的浸润程度。

4. 直肠癌　直肠位置相对固定，周围有良好的脂肪衬托，使得直肠成为胃肠道中最早应用 MR 成像诊断的器官。直肠 MRI 检查不主张检查前清洁肠道，为显示膀胱壁及其与直肠关系，膀胱应适度充盈。T_2WI 是直肠检查的重要序列，该序列可以分辨直肠肠壁的分层结构，同时也可以反映病变内部丰富的组织成分差异。一般不采用脂肪抑制技术，主要是由于直肠肠壁肌层呈相对低信号与直肠周围脂肪可形成良好的对比，有利于病变浸润深度和对肠周脂肪的侵犯程度的判断，同时直肠周围淋巴结呈相对的低信号，在高信号的脂肪层内容易显示。直肠 MRI 常规应做斜横断面、矢状面、斜冠状面，斜横断面是垂直于病变段肠管，斜冠状面则是平行于病变段肠管。一般采用较小的 FOV、较大的矩阵以及较薄的层厚，以便获得高分辨力图像。除常规序列外，也应该增加 DWI 序列、DCE-MRI 序列。

视频：盆腔
MRI 检查

病例讨论

图片：膀胱癌

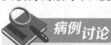

男性，71 岁，间歇性血尿 20 余天。患者 20 余天前无明显诱因下出现全程性暗红色肉眼血尿，伴有尿频、尿急、尿痛，偶有血凝块，下腹部伴有隐痛。体检：BP 102/63mmHg，P 105 次/min，R 20 次/min。尿常规：隐血 3+，微量白蛋白 80mg/L，蛋白质+/-。B 超检查示：膀胱后壁增厚，厚度约 7mm。

（张　继）

第八节　骨与关节 MRI 检查技术

骨与关节系统由骨、关节和骨骼肌组成。本系统疾病复杂,除外伤、炎症及肿瘤等疾病外,全身性疾病、内分泌和代谢异常均可引起骨与关节的改变。MRI 检查能在不同程度上反映疾病的病理变化。本节主要内容包括骨与关节 MRI 检查及其临床应用。

一、肩关节 MRI 检查

1. 适应证　包括:①外伤导致的各种急性或慢性关节内结构或功能紊乱及关节周围软组织的损伤;②骨髓病变;③早期骨软骨缺血性坏死;④感染性病变及肿瘤性病变等。

2. 射频线圈　肩关节专用线圈、包绕式表面线圈。

3. 受检者体位及成像中心　头先进,仰卧位,身体向对侧偏移,使被检侧肩关节紧贴检查床并尽量位于床中心。线圈包绕被检侧肩部,身体呈侧斜位,被检侧肩关节贴近床面,而另一侧身体抬高并在其下置放海绵垫,使对侧身体抬高 30°,以减轻呼吸运动伪影。上肢自然伸直,上臂垫高与肩平,掌心对着躯体或向前,避免内旋位,以免造成冈上肌和冈下肌的重叠,被检侧手臂加沙袋或绑带固定。记下被扫描肩关节左右偏中心的距离。定位中心对准线圈中心及肱骨头。

4. 扫描技术

(1) 常规扫描

1) 扫描平面与序列:肩关节以斜冠状面为主,扫描序列包括 fs-T_2WI、T_1WI、fs-PDWI 序列;配合横断面或矢状面 fs-PDWI 或 T_2^*WI 序列。

2) 扫描定位:横断面在冠状面和(或)矢状面上定位,扫描基线垂直于关节盂及肱骨长轴,范围覆盖肩锁关节至关节盂下缘;FOV 中心以肱骨头为中心,远离胸腔,以避免呼吸运动的影响(图 7-8-1)。横断面可用于其后续斜冠状面定位。斜冠状面在横断面上定位,扫描基线垂直于关节盂或平行于

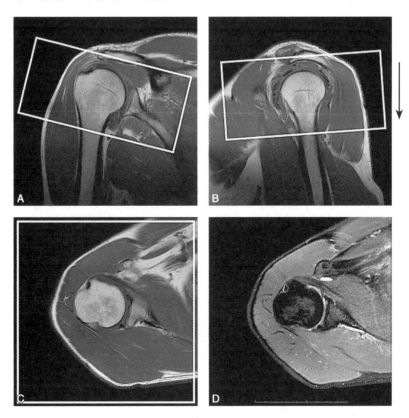

图 7-8-1　肩关节横断面 MRI 定位图
A. 斜冠状面上垂直于关节盂;B. 斜矢状面上垂直于肱骨长轴;C,D. 分别为同一层面
肩关节横断面 T_1WI 和 fs-PDWI

冈上肌腱长轴,范围包含肩关节软组织前后缘或病变区域(图 7-8-2)。斜矢状面在横断面上定位,扫描基线平行于关节盂或垂直于冈上肌腱长轴,范围覆盖肱骨头外侧软组织至关节盂内侧或病变区域(图 7-8-3)。

相位编码方向及其他:横断面及冠状面采用左右方向,矢状面采用前后方向;在扫描层面上下方设置预饱和带。

(2)增强扫描

1)对比剂剂量和注射速率:采用钆(Gd)对比剂,静脉注射,注射速度为 2~3ml/s,剂量为 0.1mmol/kg 或遵药品使用说明书。

2)扫描平面与序列:增强后横断面、斜冠状面及斜矢状面 fs-T_1WI 序列,层面参数与平扫一致。

3)关节腔造影:穿刺并向关节腔注射用生理盐水稀释 100~500 倍的钆对比剂,采用 fs-T_1WI 序

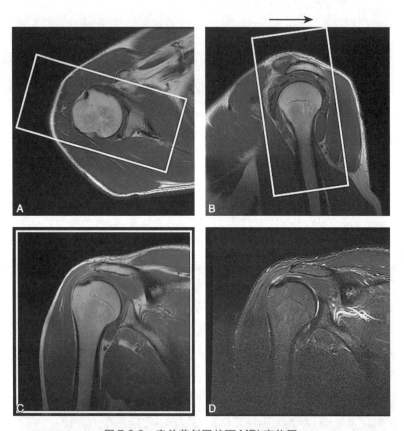

图 7-8-2 肩关节斜冠状面 MRI 定位图

A. 横断面上平行于冈上肌腱或沿肩胛骨走行且垂直于关节盂;B. 斜矢状面上平行于肱骨长轴;C,D. 分别为同一层面肩关节斜冠状面 T_1WI 和 STIR

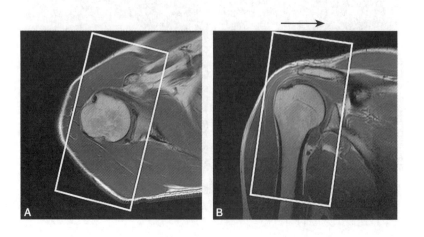

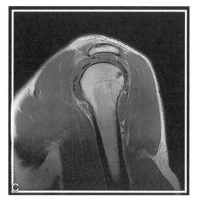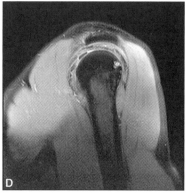

图 7-8-3　肩关节斜矢状面 MRI 定位图

A. 横断面上平行于关节盂;B. 斜冠状面上平行于肱骨长轴;C,D. 分别为同一层
面肩关节斜矢状面 T_1WI 和 fs-PDWI

列,扫描上述平扫的 3 个方位,必要时可加扫外展外旋位。

(3) 推荐肩关节 MR 成像参数见表 7-8-1。

表 7-8-1　肩关节 MR 成像参数

脉冲序列	TR（ms）	FA（°）	TE（ms）	矩阵	FOV（cm）	层厚/间距（mm）	NEX
T_2WI	2000~6000		60~100	256×224	16~20	3~4/0.5	2~4
T_1WI	300~700		10~30	256×224	16~20	3~4/0.5	2~4
PDWI	2000~6000		10~30	256×224	16~20	3~4/0.5	2~4
T_2^*WI	300~400	15~20	10~20	256×224	16~20	3~4/0.5	1~2
3D T_2^*WI	7.3		2.6~12	288×224	16~20	0.5~2/0	1~2

5. 图像质量要求及图示

(1) 图像质量要求:①成像平面标准;②清晰显示肩关节骨性结构及软组织结构,关节唇、肱骨头、肩锁关节、冈上肌腱、冈下肌腱及肱二头肌长头肌腱等显示清晰;③无明显运动伪影。

(2) 肩关节 MR 图像(图 7-8-1、图 7-8-2、图 7-8-3)。

6. 注意事项

(1) 通常使用高质量的表面线圈。

(2) PDWI 可以替代 T_2WI,横断面上有利于关节盂唇病变及肩胛上下肌腱的诊断,斜冠状面有利于观察冈上肌腱和上方盂唇,斜矢状面有利于观察肩袖的 4 个部分。

(3) 偏中心化学饱和法脂肪抑制序列易受偏中心磁场不均匀性的影响,可用 STIR 序列替代脂肪抑制 T_2 加权成像(fs-T_2WI),且对损伤病变更加敏感。添加上下饱和带减轻血管搏动伪影。

(4) 为了提高显示盂唇病变的敏感性,增加 T_2^*WI 序列。

(5) 为了防止"魔角效应"影响冈上肌腱撕裂(约占肩袖撕裂的 90%)的观察,斜冠状面应作为首选成像平面。

(6) 肩关节盂唇及肩袖损伤诊断困难时,可以进行肩关节 MR 造影。

(7) 一般 2D 序列,无需后处理;3D 序列,如 3D 梯度回波序列为原始图像,需作 MPR 重组获取所需平面或重点观察感兴趣区细微结构。

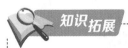

魔角效应

魔角效应(magic angle effect)是一种在肌肉骨骼系统 MR 成像时常见的伪影,即简单、紧密排列的没有运动质子的结构(如韧带和肌腱,这类由致密而各向异性排列的胶原纤维所组成的结构),与主磁场成55°(54.7°)角时,在低 TE 出现信号升高,常见于卷曲的或与成像平面成角的肌腱,如肩袖末梢肌腱、踝关节肌腱、髌骨肌腱等。因此,不能仅靠 T_1WI 和 PDW 像的异常信号进行肌腱病变的诊断,应该观察长 TE 像上的 MR 信号,或注意观察是否同时存在肌腱增厚的改变。发现 T_1WI 信号衰减时,可以通过观察肌腱厚度、T_2WI 是否为中等信号、滑膜及积液征象等来进行鉴别诊断。

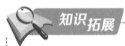

肩关节外展外旋位成像

肩关节外展外旋位成像主要用于肩关节 MR 造影,需在完成仰卧中立位的 MR 造影后立刻进行。体位设计为头先进,仰卧位,将受检侧上肢的手掌枕于头下并手心朝上即构成肩关节外展外旋位(abduction and external rotation,ABER)。若受检者未能忍受此体位,可将受检侧上肢手臂放在额部上方,掌心朝上。采用双方向定位,即平行于肱骨长轴并垂直于肩峰。应用 ABER 斜横断面 fs-SE T_1WI 序列成像。

ABER 斜横断面模拟了典型前方脱位的体位,更好显示前下盂唇病变,尤其是前下盂唇不全撕裂;使肩关节后上方间隙充分扩张,更好显示后上肩袖撕裂。必要时关节腔内注射利多卡因,以避免该体位加剧肩疼痛感。

二、肘关节 MRI 检查

1. 适应证 包括:①创伤性疾病(主要适应证);②退行性骨关节病;③感染性病变;④肿瘤性病变;⑤关节周围软组织病变等。

2. 射频线圈 推荐使用肘关节及四肢关节专用线圈,也可采用软线圈包裹。

3. 受检者体位及成像中心 首选仰卧位,足先进或头先进,手放身侧。当肘关节不能伸直时可采用俯卧位、肘关节 90°曲向头侧。被检侧上肢尽量置于床中心。解剖正位(手掌旋前),并记下偏心的距离。上臂垫高与肩平,绑外固定,减少运动伪影。定位中心对准线圈中心及肘关节中心。

4. 扫描技术

(1)常规扫描

1)扫描平面与序列:选择横断面、斜矢状面及斜冠状面中显示病灶最佳的平面为主,扫描序列包括 fs-PDWI 或 fs-T_2WI、T_1WI 序列,如见 T_1WI 异常高信号,需要加扫同平面的 fs-T_1WI 序列;辅以另外两个平面的 fs-PDWI 或 fs-T_2WI 序列。

2)扫描定位:横断面在矢状面和(或)冠状面上定位,扫描基线垂直于尺、桡骨长轴,范围上至肱骨干骺端,下达桡骨结节(图 7-8-4)。斜冠状面在横断面上定位,扫描基线平行于尺、桡骨长轴,或平行于肱骨内、外上髁的连线,范围前至肱肌中份,后缘含肱三头肌腱(图 7-8-5)。斜矢状面在横断面上定位,扫描基线垂直于尺、桡骨长轴,或垂直于肱骨内、外上髁的连线,范围内至桡侧副韧带,外侧要超过肱骨内上髁(图 7-8-6)。

3)相位编码方向及其他:横断面及冠状面采用左右方向,矢状面采用前后方向;在扫描层面上下方设置预饱和带。

(2)增强扫描

1)对比剂剂量和注射速率:采用钆(Gd)对比剂,静脉注射,注射速度为 2~3ml/s,剂量为0.1mmol/kg 或遵药品使用说明书。

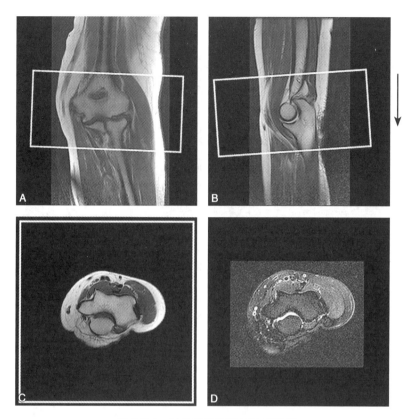

图 7-8-4 肘关节横断面 MRI 定位图
A. 冠状面上垂直于尺桡骨长轴；B. 矢状面上垂直于尺桡骨长轴；C，D. 分别为同一层面肘关节横断面 T_1WI 和 fs-T_2WI

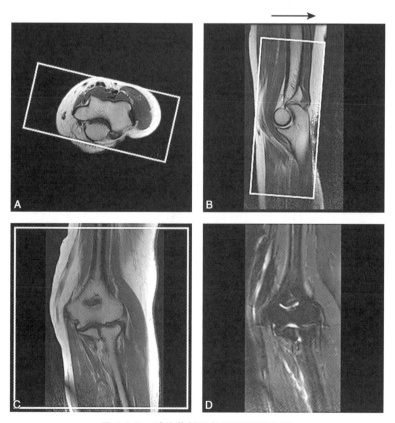

图 7-8-5 肘关节斜冠状面 MRI 定位图
A. 横断面上平行于肱骨内、外上髁的连线；B. 矢状面上平行于肱骨、尺骨长轴；
C，D. 分别为同一层面肘关节斜冠状面 T_1WI 和 fs-T_2WI

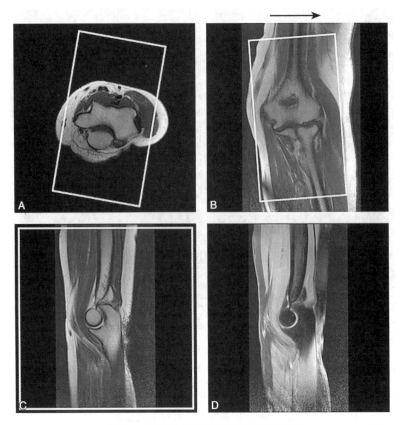

图 7-8-6　肘关节斜矢状面 MRI 定位图
A. 横断面上垂直于肱骨内、外上髁的连线；B. 冠状面上平行于肱骨、尺骨长轴；
C,D. 分别为同一层面肘关节斜矢状面 T_1WI 和 fs-PDWI

2）扫描平面与序列：增强后横断面、冠状面及矢状面 fs-T_1WI 序列或视病变采用最佳平面，层面参数与平扫一致。

（3）推荐肘关节 MR 成像参数见表 7-8-2。

表 7-8-2　肘关节 MR 成像参数

脉冲序列	TR（ms）	FA（°）	TE（ms）	矩阵	FOV（cm）	层厚/间距（mm）	NEX
T_2WI	2000~6000		60~100	256×224	16~20	3~4/0.5	2~4
T_1WI	300~700		10~30	256×224	16~20	3~4/0.5	2~4
PDWI	2000~6000		10~30	256×224	16~20	3~4/0.5	2~4
T_2^*WI	300~400	15~20	10~20	256×224	16~20	3~4/0.5	1~2
3D T_2^*WI	7.3		2.6~12	288×224	16~20	0.5~2/0	1~2

5. 图像质量要求及图示

（1）图像质量要求：①清晰显示肘关节骨性结构及其软组织结构，包括肱骨远端的内外上髁、尺骨小头、尺骨鹰嘴、尺侧副韧带、桡侧副韧带、桡骨环状韧带等附属韧带及肌肉等；②运动伪影、血管搏动伪影不影响诊断。

（2）肘关节 MR 图像（图 7-8-4、图 7-8-5、图 7-8-6）。

6. 注意事项

（1）不建议采用大容积线圈进行肘关节 MRI 检查。

（2）为了更好显示关节软骨，增加 PDWI 序列。

（3）为了显示韧带病变，增加斜矢状面、斜冠状面 T_2^*WI 序列。

（4）为了显示关节内游离体、局限性软骨缺损、侧副韧带的部分断裂等病变,可行肘关节 MR 造影检查,但临床应用较少。

（5）一般 2D 序列,无需后处理;3D 序列,如 3D 梯度回波序列为原始图像,需作 MPR 获取所需平面或感兴趣区细微结构。

三、腕关节 MRI 检查

1. 适应证　包括:①早期风湿性关节炎;②腕关节创伤性疾病的检查;③腕关节组成骨早期骨软骨缺血性坏死、感染、外伤、肿瘤或肿瘤样病变、肌肉软组织病变;④观察三角纤维软骨复合体;⑤腕骨间韧带和分析腕管综合征等。

2. 射频线圈　腕关节专用线圈或包绕式表面线圈。

3. 受检者体位及成像中心　介绍 2 种体位,各有优劣,临床上酌情选用。

体位一:仰卧位,头先进,被检侧上肢伸直置于身体旁,掌心向上或向下,线圈包绕腕部,尺桡骨茎突置于线圈中心,固定肢体。被检侧关节尽量置于床中心,定位中心对准线圈中心及腕关节中心。其优点在于检查者舒适,能配合较长时间检查;缺点在于腕部置于磁场边缘部位,图像信噪比会下降。

体位二:俯卧位,头先进,被检侧上肢上举伸直,掌心朝下,线圈包绕腕部,尺桡骨茎突置于线圈中心,将腕部尽量置于床中线,固定肢体。被检侧关节尽量置于床中心,定位中心对准线圈中心及腕关节中心。其优点在于被检侧腕部可置于磁场中心,增加图像信噪比;缺点检查者舒适度较差,不利于长时间检查。

4. 扫描技术

（1）常规扫描

1）扫描平面与序列:以冠状面为主,辅以横断面、矢状面。扫描序列包括冠状面 fs-PDWI、fs-T_2WI 及 T_1WI 序列、横断面 fs-T_2WI 序列,必要时加矢状面 fs-T_2WI 或 T_1WI 序列。

2）扫描定位:斜冠状面在横断面和矢状面上定位,扫描基线平行于尺骨茎突、桡骨茎突的连线,范围包括全腕关节（含腕管）（图 7-8-7）。斜矢状面在横断面和冠状面上定位,扫描基线垂直于尺、桡

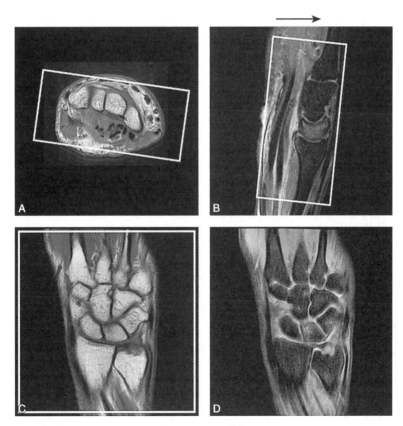

图 7-8-7　腕关节斜冠状面 MRI 定位图
A. 横断面上平行于尺、桡骨茎突的连线;B. 矢状面上平行于尺、桡骨长轴;C、D. 分
别为同一层面腕关节斜冠状面 T_1WI 和 fs-PDWI

骨茎突的连线,范围包括全腕关节(内外含尺骨茎突、桡骨茎突)(图 7-8-8)。横断面扫描基线在矢状面和(或)冠状面上定位,垂直于尺骨、桡骨长轴,范围包括全腕关节,即上至桡骨茎突,下达掌骨近端(图 7-8-9)。

3)相位编码方向:横断面及冠状面采用左右方向,矢状面采用前后方向。

(2)增强扫描

1)对比剂剂量和注射速率:采用钆(Gd)对比剂,静脉注射,注射速度为 2 ~ 3ml/s,剂量为 0.1mmol/kg 或遵药品使用说明书。

2)扫描平面与序列:增强后横断面、冠状面及矢状面 fs-T$_1$WI 序列或视病变采用最佳平面,层面参数与平扫一致。

(3)推荐腕关节 MR 成像参数见表 7-8-3。

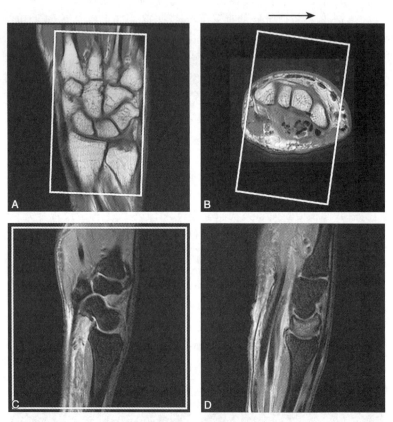

图 7-8-8　腕关节斜矢状面 MRI 定位图
A. 冠状面上垂直于尺、桡骨长轴;B. 横断面上垂直于尺、桡骨茎突的连线;C,D. 分别为腕关节斜矢状面 fs-PDWI

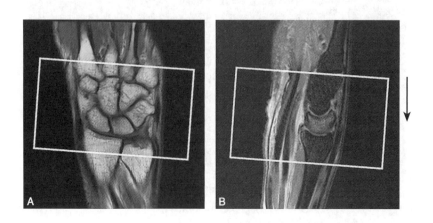

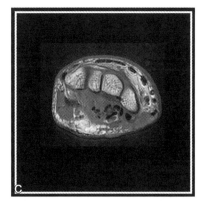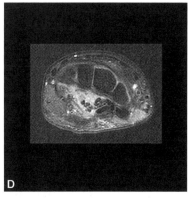

图 7-8-9　腕关节横断面 MRI 定位图

A. 冠状面上垂直于尺、桡骨长轴;B. 矢状面上垂直于尺、桡骨长轴;C,D. 分别为
同一层面腕关节横断面 T_1WI 和 fs-T_2WI

表 7-8-3　腕关节 MR 成像参数

脉冲序列	TR (ms)	FA (°)	TE (ms)	矩阵	FOV (cm)	层厚/间距 (mm)	NEX
T_2WI	2000~6000		60~100	256×192	8~12	3/0.3	2~4
T_1WI	300~700		10~30	256×192	8~12	3/0.3	2~4
PDWI	2000~6000		10~30	256×192	8~12	3/0.3	2~4
T_2^*WI	300~400	15~20	10~20	256×192	8~12	3/0.3	1~2
3D T_2^*WI	7.3		2.6~12	288×224	10	0.5~2/0	1~2

5. 图像质量要求及图示

(1) 图像质量要求:①清晰显示腕关节及其软组织结构,包括组成腕关节的 8 块腕骨,尺骨茎突、桡骨茎突,掌骨近端及其附属韧带、肌肉等软组织,腕管结构,手及附属组织;②伪影不影响诊断。

(2) 腕关节 MR 图像(图 7-8-7、图 7-8-8、图 7-8-9)。

6. 注意事项

(1) 为了重点观察三角纤维软骨复合体,增加 T_2^*WI 和 PDWI 序列。

(2) 为了诊断类风湿关节炎或单侧下尺桡关节半脱位,可采用俯卧位,双手头上位,用足够大的线圈,如体线圈,行双侧同层面对比检查。

(3) 为了观察盂唇和关节软骨病变,尤其是三角纤维软骨盘病变的定性,增加无间隔薄层扫描的 3D 梯度回波序列。

(4) 为了诊断三角纤维软骨复合体(trianglar fibrocartilage complex,TFCC)撕裂,进行腕关节 MR 造影。

(5) 一般 2D 序列,无需后处理;3D 序列,如 3D 梯度回波序列为原始图像,需作 MPR 获取所需平面或感兴趣区细微结构。

四、手及手指 MRI 检查

1. 适应证　包括:①急性创伤后的软组织损伤,可触及的包块(腱鞘囊肿、腱鞘巨细胞瘤、血管球瘤、异物所致的肉芽肿及其他软组织肿块等);②可疑感染以及早期关节的骨细微变化(骨髓水肿及细小侵蚀,类风湿关节炎等系统性疾病等)。

2. 射频线圈　腕关节专用线圈或用软线圈包裹。

3. 受检者体位及成像中心　头先进,俯卧位,被检侧手上举于头上位,伸直,掌心向下;被检侧关节对侧身体抬高 30°,使被检侧部位尽量置于床中心。定位中心对准线圈中心及手中心。

4. 扫描技术

（1）常规扫描

1）扫描平面与序列：以冠状面为主，辅以横断面、矢状面。扫描序列包括冠状面 fs-PDWI、fs-T$_2$WI 及 T$_1$WI 序列、横断面 fs-T$_2$WI 序列，必要时加矢状面 fs-T$_2$WI 或 T$_1$WI 序列。

2）扫描定位：冠状面的在矢状面和横断面上定位，扫描基线平行于并通过手指长轴，矢状面的在横断面和冠状面上定位，扫描基线垂直于并通过手指短轴（图 7-8-10）。

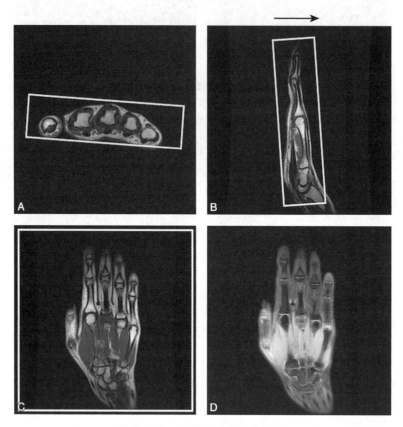

图 7-8-10 手冠状面 MRI 定位图

A. 横断面上平行于手的短轴；B. 矢状面上平行于手的长轴；C,D. 分别为同一层面 手冠状面 T$_1$WI 和 fs-PDWI

3）相位编码方向：横断面及冠状面采用左右方向，矢状面采用 A/P 方向。

（2）增强扫描

1）对比剂剂量和注射速率：采用钆（Gd）对比剂，静脉注射，注射速度为 2~3ml/s，剂量为 0.1mmol/kg 或遵药品使用说明书。

2）扫描平面与序列：增强后横断面、冠状面及矢状面 fs-T$_1$WI 序列或视病变采用最佳平面，层面参数与平扫一致。

（3）推荐手关节 MR 成像参数见表 7-8-4。

表 7-8-4 手关节 MR 成像参数

脉冲序列	TR （ms）	FA （°）	TE （ms）	矩阵	FOV （cm）	层厚/间距 （mm）	NEX
T$_2$WI	2000~6000		60~100	288×224	20~25	3~4/0.5	2~4
T$_1$WI	300~700		10~30	288×224	20~25	3~4/0.5	2~4
PDWI	2000~6000		10~30	288×224	20~25	3~4/0.5	2~4
T$_2$*WI	300~400	15~20	10~20	288×224	20~25	3~4/0.5	1~2
3D T$_2$*WI	7.3		2.6~12	288×224	20~25	0.5~2/0	1~2

5. 图像质量要求及图示

（1）图像质量要求：①小 FOV 成像，清晰显示手部骨性及其软组织结构；②伪影不影响诊断。

（2）手 MR 图像（图 7-8-10）。

6. 注意事项

（1）尽量使用尺寸小的表面线圈，最大限度接近磁场中心。

（2）当需要观察某特定手指损伤时，需将邻近的手指包括在内，作为正常解剖结构的对照。

（3）一般 2D 序列，无需后处理；3D 序列，如 3D 梯度回波序列为原始图像，需作 MPR 获取所需平面或感兴趣区细微结构。

五、骶髂关节 MRI 检查

1. 适应证　包括：①非特异性关节炎；②早期急性骨髓感染；③骨髓肿瘤或侵犯骨髓的转移瘤；④骨关节的恶性肿瘤；⑤良性骨关节肿瘤等。

2. 射频线圈　体部或心脏相控阵线圈。

3. 受检者体位及成像中心　仰卧位，头先进或足先进。骶髂关节成像尽量保持两侧髂前上棘对称，定位中心对准线圈中心及两侧髂前上棘连线中点。

4. 扫描技术

（1）常规扫描

1）扫描平面与序列：骶髂关节以斜冠状面为主，辅以斜横断面。扫描序列包括斜冠状面 fs-T_2WI、T_1WI 序列，斜横断面 fs-T_2WI 序列。

2）扫描定位：斜冠状面在矢状面上定位，扫描基线平行于骶骨长轴；横断面上，扫描基线平行于两侧髂前上棘连线，范围覆盖骶骨前后缘（图 7-8-11）。斜横断面在矢状面上定位，扫描基线垂直于骶骨长轴；冠状面上，扫描基线平行于两侧髂前上棘连线，范围覆盖骶髂关节上下界（图 7-8-12）。

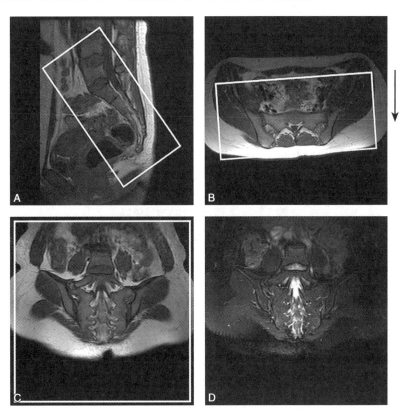

图 7-8-11　骶髂关节斜冠状面 MRI 定位图

A. 矢状面上平行于骶骨长轴；B. 横断面上平行于两侧髂前上棘连线；C，D. 骶髂关节斜冠状面 T_1WI、fs-T_2WI

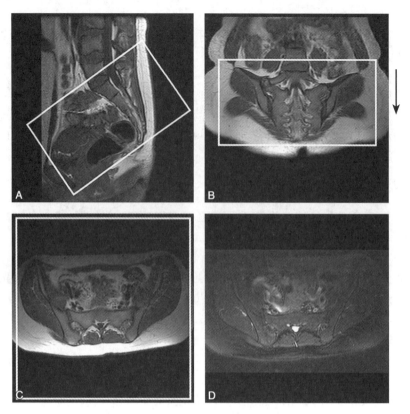

图 7-8-12　骶髂关节斜横断面 MRI 定位图

A. 矢状面上垂直于骶骨长轴;B. 冠状面上平行于两侧髂前上棘连线;C,D. 骶髂关节
斜横断面 T_1WI 和 fs-T_2WI

3) 相位编码方向及其他:斜横断面及斜冠状面均采用左右方向,必要时在扫描层面上下方设置预饱和带。

(2) 增强扫描

1) 对比剂剂量和注射速率:采用钆(Gd)对比剂,静脉注射,注射速度为 2 ~ 3ml/s,剂量为 0.1mmol/kg 或遵药品使用说明书。

2) 扫描平面与序列:增强后横断面、冠状面及矢状面 fs-T_1WI 序列或视病变采用最佳平面,层面参数与平扫一致。

(3) 推荐骶髂关节 MR 成像参数见表 7-8-5。

表 7-8-5　骶髂关节 MR 成像参数

脉冲序列	TR (ms)	FA (°)	TE (ms)	矩阵	FOV (cm)	层厚/间距 (mm)	NEX
T_2WI	2000~6000		60~80	320×224	26~30	4~5/1	2~4
T_1WI	300~700		10~30	320×224	26~30	4~5/1	2~4
PDWI	2000~6000		10~30	320×224	26~30	4~5/1	2~4
T_2^*WI	300~400	15~20	10~20	320×224	26~30	4~5/1	1~2
3D T_2^*WI	7.3		2.6~12	288×224	26~30	0.5~2/0	1~2

5. 图像质量要求及图示

(1) 图像质量要求:①清晰显示骶髂关节髂骨面和骶骨面滑膜等;②伪影不影响诊断。

(2) 骶髂关节 MR 图像(图 7-8-11、图 7-8-12)。

6. 注意事项

（1）为了显示骶髂关节面的病变，增加 T_2^*WI 和 PDWI 序列。

（2）一般 2D 序列，无需后处理；3D 序列，如 3D 梯度回波序列为原始图像，需作 MPR 重组矢状面及冠状面图像。

六、髋关节及骨盆 MRI 检查

1. 适应证　包括：①股骨头缺血坏死的定性、定量诊断；②髋关节及骨盆组成骨的骨髓性病变；③肿瘤或肿瘤样病变；④周围软组织病变；⑤创伤性病变（应力性骨折、隐匿性骨折、撕脱性骨质及软组织损伤）等。

2. 射频线圈　体部相控阵线圈。

3. 受检者体位及成像中心　仰卧位，头先进或足先进。髋关节成像尽量保持两侧髋关节对称，定位中心对准线圈中心及耻骨联合或两侧股骨大粗隆连线中点。骨盆成像尽量保持两侧髂骨翼对称，定位中心对准线圈中心及髂前上棘连线中点。

4. 扫描技术

（1）常规扫描

1）扫描平面与序列：以冠状面和横断面为主，髋关节扫描序列包括冠状面 fs-T_2WI、T_1WI 序列，横断面 fs-T_2WI、T_1WI 序列；骨盆扫描序列包括横断面 fs-T_2WI、T_1WI 序列，冠状面 fs-T_2WI 序列。

2）扫描定位：髋关节冠状面在横断面上定位，扫描基线平行于两侧股骨头中心连线，范围覆盖股骨头前缘至股骨大转子后缘（图 7-8-13）。横断面在冠状面上定位，扫描基线平行于两侧髋臼上缘或两侧股骨头中点连线，范围从髋臼上缘至耻骨联合下缘水平，即覆盖髋臼至股骨大转子（图 7-8-13）。骨盆横断面在冠状面上定位，扫描基线平行于两侧髋臼上缘或两侧股骨头中点连线，范围从髂骨嵴至耻骨联合下缘；冠状面在横断面上定位，扫描基线平行于两侧股骨头中点连线，范围覆盖髂骨翼前后缘或病灶 ROI。

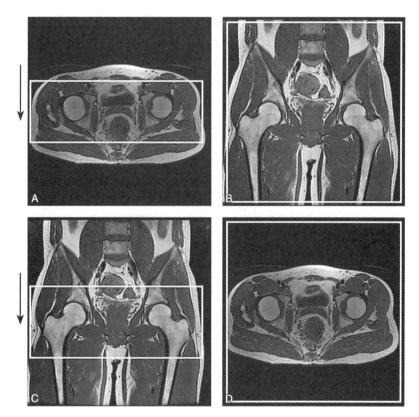

图 7-8-13　髋关节冠状面、横断面 MRI 扫描定位图

A. 横断面上平行于两侧股骨头中心连线；B. 髋关节冠状面 T_1WI；C. 冠状面上平行于两侧股骨头中心连线；D. 髋关节横断面 T_1WI

3）相位编码方向及其他:横断面采用左右方向,冠状面采用左右方向;在扫描层面上下方设置预饱和带。

（2）增强扫描

1）对比剂剂量和注射速率:采用钆（Gd）对比剂,静脉注射,注射速度为 $2 \sim 3ml/s$,剂量为 $0.1mmol/kg$ 或遵药品使用说明书。

2）扫描平面与序列:增强后横断面、冠状面 fs-T_1WI 序列,层面参数与平扫一致。

（3）推荐髋关节 MR 成像参数见表7-8-6。

表 7-8-6　髋关节 MR 成像参数

脉冲序列	TR （ms）	FA （°）	TE （ms）	矩阵	FOV （cm）	层厚/间距 （mm）	NEX
T_2WI	$2000 \sim 6000$		$60 \sim 80$	320×224	$26 \sim 30$	$4 \sim 5/1$	$2 \sim 4$
T_1WI	$300 \sim 700$		$10 \sim 30$	320×224	$26 \sim 30$	$4 \sim 5/1$	$2 \sim 4$
PDWI	$2000 \sim 6000$		$10 \sim 30$	320×224	$26 \sim 30$	$4 \sim 5/1$	$2 \sim 4$
T_2^*WI	$300 \sim 400$	$15 \sim 20$	$10 \sim 20$	320×224	$26 \sim 30$	$4 \sim 5/1$	$1 \sim 2$
3D T_2^*WI	7.3		$2.6 \sim 12$	288×224	$26 \sim 30$	$0.5 \sim 2/0$	$1 \sim 2$

5. 图像质量要求及图示

（1）图像质量要求:①髋关节成像显示髋关节骨性结构及其软组织结构;②骨盆成像显示骨盆骨性及软组织结构;③伪影不影响诊断。

（2）髋关节 MR 图像（图7-8-14）。

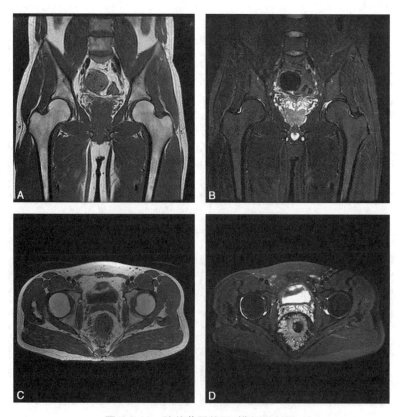

图 7-8-14　髋关节冠状面、横断面 MRI

A,B.同一层面髋关节冠状面 T_1WI 和 fs-T_2WI;C,D.同一层面髋关节横断面 T_1WI 和 fs-T_2WI

6. 注意事项

（1）为了进行股骨头缺血坏死范围的定量测量，增加矢状面 fs-T_2WI，T_1WI 序列。

（2）为了显示髋臼唇及髋关节软骨病变，增加 PDWI、T_2^*WI 和 3D 梯度回波序列。

（3）为了显示髋臼唇的垂直断面，增加斜矢状面（平行于股骨颈）成像；为了较好地分析上下髋臼唇，增加斜冠状面（垂直于前后唇连线）成像。

（4）为了进一步显示髋关节唇及关节软骨病变，增加单侧髋关节 MR 造影。

（5）一般 2D 序列，无需后处理；3D 序列，如 3D 梯度回波序列为原始图像，需作 MPR 重组矢状面及冠状面图像。

七、膝关节 MRI 检查

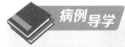

男性，35 岁，运动后右膝关节疼痛数十天不见好转。受检者在当地医院行右膝关节 X 线检查，未见明显异常。

问题：

1. 结合受检者临床病史及 X 线结果，需进一步检查，首选的影像检查是什么？

2. 如果需要 MRI 检查，需采用的检查技术有哪些？

1. 适应证　包括：①膝关节组成骨早期骨软骨缺血性坏死；②感染；③外伤；④肿瘤或肿瘤样病变；⑤肌肉软组织病变；⑥半月板撕裂；⑦膝关节韧带的病变等。

2. 射频线圈　膝关节专用线圈、包绕式表面线圈。

3. 受检者体位及成像中心　仰卧位，足先进，双臂置于身体两侧，双下肢伸直，处于自然体位，人体长轴与床面长轴一致。被检侧膝关节屈曲 10°~15°，使前交叉韧带处于拉直状态。定位中心对准线圈中心及髌骨下缘。

4. 扫描技术

（1）常规扫描

1）扫描平面与序列：扫描平面以斜矢状面、冠状面为主，并辅以横断面，扫描序列包括矢状面 T_1WI 及 fs-PDWI 序列或轻 fs-T_2WI 序列，斜冠状面 fs-PDWI 或轻 fs-T_2WI 序列，横断面 fs-PDWI 或轻 fs-T_2WI 序列。

2）扫描定位：矢状面在横断面上定位，扫描基线垂直于股骨内外髁后缘连线，在冠状面上定位，扫描基线平行于股骨与胫骨的长轴，范围覆盖股骨内、外侧髁或膝关节软组织内外侧缘。如果常规矢状面显示交叉韧带不佳，可考虑加扫斜矢状面 fs-PDWI 或轻 fs-T_2WI 序列，扫描基线在横断面上定位，向前内方向倾斜 10°~15°，大致与股骨外侧髁前缘平行；如果主要观察关节软骨，也可加扫三维梯度回波 fs-T_1WI 序列（图 7-8-15、图 7-8-16）。斜冠状面扫描基线在横断面像上定位，平行于股骨内、外侧髁后缘连线；在矢状面上定位，扫描基线平行于膝关节上下长轴。范围覆盖髌骨前缘至关节软组织后缘或病变 ROI（图 7-8-17）。横断面扫描基线在冠状面和矢状面上定位，平行于胫骨平台关节面，范围覆盖髌骨上缘至腓骨小头或病变区域（图 7-8-18）。

3）相位编码方向及其他：矢状面采用头足方向，冠状面及横断面采用左右方向；必要时在扫描层面上下方设置预饱和带。

（2）增强扫描

1）对比剂剂量和注射速率：采用钆（Gd）对比剂，静脉注射，注射速度为 2~3ml/s，剂量为 0.1mmol/kg 或遵药品使用说明书。

2）扫描平面与序列：增强后冠状面、斜矢状面及横断面 fs-T_1WI 序列或视病变采用最佳平面，层面参数与平扫一致。

（3）推荐膝关节 MR 成像参数见表 7-8-7。

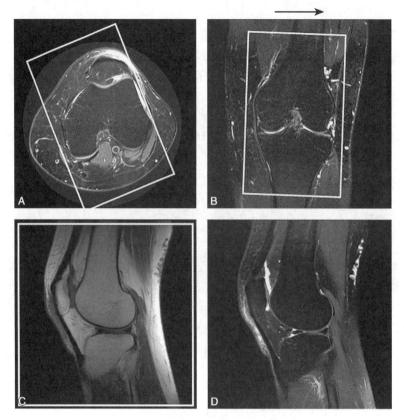

图 7-8-15 膝关节斜矢状面 MRI 定位图
A. 横轴面上向前内方向倾斜 10°~15°,与股骨外侧髁前缘平行;B. 冠状面上平行
于股骨与胫骨的长轴;C,D. 同一层面膝关节斜矢状面 T₁WI 及 fs-PDWI

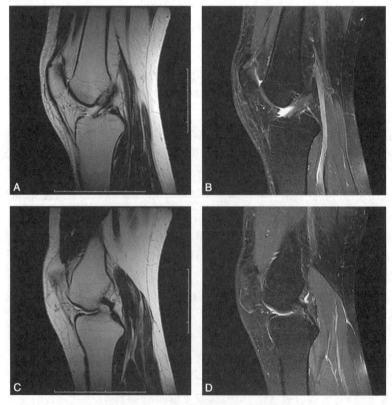

图 7-8-16 膝关节斜矢状面 MR 图像
A,B. 同一层面膝关节前交叉韧带斜矢状面 T₁WI 及 fs-PDWI;C,D. 同一层面膝关
节后交叉韧带斜矢状面 T₁WI 及 fs-PDWI

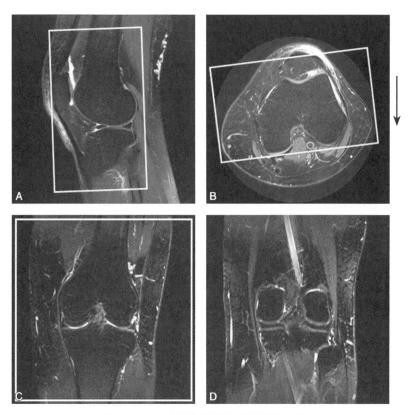

图 7-8-17　膝关节斜冠状面 MRI 定位图

A. 矢状面上平行于股骨与胫骨的长轴;B. 横轴面上平行于股骨内、外侧髁后缘的连线;C,D. 分别为不同层面膝关节斜冠状面 fs-T$_2$WI

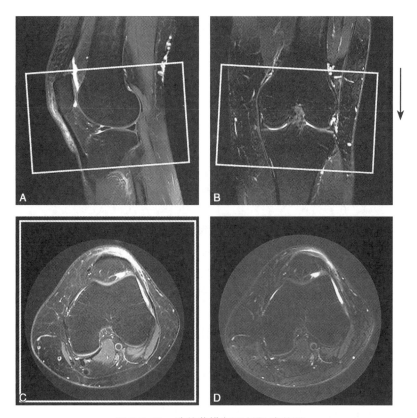

图 7-8-18　膝关节横断面 MRI 定位图

A. 矢状面上平行于股骨与胫骨的关节面;B. 冠状面上平行于股骨与胫骨的关节面;C,D. 分别为同一层面膝关节横断面 fs-PDWI、fs-T$_2$WI

表 7-8-7 膝关节 MR 成像参数

脉冲序列	TR（ms）	FA（°）	TE（ms）	矩阵	FOV（cm）	层厚/间距（mm）	NEX
T₂WI	2000~6000		60~100	256×224	16~20	4~5/1	2~4
T₁WI	300~700		10~30	256×224	16~20	4~5/1	2~4
PDWI	2000~6000		10~30	256×224	16~20	4~5/1	2~4
T₂*WI	300~400	15~20	10~20	256×224	16~20	4~5/1	1~2
3D T₂*WI	13.4		2.6~12	288×256	16~20	0.5~2/0	1~2

微课：前后
交叉韧带的
MR 成像技
巧

5. 图像质量要求及图示

（1）图像质量要求：①清晰显示膝关节的骨性结构、软组织结构、关节韧带、半月板等；②伪影不影响诊断。

（2）膝关节 MR 图像（图 7-8-15、图 7-8-16、图 7-8-17、图 7-8-18）。

6. 注意事项

（1）T₂WI 序列需要压脂，fs-T₂WI 序列的 TE 设置为 40~60ms。

（2）为了显示观察半月板及关节软骨，增加矢状面 PDWI 序列。

（3）对于怀疑残半月板再次撕裂、关节软骨病变或关节内游离体的观察，可行膝关节 MR 造影。

（4）矢状面 3D 梯度回波序列在诊断关节软骨病变中优势较大，尤其是其任意平面的重组；一般 2D 序列，无需后处理。

八、踝关节 MRI 检查

1. 适应证 包括：①踝关节组成骨早期骨软骨缺血性坏死；②感染；③外伤；④肿瘤或肿瘤样病变；⑤肌肉软组织；⑥肌腱韧带病变等。

2. 射频线圈 踝关节专用线圈、包绕式表面线圈。

3. 受检者体位及成像中心 仰卧位，足先进，被检侧踝关节脚尖向前。定位中心对准线圈中心及内外踝连线。

4. 扫描技术

（1）常规扫描

1）扫描平面与序列：扫描方位以斜矢状面为主，并辅以冠状面、横断面。扫描序列包括斜矢状面 T₁WI 及 fs-PDWI 或轻 fs-T₂WI 序列，斜冠状面 fs-PDWI 或轻 fs-T₂WI 序列，横断面轻 fs-T₂WI 或 fs-PDWI 序列。

2）扫描定位：斜矢状面在横断面上定位，扫描基线垂直于内、外踝连线及平行于胫骨长轴，范围包含踝关节内、外踝（图 7-8-19）。斜冠状面在横断面上定位，扫描基线平行于内、外踝的连线及胫骨长轴，范围覆盖踝关节前后缘（图 7-8-20）。横断面在矢状面上定位，扫描基线平行于踝关节间隙或胫骨关节面；在冠状面上定位，扫描基线平行于内、外踝连线或胫骨关节面，范围覆盖胫腓关节至跟骨（图 7-8-21）。

3）相位编码方向：斜矢状面采用头足方向；斜冠状面和横断面为左右方向。

（2）增强扫描

1）对比剂剂量和注射速率：采用钆（Gd）对比剂，静脉注射，注射速度为 2~3ml/s，剂量为 0.1mmol/kg 或遵药品使用说明书。

2）扫描平面与序列：增强后横断面、冠状面及矢状面 fs-T₁WI 序列或视病变采用最佳平面，层面参数与平扫一致。

（3）推荐踝关节 MR 成像参数见表 7-8-8。

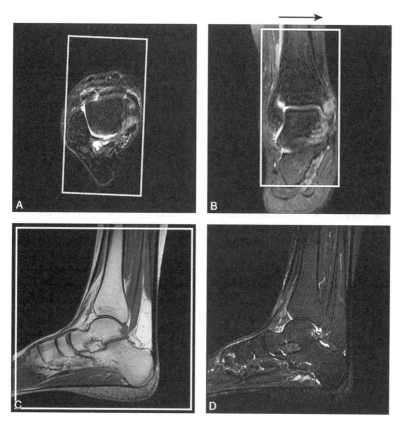

图 7-8-19　踝关节斜矢状面 MRI 定位图
A. 横断面上垂直于内、外踝连线；B. 冠状面上平行于胫骨长轴；C,D. 分别为同一
层面踝关节斜矢状面 T_1WI 和 STIR

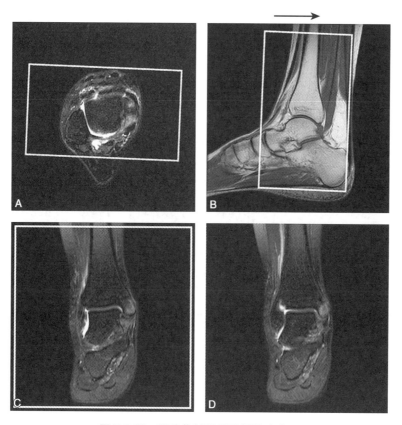

图 7-8-20　踝关节斜冠状面 MRI 定位图
A. 横断面上平行于内、外踝连线；B. 矢状面上平行于胫骨长轴；C,D. 分别为不同
层面踝关节斜冠状面 fs-T_2WI

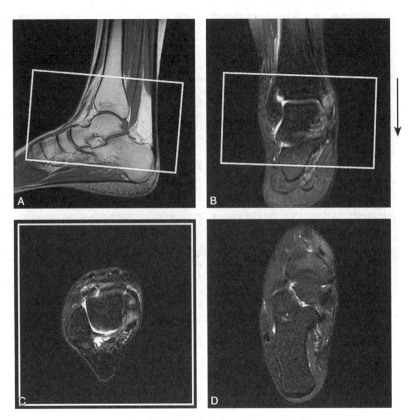

图 7-8-21　踝关节横断面 MRI 定位图

A. 矢状面上平行于胫骨关节面；B. 冠状面上平行于内外踝连线或胫骨关节面；
C，D. 分别为不同层面踝关节横断面 fs-T_2WI

表 7-8-8　踝关节 MR 成像参数

脉冲序列	TR（ms）	FA（°）	TE（ms）	矩阵	FOV（cm）	层厚/间距（mm）	NEX
T_2WI	2000~6000		60~100	256×224	16~20	4~5/1	2~4
T_1WI	300~700		10~30	256×224	16~20	4~5/1	2~4
PDWI	2000~6000		10~30	256×224	16~20	4~5/1	2~4
T_2^*WI	300~400	15~20	10~20	256×224	16~20	4~5/1	1~2
3D T_2^*WI	13.4		2.6~12	288×224	16~20	0.5~2/0	1~2

5. 图像质量要求及图示

（1）图像质量要求：①清晰显示踝关节骨性结构及其软组织结构，胫骨及腓骨下端、跟骨、距骨、跟腓韧带、胫腓前后韧带及跟腱等清晰可见；②伪影不影响诊断。

（2）踝关节 MR 图像（图 7-8-19、图 7-8-20、图 7-8-21）。

6. 注意事项

（1）为了观察韧带或关节软骨的病变，可用 PDWI 序列替代 T_2WI 序列，或增加 T_2^*WI 序列。

（2）一般 2D 序列，无需后处理。

（3）3D 梯度回波序列原始图像经 MPR 获取所需平面或感兴趣区细微结构，有利于显示踝关节周围复杂的韧带和肌肉结构，但对关节周围软组织的对比分辨力相对较差，较少应用于临床。

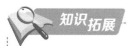

跟腱 MR 成像

　　线圈、受检者体位及定位中心参看踝关节 MRI 检查技术。扫描方位以矢状面为主,辅以横断面、冠状面。层厚 3.0~4.0mm,层间隔≤层厚×10%,FOV 为 15~20cm,矩阵≥256×224。横断面 fs-T$_2$WI、T$_1$WI 序列,扫描基线在矢状面像和冠状面像上垂直于跟腱长轴,范围覆盖完整跟腱或病变区域;矢状面 fs-T$_2$WI、T$_2$WI、T$_1$WI 序列,扫描基线在横断面像上垂直于胫骨内、外踝连线,在冠状面像上平行于跟腱长轴,覆盖跟腱内外缘或病变区域;冠状面 T$_2$WI、T$_1$WI 序列,扫描基线在矢状面像上平行于跟腱长轴。增强后横断面、冠状面及矢状面 fs-T$_1$WI 序列。图像要求清晰显示跟腱、腓肠肌及比目鱼肌下端、跟骨等。

九、足 MRI 检查

　　1. 适应证　包括:①韧带、肌腱及关节软骨的损伤;②退行性骨关节病;③痛风;④感染性病变;⑤肿瘤性病变;⑥骨髓病变等。

　　2. 射频线圈　足踝线圈、包绕式表面线圈。

　　3. 受检者体位及成像中心　仰卧位,足先进。脚尖向前。定位中心对准线圈中心及足中心。

　　4. 扫描技术

　　(1) 常规扫描

　　1) 扫描平面与序列:扫描方位以冠状面为主,并辅以横断面、矢状面。扫描序列包括冠状面 fs-PD-WI 或轻 fs-T$_2$WI、T$_1$WI 序列,横断面 fs-PDWI、轻 fs-T$_2$WI 序列,矢状面 fs-PDWI 或轻 fs-T$_2$WI、T$_1$WI 序列。

　　2) 扫描定位:横断面扫描基线在冠状面及矢状面上定位,垂直于足长轴,范围覆盖足尖至足跟后缘或病变区域(图 7-8-22)。冠状面扫描基线在横断面像上定位,平行于第 2~5 跖骨连线;在矢状面像

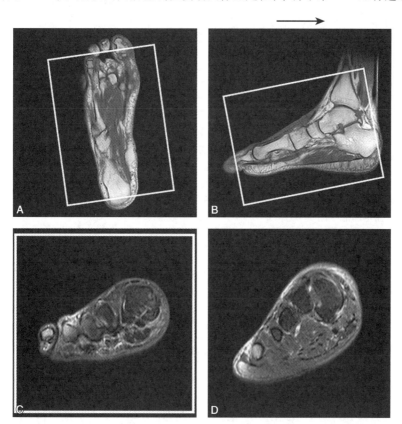

图 7-8-22　足部横断面 MRI 扫描定位图
A、B. 冠状面及矢状面上垂直于足长轴;C,D. 分别为不同层面横断面足部 fs-T$_2$WI

上定位,平行于足长轴,范围覆盖足背至足底(图 7-8-23)。矢状面在冠状面像上定位,扫描基线平行于足长轴或平行于第 3 跖骨长轴;在横断面像上定位,扫描基线垂直于第 2~5 跖骨的连线,范围覆盖足内外侧缘或病变区域(图 7-8-24)。

3)相位编码方向:横断面及冠状面采用左右方向,矢状面采用前后方向。

(2)增强扫描

1)对比剂剂量和注射速率:采用钆(Gd)对比剂,静脉注射,注射速度为 2~3ml/s,剂量为0.1mmol/kg 或遵药品使用说明书。

2)扫描平面与序列:增强后横断面、矢状面及冠状面 fs-T_1WI 序列或视病变采用最佳平面,层面参数与平扫一致。

(3)推荐足 MR 成像参数见表 7-8-9。

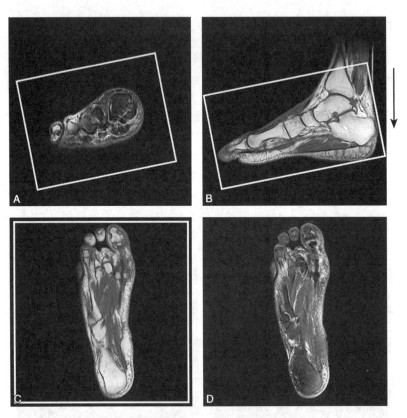

图 7-8-23 足部冠状面 MRI 扫描定位图

A. 横断面上平行于第 2~5 跖骨连线;B. 矢状面像上平行于足长轴;C,D. 分别为同一层面足部冠状面 T_1WI 和 fs-T_2WI

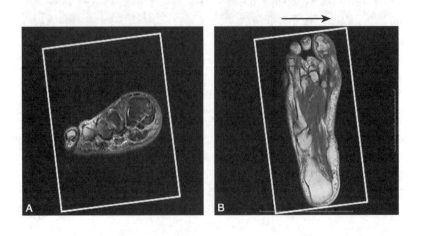

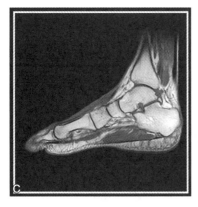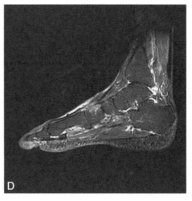

图 7-8-24　足部矢状面 MRI 扫描定位图

A. 横轴面上垂直于第 2~5 跖骨连线;B. 冠状面像上平行于足长轴或平行于第 3
跖骨长轴;C,D. 分别为同一层面足部矢状面 T_1WI 和 fs-T_2WI

表 7-8-9　足 MR 成像参数

脉冲序列	TR（ms）	FA（°）	TE（ms）	矩阵	FOV（cm）	层厚/间距（mm）	NEX
T_2WI	2000~6000		60~100	256×224	16~25	3~4/1	2~4
T_1WI	300~700		10~30	256×224	16~25	3~4/1	2~4
PDWI	2000~6000		10~30	256×224	16~25	3~4/1	2~4
T_2^*WI	300~400	15~20	10~20	256×224	16~25	3~4/1	1~2
3D T_2^*WI	13.4		2.6~12	288×224	16~25	0.5~2/0	1~2

5. 图像质量要求及图示

（1）图像质量要求:①清晰显示足部骨性和软组织结构等;②伪影不影响诊断。

（2）足 MR 图像(图 7-8-22、图 7-8-23、图 7-8-24)。

6. 注意事项

（1）为了观察韧带或关节软骨的病变,增加 PDWI、T_2^*WI 序列。

（2）一般 2D 序列,无需后处理。

（3）3D 梯度回波序列原始图像 MPR 获取所需平面或感兴趣区细微结构,利于显示各足组成骨
的细微病变。

十、上、下肢长骨 MRI 检查

1. 适应证　包括:①长骨及软组织感染性;②肿瘤性病变;③肌肉损伤,包括急性肌腱损伤、肌肉
出血、骨化性肌炎、肌肉疝形成、肌肉坏死、横纹肌溶解等。

2. 射频线圈　四肢关节包绕式表面线圈、正交线圈、心脏或体部相控阵线圈。

3. 受检者体位及成像中心　上肢:仰卧位,头先进。被检侧上肢尽量置于床中心(身体半侧卧于
检查床偏外侧),定位中心对准线圈中心及上臂、前臂长轴中点、ROI 中心。下肢:仰卧位,足先进。单
侧检查下肢尽量置于床中心,双侧检查身体位于床中心,脚尖向前,定位中心对准线圈中心及大腿、小
腿长轴中心或 ROI 中心,线圈至少包含邻近 1 个关节。

4. 扫描技术

（1）常规扫描

1）扫描平面与序列:横轴面、矢状面及冠状面 fs-T_2WI 序列。观察所得 fs-T_2WI,把显示病变最佳
的平面做 T_1WI 序列,如见异常高信号,需要再增加其 fs-T_1WI 序列。

2）扫描定位:冠状面及矢状面 FOV 应包含 1 个邻近关节(图 7-8-25、图 7-8-26)。

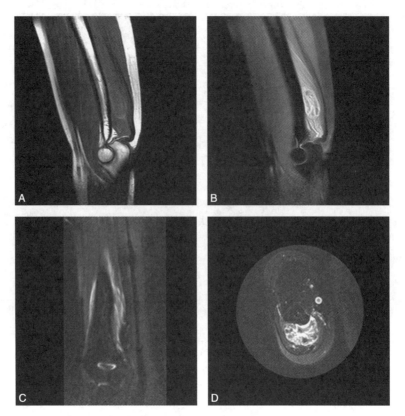

图 7-8-25 上臂 MR 图像
A,B. 分别为同一层面上臂矢状面 T_1WI 和 fs-PDWI;C,D. 冠状面、横轴面 fs-T_2WI

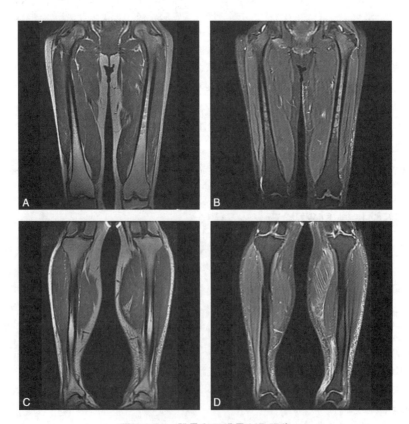

图 7-8-26 股骨和胫腓骨 MR 图像
A,B. 分别为同一层面股骨冠状面 T_1WI 和 fs-T_2WI;C,D. 分别为同一层面胫腓骨
冠状面 T_1WI 和 fs-T_2WI

3）相位编码方向及其他:横断面采用冠状面采用左右方向,矢状面采用前后方向;在扫描层面上下方设置预饱和带。

（2）增强扫描

1）对比剂剂量和注射速率:采用钆（Gd）对比剂,静脉注射,注射速度为 2～3ml/s,剂量为 0.1mmol/kg 或遵药品使用说明书。

2）扫描平面与序列:增强后横断面、冠状面及矢状面 fs-T_1WI 序列或视病变采用最佳平面,层面参数与平扫一致。

（3）推荐上、下肢长骨 MR 成像参数见表 7-8-10。

表 7-8-10　上、下肢长骨 MR 成像参数

脉冲序列	TR （ms）	FA （°）	TE （ms）	矩阵	FOV （cm）	层厚/间距 （mm）	NEX
T_2WI	2000～6000		60～100	256×224	20～32	3～5/1	2～4
T_1WI	300～700		10～30	256×224	20～32	3～5/1	2～4
PDWI	2000～6000		10～30	256×224	20～32	3～5/1	2～4
T_2^*WI	300～400	15～20	10～20	256×224	20～32	3～5/1	1～2

5. 图像质量要求及图示

（1）图像质量要求:①清晰显示相应长骨及其软组织结构,冠状面及矢状面 FOV 至少包含 1 个关节;②运动伪影、血管搏动伪影不影响诊断。

（2）上、下肢长骨 MR 图像（图 7-8-25、图 7-8-26）。

6. 注意事项

（1）如有邻近关节损伤,可用 fs-PDWI 序列替代 fs-T_2WI 序列,也可增加 T_2^*WI 序列等。

（2）一般 2D 序列,无需后处理。

十一、相关疾病 MRI 检查策略

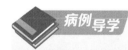

男性,25 岁,左股骨中下段疼痛不适数月来诊,X 线检查和 CT 检查均可见左股骨中下段囊状骨质破坏区,其间见条状钙化影。骨科医生欲进一步明确诊断,进行 MRI 检查。

问题:

1. 结合临床病史及检查结果,该 MRI 检查需选择哪些检查技术?

2. 为明确病变血供情况及良恶性鉴别,选择哪些 MRI 检查技术?

MRI 具有较高的软组织分辨力,且可以进行多平面、多参数成像,在骨、关节软骨、骨髓及肿瘤病变、韧带损伤及关节周围软组织病变检查中具有重要价值。尤其是在骨与关节系统疾病的早期阶段,MRI 比 X 线检查具有更高的敏感性和特异性,具有独到的优势。

1. 骨与关节 MRI 检查原则　①线圈:根据部位选择四肢表面线圈或关节专用线圈;②确保受检部位放置于线圈中心,并尽量接近磁体中心;③常规选择横断面、冠状面及矢状面 T_1WI、T_2WI、fs-T_2WI 和 fs-T_1WI 序列,或视病变采用最佳平面,必要时双侧同时扫描以便比较;④增强扫描用于了解病变的血供情况,根据病变选择最佳平面上的 2～3 个序列用于定性诊断,辅以另外 2 个平面的 1～2 个序列用于辅助定位诊断。

2. 常用序列及信号特点　①正常骨髓在 FSE T_2WI 上明显高信号,容易遮盖病变,推荐选用 FSE fs-T_2WI 评价骨髓性病变;②STIR 序列可以彻底地抑制脂肪和骨髓的信号,突显骨髓病变和骨骼肌病

变的对比,可用于骨髓性病变和关节软骨病变的检查;③GRE 序列用于筋膜界面和肌肉内少量出血的成像,能较好勾画肌肉轮廓,但在骨髓病变诊断中,不如 SE T_1WI、FSE fs-T_2WI 及 STIR 序列;④反相位化学位移成像主要用于骨髓的破坏性病变;⑤高分辨 3D 成像用于骨小梁的解剖成像。

3. 骨与关节 MRI 检查策略　①骨骼、软骨、滑膜病变以 fs-PDWI、STIR、T_2WI、T_1WI 组合为主,为了显示关节面、韧带或关节软骨的病变,增加 PDWI、T_2^*WI 或 3D GRE 序列,必要时 3D GRE 序列原始图像 MPR 获取所需平面或感兴趣区细微结构。②骨髓性病变以 STIR、T_2WI、T_1WI 序列组合为主,必要时辅于反相位化学位移成像和 DWI 序列。③软组织病变以 fs-T_2WI、T_2WI、T_1WI 序列组合为主,必要时辅于 DWI 序列,如有邻近关节损伤,可用 fs-PDWI 序列替代 fs-T_2WI 序列,也可增加 T_2^*WI 序列等。④为了提高显示病变的敏感性,首选或增加最佳平面和序列,如冈上肌腱撕裂的斜冠状面成像、盂唇的 T_2^*WI 序列、股骨头缺血坏死的矢状面 fs-T_2WI 和 T_1WI 序列、髋臼唇垂直断面的斜矢状面成像、上下髋臼唇的斜冠状面成像等。⑤明确病变的血供和鉴别囊实性病变:一般先进行常规 MRI 检查,对病变定位后行 T_1WI 或 GRE 序列的钆对比剂增强检查,以 SE T_1WI 最为常用,同时使用脂肪抑制技术以突出强化效果,即 SE fs-T_1WI 序列。⑥骨肿瘤病变:常规增强检查有助于区分富血供区和坏死区、判断生长期的肿瘤成分、术后是否残留、并可用于指导肿块的活检,但肿瘤的增强特征并不一定具有确切的良恶性鉴别价值。⑦首过灌注检查可用于鉴别骨肿瘤的良恶性。目前多采用外源性示踪剂(Gd-DTPA)经静脉团注,同时启动 MRI 快速扫描序列,获得对比剂首次通过受检组织的一系列动态影像。⑧当常规检查诊断困难时,可以进行关节 MR 造影。

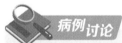

病例讨论

　　男性,58 岁,左上臂有一鸡蛋大小的肿物,活动度尚可。偶感疼痛。受检者在当地医院行左上臂 X 线检查,未见明显异常。体检:BP 132/98mmHg,P 63 次/min,R 13 次/min。

本章小结

　　MRI 检查是依据临床医生的目的要求,结合病变特点,应用 MR 成像设备,精确选择合适检查技术,获得被检者体内 MR 信息的实用技术。本章主要介绍 MRI 检查原则及方法、检查前准备及检查步骤,各部位 MRI 检查技术及其检查策略等。严格掌握适应证是能否正常进行磁共振成像检查的前提;检查原则是选择检查方法、确定检查技术的依据,也是确保磁共振成像质量的基础,这不但涉及各部位扫描平面的确定、序列的选择和扫描参数的设计,而且还与对比剂的选用、注射速度、扫描延时时间及其期相有关;耐心、细致的检查前准备不但体现了对被检者的人文关怀,而且也是得到满意像质的必要条件。只有通过严格的检查前准备和规范的检查步骤,才能获得优质的磁共振影像。

(杨永贵)

扫一扫,测一测

病例讨论

图片:右上臂
血管瘤

思考题

1. MRI 检查的绝对禁忌证有哪些？
2. 简述 MRI 检查的原则。
3. MRI 检查前准备有哪些？
4. 简述 MRI 检查的步骤。
5. 颅脑常规 MRI 检查序列有哪些？
6. 鞍区 MRI 检查定位时有何特殊要求？
7. 简述脑血管成像的常用方法及其注意事项。
8. 对于急性脑梗梗死患者，MRI 检查时要注意哪些问题？
9. 五官和颈部扫描平扫一般选择什么序列和方位，增强选择什么序列和方位？
10. 五官颈部选择脂肪抑制时，一般可以选择哪几种方法？
11. 磁共振颈部血管成像有哪些方法？
12. 脊柱与脊髓 MRI 检查技术的适应证包括哪些？
13. 脊柱与脊髓 MRI 检查技术中哪些方法可以减少伪影干扰？
14. 椎管内肿瘤患者一般选择哪些成像平面？
15. 若怀疑椎间盘突出压迫神经，可以选择哪种 MRI 检查方法？主要采用哪些序列？
16. 心脏扫描时一般选择哪些成像方位？
17. 心脏电影序列使用了什么成像技术，它对什么特别敏感？
18. 乳腺增强扫描使用了什么扫描技术？
19. 肺部扫描磁共振的缺点有哪些？
20. 简述肝胆脾 MRI 检查平扫和增强的扫描平面与序列。
21. 简述胰腺、胃肠和腹膜后 MRI 检查的扫描定位方法。
22. 简述肾脏 MRI 检查增强扫描时的扫描时刻与期相。
23. 简述 MR 胰胆管成像（MRCP）扫描定位方法。
24. 简述脂肪肝疾病的 MRI 检查策略。
25. 什么是磁共振尿路成像技术？
26. 前列腺多参数 MR 成像技术包括哪些序列？
27. 简述前列腺 MR 动态增强技术。
28. 简述子宫及附件 MR 图像质量要求。
29. 胎儿 MRI 检查适应证包括哪些？
30. 简述肩关节的 MRI 检查技术。
31. 简述膝关节的 MRI 检查技术。
32. 如何进行膝关节前后交叉韧带扫描？

学习目标

1. 掌握：臂丛神经及腰骶丛神经 MRI 定位技术；单指数扩散加权成像技术。

2. 熟悉：外周神经与外周血管成像技术常用扫描序列；全身血管及下肢血管 MRI 检查对比剂流速和剂量、扫描延时时间及期相；扩散张量成像的原理和应用；多回波脂肪定量分析技术及其临床应用。

3. 了解：外周神经与外周血管 MRI 检查注意事项；3D 图像后处理；双指数扩散加权成像模型的原理和特点；全身类 PET 成像的原理；各种灌注成像技术的基本原理；BOLD 成像的基本原理；铁质定量分析；MR 分子影像学的概念。

4. 具有：追踪新技术应用趋势、不断更新知识和自我完善的学习意识与能力。

第一节　外周神经与外周血管 MR 成像技术

一、臂丛神经 MRI 检查

1. 适应证　臂丛神经（brachial plexus）外伤、肿瘤、局部压迫、炎症、免疫性疾病等病变的定位与定性诊断。

2. 射频线圈　头颈联合线圈和腹部相控阵线圈/心脏专用相控阵线圈。

3. 受检者体位及定位中心　受检者取头先进、仰卧位，双上肢自然置于身体两侧，将磁共振成像专用沙包或者海绵垫于受试者的上臂和前臂后面使上肢与检查床平行，要求头颈部必须摆正，双肩对称。嘱其平静呼吸，避免吞咽动作并保持静止。定位中心对准 C_6 水平。

4. 扫描技术

（1）常规扫描

1）扫描平面与序列：颈椎常规序列详见第七章第四节脊柱 MRI 检查部分。臂丛神经采用斜冠状面成像，节前神经以高分辨 3D CISS/FIESTA-C 序列为佳，节后神经以对比增强 3D T_2 SPACE-STIR 序列最佳。联合应用脂肪抑制技术和抑制血液信号的 FSE 重 T_2WI 序列的 MR 神经成像术（MR neurography，MRN），可获得臂丛及其分支的神经纤维束的高分辨力图像（图 8-1-1），其原理是利用钆对比剂缩短组织 T_1 时间的同时也缩短了 T_2 时间，降低了背景组织信号，而外周神经因存在血神经屏障（blood never）使得对比剂不能进入神经组织，这样保证了抑制小静脉、淋巴液等背景组织信号的同时又突出显示臂丛神经，增加了臂丛神经与周围的对比。

另外，背景抑制弥散加权成像（DWIBS）也能清晰显示臂丛神经和节后神经的大体走行，对臂丛神经干显示尤为清晰（图 8-1-2），但是空间分辨力较差。

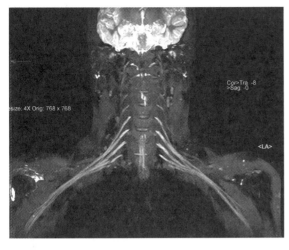

图 8-1-1　基于 3D space stir 技术臂丛神经成像

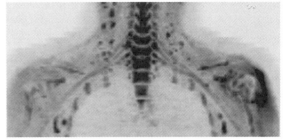

图 8-1-2　基于 DWIBS 技术臂丛神经成像

2）扫描定位:斜冠状面在 T_2W 正中矢状面与横断面图像上定位,扫描上下覆盖范围至少为 C_1 椎体上缘至 T_5 椎体下缘,前后范围为胸骨后缘至椎管后缘,左右两侧包括腋窝(图 8-1-3)。当颈、胸椎排列联机为直线或类似直线时,扫描基线大致与各椎体后缘平行。当它们的排列联机为曲线时,扫描线与 $C_{5~6}$ 椎体后缘平行。

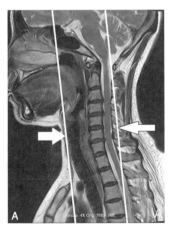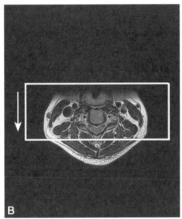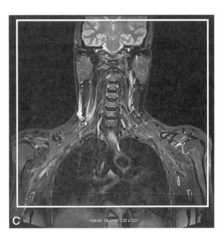

图 8-1-3　臂丛神经斜冠状位定位图
A. 颈椎矢状面定位图;B. 颈椎横断面定位图;C. 颈椎冠状面定位图

3）相位编码方向及其他:横断面采用前后方向,冠状面采用左右方向;在扫描层面上下方设置预饱和带。

（2）增强扫描

1）对比剂剂量和注射速率:采用钆对比剂(如 Gd-DTPA),剂量为 0.15mmol/kg,静脉注射速度为 2ml/s。

2）扫描顺序:①做颈椎常规平扫;②分别行 T_2 TIRM-cor 序列、T_1 vibe dixon 序列和 DWIBS 序列扫描;③注射对比剂;④行 T_2 SPACE-STIR 序列和 T_1 vibe dixon 序列扫描。

（3）推荐臂丛神经序列成像参数见表 8-1-1。

5. 图像质量要求

（1）扫描范围为胸骨柄至颈椎椎管后缘,左右两侧包括腋窝,臂丛走行连续,图像对比良好。

（2）扫描基线大致与 $C_{4~7}$ 椎体平行。

（3）臂丛神经各分支解剖结构应清晰显示,压脂均匀,无明显磁敏感伪影,无严重的呼吸运动伪影、血管搏动伪影及并行采集技术伪影。

视频:臂丛神经 MRI 检查技术

表 8-1-1 臂丛神经序列成像参数

脉冲序列	TR（ms）	TE（ms）	TI	ETL	矩阵	FOV（mm）	层厚/间隔（mm）	average
T_2 SPACE-STIR	3000~4000	200	220	105	384×384	384~448	1/0	2
T_1 vibe dixon	6.98	2.39/4.77			448×448	384~448	1/0	1
DWIBS	10 270	57	180	96	128×128	430	3/0	1

注:3.0T MRI 参数为例

6. 注意事项

（1）对比增强 3D T_2 SPACE-STIR 序列可以全程显示臂丛神经,但扫描时间相对较长,需要兼顾受检者的耐受性和图像质量。

（2）注意体位设计与定位:①患者左右对称,肩部放松,上肢垫高,尽量让上肢和颈椎走行方向一致;②定位中心线放置于颈椎椎体中间;③选择大视野（380mm 以上）,上缘包括小脑,中心在椎管中间;④针对性增加局部靶匀场,范围成狭长型,从椎体前缘到棘突,不包括空气区。

（3）常规图像不需后处理,斜冠状面薄层或者三维图像需要进行后处理。将采集的原始图像沿臂丛神经走行方向进行曲面重组,做靶 MIP 得到斜轴位、斜矢状位,斜冠状位等图像,从不同方向观察臂丛神经的位置、形态、大小以及与邻近结构的关系。

二、腰骶丛神经 MRI 检查

男性,55 岁。长期从事体力劳动,近 2 个月出现腰部疼痛,右侧下肢麻木疼痛。体查发现腰部活动受限,并伴压痛、叩痛及骶棘肌痉挛。CT 提示椎间盘突出,临床申请腰骶丛神经 MRI 检查。

问题:

1. 腰骶丛神经 MRI 检查常规扫描包括哪些平面及序列?

2. 简述腰骶丛神经 MRI 检查的注意事项。

1. 适应证 ①神经鞘瘤、神经纤维瘤等神经源性肿瘤累及腰骶丛神经及其分支;②局部外伤骨折造成神经损伤;③腰椎间盘突出、椎管狭窄、坐骨神经痛等压迫神经根;④腰丛神经感染、腰丛神经炎症等其他疾病累及腰骶丛神经病变。

2. 射频线圈 腹部相控阵线圈联合脊柱线圈。

3. 受检者体位及定位中心 仰卧位,头先进或足先进,双臂上举于头两侧或置于身体两侧。定位中心对准线圈中心及髂前上棘。

4. 扫描技术

（1）常规扫描

1）扫描平面与序列:常规序列详见第七章第四节脊柱 MRI 检查部分。应用对比增强 3D T_2 SPACE-STIR 序列,可获得腰骶丛及其分支的神经纤维束的高分辨图像（图 8-1-4）,背景抑制弥散加权成像可以清晰显示腰骶丛神经和节后神经的大体走行,对腰骶丛神经干显示尤为清晰。选择性水激发 PROSET 序列对腰骶丛神经节和节后神经纤维的显示独具优势,并能多平面重组,多角度观察神经的形态及病变情况（图 8-1-5）

2）扫描定位:腰骶丛神经以斜冠状面为最佳。在常规正中矢状面 T_2WI 与横断面 T_2WI 上进行斜冠状面定位,以 L3 椎体为中心,上下范围包括 L1 至骶尾部,前至腹股沟,后至椎体前缘至棘突的前 1/3,并覆盖椎间孔周围区域（图 8-1-6）。

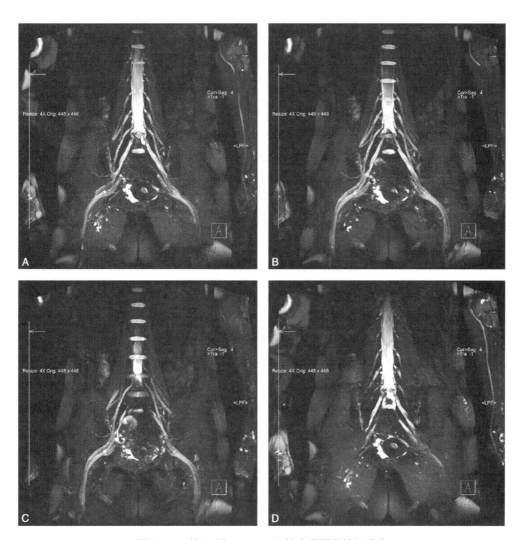

图 8-1-4　基于 3D space stir 技术腰骶丛神经成像
A、B、C、D. 分别是腰骶丛神经多平面 MIP 图从前往后显示

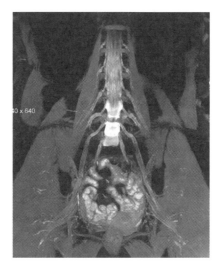

图 8-1-5　基于 PROSET 序列腰骶丛神经成像

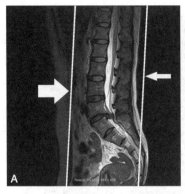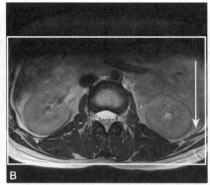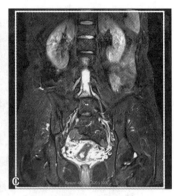

图 8-1-6　腰骶丛神经斜冠状位定位图
A.腰椎矢状面定位图;B.腰椎横断面定位图;C.腰椎冠状面定位图

3）相位编码方向及其他:横断面采用前后方向,冠状面采用左右方向;在扫描层面上下方设置预饱和带。

（2）增强扫描

1）对比剂剂量和注射速率:采用钆对比剂(Gd-DTPA),剂量为 0.15mmol/kg,静脉注射速度为 2ml/s。

2）扫描顺序:①做腰椎常规平扫;②分别行 T_2 TIRM-cor 序列,T_1 vibe dixon 序列和 DWIBS 序列扫描;③注射对比剂;④行 T_2 SPACE-STIR 序列和 T_1 vibe dixon 序列扫描。

（3）推荐腰骶丛神经序列成像参数见表 8-1-2。

表 8-1-2　腰骶丛神经序列成像参数

脉冲序列	TR （ms）	TE （ms）	TI	ETL	矩阵	FOV （mm）	层厚/间隔 （mm）	average
T_2 SPACE-STIR	3000~4000	270	220	105	448×448	448	1/0	1.6~2
T_1 vibe dixon	6.98	2.39/4.77			448×448	384~448	1/0	1
Proset	7.8	3.6	180	40(TFE)	400×416	430	1/0	2

注:3.0T MRI 参数为例

5. 图像质量要求

（1）扫描范围应包括腰 1~5 和骶 1~5 所有发出的神经分支,神经走行连续,对比良好。

（2）扫描基线大致与腰椎椎体平行。

（3）腰骶丛神经各分支解剖结构应清晰显示,压脂均匀。

（4）无明显磁敏感伪影,无严重的呼吸运动伪影、血管搏动伪影及并行采集技术伪影。

6. 注意事项

（1）腰骶丛神经走行曲折,支配全部骨盆和下肢神经。股神经来自腰 2~腰 4,为腰丛各支中最粗者,在髂凹内行走于腰大肌与髂腰肌之间,通过腹股沟韧带到大腿后,最后分为终支并支配其分布区的肌肉及皮肤,整体上从背侧到腹侧,所以可疑股神经损伤时扫描范围包括腹股沟。

（2）体位设计时注意腹部线圈单元和脊柱线圈单元相匹配。

（3）常规图像不需后处理,斜冠状面薄层或者三维图像需要进行后处理。将原始图像沿腰骶丛神经走行方向进行曲面重组,做靶 MIP 得到斜轴位、斜矢状位,斜冠状位等图像,从不同方向观察腰骶丛神经的位置、形态、大小以及与邻近结构的关系。

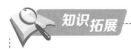

全身外周神经成像技术

　　除了臂丛和腰骶丛神经,全身其他部位的外周神经也可以利用这个技术成像,扫描序列、对比剂方案和扫描方法基本相同。扫描顺序如下:臂丛—腰骶丛—大腿段的股神经—小腿段的腓神经。FOV 选择 448~500mm,体素控制在 1mm,保证各向同性,左右包括上肢的腋神经及其分支。每段扫描时间控制在 12min 以内,对比剂按照每段 5ml(单倍剂量的对比剂)增加,保证神经周围组织的背景抑制效果。每段神经做 MIP,最后可以拼接成一幅完整的图像。这对于评价神经纤维瘤病有非常高的临床应用价值。

三、下肢血管 MRI 检查

　　3D CE-MRA 是目前下肢血管成像最常用的方法,近年来也出现很多非对比增强 MRA 技术,效果很好。其序列选择一般选用短 TR、短 TE 的 3D T_1W 扰相梯度回波序列,通过抑制背景信号以突出血管信号,同时采用多种快速扫描技术、合适的 K 空间填充方式保证图像的时间分辨力和良好的对比。

　　1. 适应证　各种原因引起的下肢动脉血管狭窄、血管腔闭塞、血管畸形、血栓性脉管炎及动脉瘤等血管性病变。

　　2. 射频线圈　最佳的线圈选择是双下肢相控阵矩阵线圈,或柔性表面线圈、体部相控阵线圈、下肢线圈组合使用。

　　3. 受检者体位及定位中心　足先进或者头先进(部分机型可以),仰卧位。为使大腿、小腿的前后中心处于同一水平面,可利用软垫抬高腿部 5~10cm。定位中心对准髂前上棘平面。

　　4. 扫描技术

　　(1) 扫描平面与序列:3D CE-MRA 可采用高分辨力采集及减影技术,以充分显示血管。全下肢的血管成像要求检查床具有精密的自动步进功能。跟随对比剂在动脉中的流动,扫描床自动步进,分段改变采集视野获得各段冠状面图像。从大血管近心端直至四肢血管远心端通常需要三段以上的扫描视野,最后将分段采集的图像联合拼接成完整的全下肢血管像。

　　(2) 扫描定位:在各段三平面定位像基础上,利用 2D TOF 技术分别进行各分段血管成像,然后进行矢状面 MIP,在矢状面血管 MIP 图像上精确定位前后扫描范围。

　　(3) 相位编码方向:一般是左右方向。

　　(4) 扫描时刻与期相:在下肢血管 3D CE-MRA 检查中,注射对比剂后扫描时间的选择影响到整个检查成败。透视触发技术能较好地掌握扫描时机。当观察到对比剂进入目标血管时,立即从 2D 透视序列切换到 3D CE-MRA 序列。考虑到下肢血管闭塞程度的不同,根据大血管动脉的血流速度快慢,可以适当延迟扫描时间。

　　(5) 对比剂剂量和注射速率:总量 0.2mmol/kg,应用高压注射器从肘静脉分两个时相注入:第一时相用量 0.1mmol/kg,注射速率 2.0ml/s;第二时相则改变速率为 0.5ml/s 注入余量对比剂。对比剂注射完毕后再以 0.5ml/s 的速率注入等量的生理盐水。

　　(6) 推荐下肢血管序列成像参数见表 8-1-3。

表 8-1-3　下肢血管序列成像参数

脉冲序列	TR (ms)	TE (ms)	FA (°)	ETL	矩阵	FOV (mm)	层厚/间隔 (mm)	NEX
3D flash(1 段)	2.38	0.97	25		320×484	500	1.5	1
3D flash(2 段)	2.33	0.92	25		384×484	500	1.2	1
3D flash(3 段)	3.06	1.1	25		484×484	500	1.1	1

注:1.5T MRI 参数为例

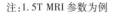

5. 图像质量要求及图示

（1）双下肢血管成像的扫描范围包括双侧髂动脉起始部及足背动脉（图 8-1-7）。

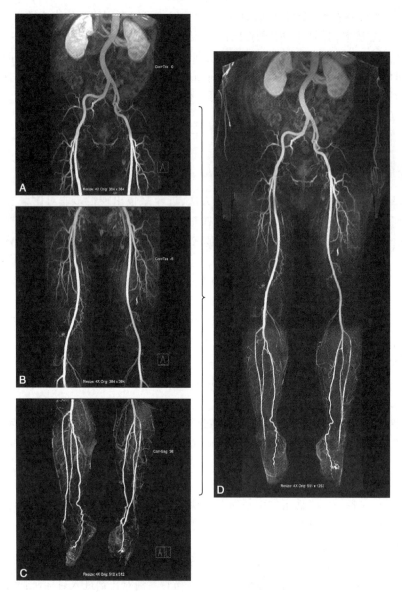

图 8-1-7　下肢血管 CE-MRA

A、B、C. 一次注射对比剂分三段采集；D. 通过拼接软件显示完整下肢血管

（2）下肢血管全部连续显示，无中断，对比度良好，每段拼接吻合度高。

（3）无明显静脉污染，无其他伪影干扰。

6. 注意事项

（1）采用快速梯度回波技术明显缩短了扫描时间，从腹盆部到小腿血管顺次移床三段扫描，每段扫描仅 20s 左右，每段 FOV 在 400～500mm，段与段之间需要重叠 40～60mm，K 空间选择中心部分优先填充。

（2）从腹主动脉到足背动脉越来越细，所以序列设计可以原则上腹盆段体素稍大，时间 15～18s，屏气扫描；大腿段体素较小，时间 20s 左右；小腿段体素最小，空间分辨力最高，时间 22～25s。

（3）由于厂家技术不同，拼接要求也不一样。有些限定标准冠状面、矢状面、横断面，请按照各家技术要求操作。

（4）利用 3D CE-MRA 序列采集到的原始图像，需要进行后处理，常用方法有最大信号投影（MIP）和容积再现（VR）。后处理前还可以采用减影技术，减影的图像能较好抑制背景信号，从而改善了血管显示。

四、全身血管 MRI 检查

全身血管 MRA 采用对比增强 MRA(CE-MRA)方法,一次成像范围可自颅脑血管至小腿血管。由于成像范围大,需要分段扫描,不同的设备和不同的受检者有不同的分段方式,一般可分为头颈胸段、腹盆段、大腿段、和小腿段。先扫描腹盆段、大腿段、和小腿段,也就是先按照上节讲的做下肢血管,最后再注射对比剂做头颈胸段,由于减影技术可以把已经强化的血管减掉,所以不会有静脉污染。全身血管 MRA 检查要求所用的 MRI 机型必须具备扫描床自动步进移动功能,检查前需进行屏气训练。

1. 适应证　①糖尿病、动脉硬化症以及大动脉炎等可能累及全身动脉的疾病;②动脉搭桥或者人工血管替换术后以了解全身的动脉状况,包括血管的狭窄、梗阻等。

2. 射频线圈　头颈联合线圈、体部相控阵线圈、下肢线圈,根据设备需要多种线圈的组合使用。

3. 受检者体位及定位中心　头先进、仰卧位,双上肢贴紧身体放于两侧。为保证人体大血管尽可能处于同一水平面,受检者适宜采取头部放平,腿部抬高 5~10cm 的平卧体位,或者使用下肢专用模具架。

4. 扫描技术

(1) 扫描平面与序列:从头颈血管直至四肢血管远心端通常需要 4~5 段以上的扫描视野(身高超过 170cm 可能需要 5 段),最后将分段采集的图像联合拼接成整体完整的全身血管像。

(2) 扫描定位:在各段三平面定位像的基础上,利用 2D TOF 技术分别进行各分段血管成像,然后进行矢状面 MIP,在矢状面血管 MIP 图像上精确定位前后扫描范围。

(3) 相位编码方向:一般是左右方向。

(4) 扫描时刻与期相:第一次扫描同下肢血管成像技术。第二次扫描过 5min 等待血管增强信号稍降低,再次扫描头颈胸部的 mask 像,再次注射对比剂,等待对比剂到达颈动脉启动扫描,注意一定是 K 空间中心部分优先填充。

(5) 对比剂剂量和注射速率:第一次扫描同下肢血管成像技术。第二次注射对比剂用量 0.1mmol/kg,注射速率 2.0ml/s。

(6) 推荐全身血管序列成像参数见表 8-1-4。

表 8-1-4　全身血管序列成像参数

脉冲序列	TR (ms)	TE (ms)	FA (°)	ETL	矩阵	FOV (mm)	层厚/间隔 (mm)	NEX
3D flash(1 段)	2.38	0.97	25		320×484	500	1.5	1
3D flash(2 段)	2.38	0.97	25		320×484	500	1.5	1
3D flash(3 段)	2.33	0.92	25		384×484	500	1.2	1
3D flash(4 段)	3.06	1.1	25		484×484	500	1.1	1

注:1.5T MRI 参数为例

5. 图像质量要求及图示

(1) 整个全身血管成像的扫描范围包括头部动脉起始部及足背动脉(图 8-1-8)。

(2) 全身血管全部连续显示,无中断,对比度良好,每段拼接吻合度高。

(3) 无明显静脉污染,无其他伪影干扰。

6. 注意事项

(1) 采用对比剂智能跟踪方式或透视触发方式启动 3D 扰相梯度回波序列冠状位血管成像。后一方式通常更为直观,普遍被临床采用。

(2) 启动血管成像后,系统自动依次完成自上而下的分段扫描。在腹盆段和头颈胸段需要告知受检者屏气配合,其余保持自然平静呼吸状态。如果需要进一步进行静脉成像,则可在完成第一轮自上而下的扫描后,接着进行自下而上的反向移床和逐段扫描,依次完成小腿段、大腿段、腹盆段和头颈胸段的静脉成像。

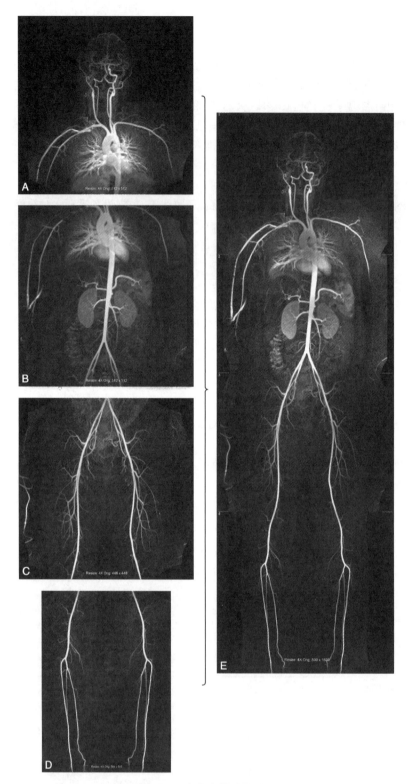

图 8-1-8　全身血管 CE-MRA
A、B、C、D. 一次注射对比剂分 4 段采集；E. 通过拼接软件显示完整全身血管

（孔祥闰）

第二节　MR 功能成像

一、扩散成像

扩散磁共振成像(diffusion MRI,dMRI)是利用对称的扩散敏感梯度脉冲(即双极弥散梯度)对水分子扩散运动进行检测,从而无创性地量化活体组织内部微观结构的成像技术。该技术包括扩散加权成像(diffusion weighted imaging,DWI),扩散张量成像(diffusion tensor imaging,DTI),扩散峰度成像(diffusion kurtosis imaging,DKI)等。

(一)扩散加权成像

扩散加权成像(DWI)通过测量组织细胞内、外及跨膜水分子的布朗运动,从分子水平上反映组织内部水分子的扩散程度,从而从分子水平检测出与组织改变有关的早期功能变化。该技术主要用于评估水分子是否扩散受限及其受限程度,如超急性脑梗死、细胞毒性水肿、血肿及肿瘤等的诊断和鉴别诊断。DWI 的计算模型包括单指数成像模型、双指数成像模型和拉伸指数成像模型等。

1. 单指数模型

(1)单指数扩散加权成像,即常规 DWI,是基于体素内水分子运动各方向一致性的假设,采集的数据运用单指数函数拟合的扩散成像技术。为提高对扩散的敏感性,在 SE-EPI 序列 180°聚相脉冲前后施加一对位置对称、大小相等的扩散敏感梯度脉冲。采集的数据运用单指数函数:

$$S(b)/S_0 = (-b) \times (ADC)　　　　　（公式 8-2-1）$$

式中,b 为扩散敏感梯度因子,S(b)为扩散敏感梯度因子为 b 时的组织平均信号强度,S_0 为未加扩散敏感梯度脉冲时的组织信号强度,ADC 是表观扩散系数,表征水分子扩散的平均强度,是临床应用最为广泛的定量参数。

(2)特点:①单次激发 DWI 有良好的对比分辨力;②空间分辨力低;③易受磁敏感伪影、T_2^* 效应和长 TE 影响,图像信噪比低、易畸变;④高分辨力 DWI 技术,除了能提高其空间分辨力外,还能显著降低图像伪影及变形,在研究包括大脑、脑干、脊髓高分辨力水分子弥散受限等方面有着极大潜力(图 8-2-1);⑤该模型没有把微循环中的血流(即灌注)与细胞间隙的水分子弥散区分开,会导致定量结果误差。

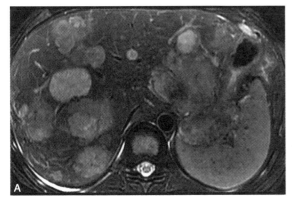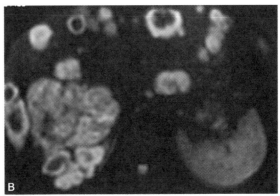

图 8-2-1　高分辨力 DWI

(3)应用:全身各系统。它不但可以用来鉴别良、恶性组织,而且可以一定程度上反映恶性肿瘤的级别。

2. 双指数模型

(1)双指数模型:为区分组织内水分子的自由扩散和毛细血管微循环灌注这两种水分子弥散状态,Le Bihan 等提出了体素内不相干运动(intravoxel incoherent motion imaging,IVIM)理论,即假设在每个体素内有两个扩散速率不同的质子池,导致信号按 b 值的双指数形式弛豫,组织信号衰减符合双指数函数:

$$S(b)/S_0 = (1-f)\exp(-b \cdot D) + f \cdot \exp(-b \cdot D^*)　　　　（公式 8-2-2）$$

式中,D 代表体素内真实的弥散信息,也叫实际弥散系数,代表了真实弥散对图像信号衰减的贡献;D* 代表体素内毛细血管微循环的灌注,称为假性扩散系数或快速扩散系数,代表灌注对图像信号衰减的贡献;f 为灌注分数,代表体素内毛细血管微循环灌注效应占总体扩散效应的百分比,反映了血流量的大小。

（2）特点:①基于双指数模型的信号衰减,通过 b 值的选择把组织中扩散速率不同的信息区分开;②能够解释 b 值与 ADC 值之间的关系,并证实该模型能真实反映组织的实际扩散和灌注效应。

（3）应用:IVIM 广泛应用于腹盆部肝脏、肾脏、胰腺、前列腺及宫颈等血供丰富的脏器。

3. 拉伸指数模型

（1）拉伸指数模型:单指数和双指数扩散模型在单或双质子池信号中具有一定的物理基础,但是还必须考虑体素内多个质子池的扩散速率连续分布的可能性。Bennett 等人,假设每个体素包含连续分布的扩散速率,开发了拉伸指数模型（也称为 Kohlrausch-Williams-Watts 模型）。拉伸指数函数为:

$$S(b)/S_0 = \exp\{-(b \cdot DDC)^{\alpha}\}$$ （公式 8-2-3）

式中,α 是异质性指数,表征信号衰减与单指数方式的偏差,其值介于 0 和 1 之间。α 值接近 1 表示体素内高度的单指数衰减;α 值接近 0 表示体素内存在多个单独质子池引起的非指数行为。DDC 值可以被认为是 ADC 的近似值,代表扩散速率连续分布质子池中水的体积分数加权值。

（2）特点:①克服了双指数模型人为假设体素内存在快速和馒速两种扩散成分的缺点;②在相同质量拟合条件下,拉伸指数模型较双指数模型稳定性更好。

（3）应用:已有关于拉伸指数在前列腺癌、宫颈癌、Ⅱ 型糖尿病慢性脑损伤等方面的研究报道。

（二）全身类 PET 成像

全身背景抑制扩散加权成像技术（whole-body diffusion weighted imaging with background body signal suppression,WB-DWIBS)是一种近年研发的可用于全身检查的 MR 成像技术,因其成像效果与 PET 类似,故又有"类 PET"之称。

1. 原理　WB-DWIBS 采用扩散加权、脂肪抑制技术及多信号叠加技术进行成像。

（1）背景信号抑制:采用 STIR 技术,能够很好地屏蔽体部的背景信号,包括脂肪、肌肉、骨髓、血管、部分脏器等。

（2）扩散加权成像:通过检测组织细胞间隙水分子扩散运动的强弱来间接反映组织细胞的生理病理状态。在病理状态下,细胞内外的大分子分布发生改变以及细胞膜结构破坏等一系列变化,导致水分子扩散状况发生改变,继而引起 DWI 中的信号异常。

（3）多信号叠加技术:扫描获得的原始数据由 3D-MIP 重组成全身立体图像。

2. 特点

（1）该技术可以在自由呼吸状态下完成人体从颅脑到足部的大范围扫描,并得到高信噪比和高对比度的图像。

（2）重组成的全身立体图像经图像黑白翻转技术得到类似 PET 图像的效果。双肺、纵隔、脂肪、肌肉、骨髓、肝脏、胰腺等在黑白翻转图像上呈高信号,而脑实质、淋巴结、脾脏、双肾、胆囊、子宫、附件、充盈的膀胱和肠道、前列腺、睾丸、椎间盘、椎管等在黑白翻转图像上呈低信号。

（3）清晰显示淋巴结、肿瘤等多种病变,使病变组织尤其是恶性肿瘤及其转移瘤的显示率明显增加。

3. 应用　WB-DWIBS 的临床应用目前主要集中在恶性肿瘤及其转移灶的检出、淋巴结转移筛查、恶性肿瘤临床分期、抗肿瘤治疗疗效评估等方面。有研究表明与 PET-CT 方法相比,WB-DWIBS 对肿瘤性病变有较高的敏感性。

（三）扩散张量成像

1. 原理　扩散张量成像（diffusion tensor imaging,DTI)是在 DWI 的基础上,通过施加 6 个以上扩散敏感梯度脉冲并采集相应信号,利用水分子扩散的各向异性（即方向依赖性）检测组织微观结构,分析组织内水分子随机运动方向特性的技术。经过后处理合成而获得扩散张量图像。

基于扩散张量中,本征向量（eigenvector)和本征值（eigenvalue)用于描述单个体素中纤维束主要走行的方向及相应方向上的扩散幅度,通常用 ν 和 λ 表示,每个本征向量对应一个本征值。目前主要应用 3 个相互垂直的本征向量,即 ν_1、ν_2、ν_3 分别表示单个体素内主要纤维束的主要走行方向;3 个本征

值为 λ_1、λ_2、λ_3。

　　扩散张量图像主要参数包括:①分数各向异性(fractional anisotropy,FA),即扩散张量的各向异性成分与整个扩散张量之比,定量测量单个体素内的各向异性值;②平均扩散(mean diffusivity,MD),单个体素内平均扩散;③相对各向异性(relative anisotropy,RA),代表本征值的变量与其平均值的比;④容积比(volume ratio,VR),代表椭球体的体积与半径为平均扩散球体的体积之比。

　　2. 应用

　　(1) 在中枢神经系统的应用:①主要用于追踪脑白质纤维束的走行,显示脑肿瘤与周围白质纤维束关系(图 8-2-2);②判断肿瘤良恶性,并进行胶质瘤的分级;③关于帕金森病、多发性硬化、精神分裂症等方面的研究。

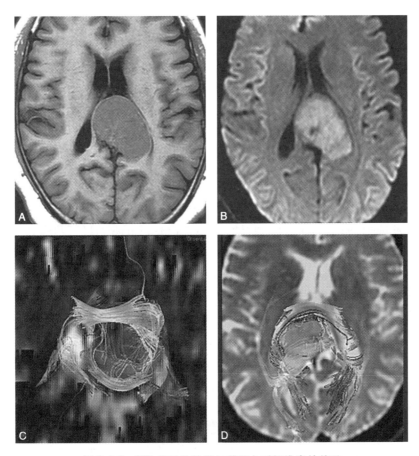

图 8-2-2　DTI 显示脑肿瘤与周围白质纤维束的关系

　　(2) 在其他方面的应用:随着该技术的成熟,DTI 在其他组织器官的应用研究,如心肌纤维、前列腺等也逐渐增多。

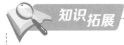

扩散峰度成像

　　扩散峰度成像(diffusion kurtosis imaging,DKI),以传统扩散成像技术为基础,在其基础上增大 b 值,同时施加至少 15 个方向的扩散敏感梯度脉冲,以量化组织内非高斯分布水分子扩散特性。除了能提供常规 DTI 参数外,还能提供 MK(平均峰度)、K‖(平行峰度)、K⊥(垂直峰度)和 FAk(峰度各向异性)等,以上参数对大脑灰质的成分结构变化比 DTI 参数更为敏感。其中,MK 是目前 DKI 临床科研中最常用的弥散峰度参数。它是组织沿空间各方向弥散峰度的平均值,MK 值越大表明弥散受限越严重,结构越复杂。随着技术的发展与研究的深入,DKI 已经越来越多地应用于全身其他各组织器官,如肝脏、肾脏、前列腺等。

二、灌注成像

MR 灌注加权成像(perfusion weighted imaging,PWI)是通过测量血流动力学参数来反映组织血流灌注及微血管渗透情况的一种功能成像技术。通过测量半定量、定量参数对肿瘤进行诊断、鉴别诊断,预测分级、指导治疗方案的制订,监测疗效及判断有无复发等。

根据成像原理不同,PWI 分为外源性和内源性两种方法。外源性对比剂技术依照对比剂净效应不同又可分为 2 种:①动态磁敏感对比增强 MRI(dynamic susceptibility contrast MRI,DSC-MRI);②动态对比增强 MRI(dynamic contrast-enhanced MRI,DCE-MRI)。内源性对比剂技术又称为动脉自旋标记(arterial spin labeling,ASL)技术,是一种利用动脉血中的水质子作为内源性对比剂的 MR 灌注成像方法。

(一)DSC-MRI

1. 基本原理 DSC-MRI 中,静脉团注顺磁性对比剂后,对比剂在首过组织微循环过程中引起周围组织局部磁场的短暂变化,被检组织 T_2(或 T_2^*)值相应缩短,从而导致其信号下降。信号下降的程度与局部脑血容量和对比剂浓度呈正比。这能够提供肿瘤新生血管及血流灌注信息,在毛细血管水平研究微血管结构。

2. 特点

(1)优点:信噪比高,空间分辨力高,一次成像可获得多个层面灌注信息。

(2)不足:①基于理想的单室模型,即完整的血-脑屏障(blood-brain barrier,BBB)在实际应用过程中可能会产生误差;②对钙化、出血和颅底病变磁敏感伪影较大;③不能绝对定量 CBF 值;④对比剂不良反应,不适于肾功能衰竭患者检查以及肿瘤治疗后疗效监测等。

3. 临床应用 该技术主要用在脑部,常用的灌注参数有:脑血容量(cerebral blood volume,CBV)、脑血流量(cerebral blood flow,CBF)、平均通过时间(mean transit time,MTT)、达峰时间(time to peak,TTP)和血管管径指数(vessel size index,VSI)等(图 8-2-3)。

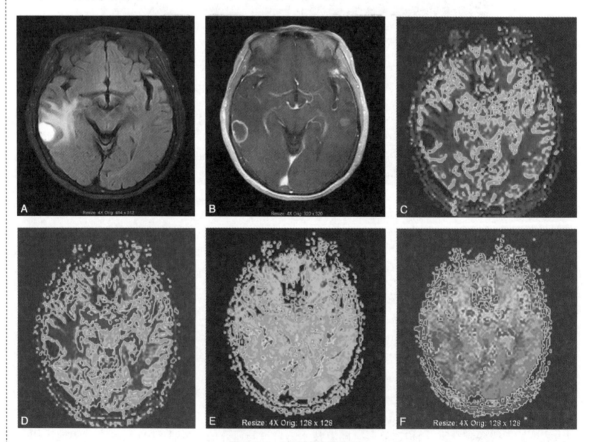

图 8-2-3 肺癌脑转移病例

A、B. 分别是 T_2 Flair 和 T_1 增强,显示环形强化;C、D. 分别是 rCBF、rCBV,显示较对侧正常脑组织灌注减低;E、F. 肿瘤周围水肿带明显 MTT 和 TTP 时间延长

（二）DCE-MRI

1. 基本原理　应用动态成像追踪对比剂随时间从血管内间隙渗漏到血管外细胞外间隙（extravascular extracellular space，EES）的过程，评估组织灌注及毛细血管通透性。DCE-MRI 过程中，静脉注射对比剂后，被检组织 T_1 值缩短，采用快速 T_1WI 序列进行动态扫描，测量其 T_1 信号强度随时间的变化情况，能够同时显示其灌注及通透性。与 DSC-MRI 相比，DCE-MRI 灌注参数主要反映血管通透性。它需要复杂的药代动力学模型和复杂的后处理方法，但可以得到更完整的评估肿瘤血管特征的量化参数。其分析方法包括 2 种：

（1）半定量分析方法：是基于时间-信号强度曲线，通过多种指标对组织强化特征进行分析，常用的半定量指标有起始强化时间、最大梯度、最大信号强度、TTP 和增强曲线下初始面积（initial area under curve，IAUC）等。虽然该方法操作简单，但易受扫描参数影响，不能准确反映病变组织内对比剂浓度的变化情况。

（2）定量分析方法：是通过引入已知的药物代谢动力学模型，定量分析对比剂渗透与回流，以及其在血管内、外所占的比例，从而实现在细胞分子功能水平上反映病变组织内微血管灌注和渗透情况。目前较为常用的药物代谢动力学模型为 Tofts 等提出的两室模型，即血管内为中央室，血管外为周围室。其参数包括血运转运速率 K^{trans}（the influx volume transfer constant），即对比剂从血管内到血管外的转运速率；血运反流速率 K_{ep}（the efflux rate constant），即指对比剂从血管外细胞外间隙回渗到血管内的速率，即对比剂的廓清；血管外细胞外容积 V_e（the relative extravascular extracellular space），即血管外细胞外间隙内对比剂的容积分数；$K_{ep} = K^{trans}/Ve$；血浆分数（V_p），即血浆内对比剂的容积分数。其中 K^{trans} 是受组织血流量和渗透性的影响，K^{trans} 值越高，表示血流量和渗透性越高，提示肿瘤的恶性程度越高。K_{ep} 是指对比剂从血管外细胞外间隙回渗到血管内的速率，即对比剂的廓清。

2. 特点

（1）优势：①磁敏感性伪影较小，可有效评价幕下及后颅窝病灶；②成像基础基于肿瘤微血管的高通透性，无需考虑对比剂渗漏而导致的结果偏差；③其定量参数不仅能反映肿瘤微血管的病理变化，而且与多种肿瘤分子标志物表达相关，可能成为未来胶质瘤分子分级的影像标志物。

（2）不足：①不同 MRI 系统之间基础信号存在差异，导致半定量参数数据在不同扫描序列中不易比较；②成像参数的差异性，③成像参数的局限性，由于定量参数受药代动力学模型和 AIF 计算方法的影响，单一参数无法正确全面评价病灶，这些缺陷均可导致参数对血管功能评价出现一定偏差，使得不同研究者间的实验结果存在一定差异，甚至相反的结果。

3. 临床应用　DCE-MRI 现已成为科研和临床工作的热点。其多参数定量特点可较为全面地评价肿瘤微血管功能特性，从而为肿瘤诊断、分级，治疗方案制订，疗效监测和预后判断提供帮助（图 8-2-4）。运用 DCE-MRI 对脑胶质瘤患者进行研究，发现高级别胶质瘤的 K^{trans} 和 V_e 值均高于低级别胶质瘤，不仅可以鉴别高、低级别胶质瘤，还可以用于 II 级和 III 级胶质瘤的鉴别，并认为 K^{trans} 是无创性鉴别高、低级别胶质瘤敏感度和特异度最高的参数。另外，全身其他器官也可以定量评价肿瘤血管生成、良恶性鉴别和放化疗疗效等，目前还在科研阶段。

（三）ASL 技术

1. 基本原理　ASL 技术是利用反转脉冲标记动脉血中的氢质子，然后这些被标记的动脉血流到成像层面后对组织进行灌注成像，将所得影像与未标记的静态信号影像相减即得到灌注加权影像。目前 ASL 技术仅可获得 CBF 参数。根据其标记方法的不同分为以下 2 种：连续 ASL（continuous ASL，CASL）和脉冲式 ASL（pulsed ASL，PASL）。前者是利用连续快速反转射频脉冲对动脉血中的氢质子进行标记，而后者是利用较短脉冲对动脉血中的氢质子进行高效标记。

2. 特点　①不使用对比剂，非侵袭性，可重复检查；②不受血-脑屏障破坏的影响，可以获得 CBF 的绝对定量测量；③ASL 具有信噪比低、空间分辨力低；④仅可获得 CBF 一个血流动力学参数，对被检者运动的高度敏感。

3. 临床应用　ASL 广泛应用于脑血管疾病、神经变性疾病、脑肿瘤等（图 8-2-5），比如连续重复观察治疗的疗效、评估恶性肿瘤的不同治疗方案的作用效果、监测放疗及抗肿瘤血管生成治疗等。

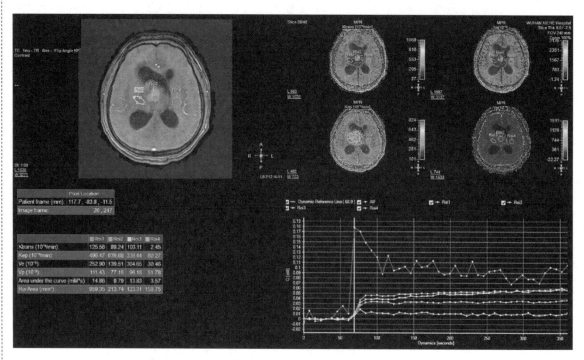

图 8-2-4　胶质瘤 DCE-MRI

检查结果显示瘤体不同区域的 K^{trans}、K_{ep}、V_e、V_p 和正常组织明显差异

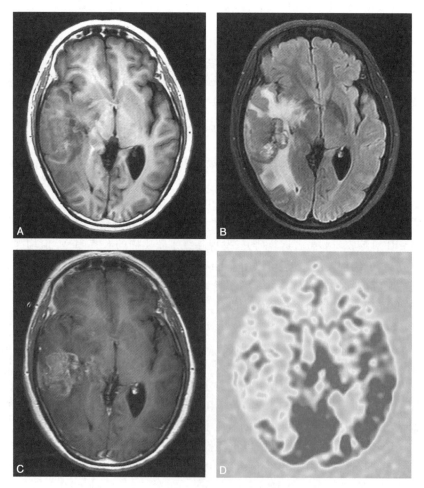

图 8-2-5　右侧颞叶混杂团块影

A、B、C. 分别是 T_1、T_2-Flair、T_1 增强图像；D. 是 ASL 图，病灶中心较左侧显示高灌注，
周围水肿区域低灌注

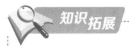

ASL 临床应用

    ASL 广泛应用于脑血管疾病、神经变性疾病、脑肿瘤。颅脑疾病与脑血流量的变化密切相关,根据脑血流量的变化情况可把脑内常见疾病分为脑血流量减少型和脑血流量增加型。脑血流量减少多见于脑缺血性疾病、脑变性疾病、脑积水、脑肿瘤治疗后改变等;脑血流量增加多见于恶性脑肿瘤、高碳酸血症等。ASL、DSC 两种磁共振灌注方法在胶质瘤的分级诊断中具有一致性。ASL技术还可以反映胶质瘤放化疗前后 rCBF 的变化;反映胶质母细胞瘤在抗肿瘤血管治疗疗效,治疗有效时,ASL 成像表现为肿瘤组织血流灌注量的显著减少,而在肿瘤进展时,表现为肿瘤组织内相应区域的血流灌注量增高。另有研究表明 ASL 较 DSC 能更准确的区分高级别胶质瘤复发和放射坏死,尤其是肿瘤复发与放射坏死相混杂的区域。

三、血氧水平依赖成像

(一)BOLD 成像原理

    1. 成像原理　血氧水平依赖(blood oxygenation level dependence,BOLD)成像是以血液中脱氧血红蛋白作为内源性对比剂进行成像的一种技术。在生理状态下,血液循环不断为脑组织带来氧及葡萄糖,以维持脑组织的存活及神经功能。当富含氧合血红蛋白的动脉血到达脑组织时,氧与血红蛋白解离形成脱氧血红蛋白。后者含有两价铁,有四个不成对电子,具有很强的顺磁性作用,可以造成局部磁场的不均匀。尽管脱氧血红蛋白不引起质子、电子偶极-偶极增强,不能缩短 T_1 值,但可以显著缩短 T_2 及 T_2^* 的弛豫时间。因此当局部氧合血红蛋白与脱氧血红蛋白的比例发生变化时即可引起局部磁场的变化。

    当脑神经元激活时,由于脑血管的调节机制可以引起局部动脉血管扩张,导致局部血流量增加。通常情况下,神经元激活时虽然脱氧血红蛋白生成会有所增加,但仍远远低于氧合血红蛋白的供应,因此局部脱氧血红蛋白的相对浓度会下降,在 T_2WI 和 T_2^*WI 上均表现为高信号。这种现象称为正性BOLD,为功能磁共振成像(fMRI)的基础。

    在功能磁共振成像中,除了最常见的正性 BOLD 外,有时还可见到负性 BOLD,即给予一定的刺激后局部脑组织出现信号减低的现象。由于 BOLD 信号产生于微静脉内,所以这种现象意味着局部静脉内血红蛋白氧合水平的降低,即脱氧血红蛋白相对浓度增加。Nair 对这种现象进行分析后提出负性BOLD 效应系神经元活动减低及伴发脑血流量降低造成。

    2. BOLD 参数　有许多参数可以用来评价 BOLD 效应。横向弛豫时间 T_2 及 T_2^* 是两个最基本的参数。T_2 为自旋回波序列上测得的弛豫时间,T_2^* 为梯度回波序列上测得的弛豫时间。在这两个基本参数的基础上,还衍生出 R_2、R_2^*、R_2' 及 T_2',前三个参数均为横向弛豫率,单位 Hz,R_2' 为逆性横向弛豫率,R_2 为不可逆性横向弛豫率,R_2^* 为总横向弛豫率,三者关系为:$R_2'=R_2^*-R_2$,　$R_2^*=1/T_2^*$,R_2 $=1/T_2$。T_2 为 R_2 的倒数,单位为 ms。

    脱氧血红蛋白可以明显缩短 T_2 和 T_2^*。但 T_2 时间由自旋回波测得,在采集信号前应用了一个180°相位重聚焦脉冲,可以部分补偿由脱血红蛋白所引起局部微磁场的变化;而 T_2^* 值由梯度回波测得,无此信号补偿制,因此对脱氧血红蛋白所引起的磁场变化较 T_2 更加敏感。但无论 T_2 还是 T_2^*,都会受到局部水含量的影响。当组织发生缺血性损伤时,由于出现水肿局部水含量增加,会引起 T_2 或 T_2^* 信号升高。为了消除水含量影响,我们可以选用 R_2^* 与 R_2 的差值,即 R_2'。R_2' 反映的是局部磁场不均匀所引起的横向弛豫的变化,与组织水含量无关,可以将脱氧血红蛋白对局部磁场的影响区分出来,从而更准确地反映局部脑组织的血流状况及细胞代谢信息。

    3. BOLD 成像技术　根据扫描时受检者是否需要执行任务,fMRI 分为任务态 fMRI 及静息态fMRI。前者通过外在有规律的刺激与对照状态交互进行,将同一状态下反复获得的图像叠加平均,称为均值图像,两种状态下产生的图像进行比较,即可获得功能图像,再应用图像动态处理功能将功能图像叠加在解剖图像上,得到脑功能活动定位图,使解剖与功能定位达到统一。任务态 fMRI 时,成像的步骤包括确定实验系统、优化扫描序列、制订刺激方案、定位像扫描、功能像采集和数据获取、数据处理和结果可视性显示等。

实验数据的处理和分析是 fMRI 研究的关键,常用的数据处理软件有 SPM 和 AFN。可以使用一些软件系统来对图像进行预处理及对一个实验进行统计分析。预处理包括层面采集时间校正、运动校正、结构功能图像配准、空间位置标准化和空间过滤平滑处理等过程。统计分析通常包括两个步骤:①对单个受试者的一般线性模型分析;②根据整个实验样本对总体进行统计推论。

（二）临床应用

1. 神经科学　最大程度切除肿瘤而同时使感觉、运动、语言等重要的功能区得以保留,延长患者的生存时间并提高生存质量是外科手术的最终目的。MRI 能对初级感觉运动皮层、辅助运动区、运动皮层语言运动中枢等功能区做出准确判定,显示肿瘤对功能区的侵犯及肿瘤周围功能区的变形和移位。术前 MRI 检查能协助神经外科医师制订手术计划,避免术中损伤皮层;术后 MRI 可显示病侧功能区残留和对侧功能区代偿情况,为功能恢复提供参考。

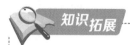

fMRI 临床应用

fMRI 在神经外科手术中的作用有许多方面,主要包括:确定运动皮层功能区的位置及其与肿瘤的关系,术前评价肿瘤是否能在损害功能的前提下完全切除;帮助选择手术入路;了解肿瘤对主要功能区的影响及非主要功能区的代偿状况,术后评估功能区是否受损及受损的程度,评价患者完全恢复的可能性。fMRI 在癫痫手术中的应用已较成熟,在致癫性放电时 MRI 可发现异常活动脑区。fMRI 能准确定位癫痫灶和周围的功能区皮层,指导癫痫手术方式及癫痫灶的切除范围。fMRI 还可应用于脑动静脉畸形、海绵状血管瘤等颅内血管畸形和结节性硬化症等手术前后功能定位。多发性硬化累及顶叶运动皮层导致肢体运动障碍,受累肢体运动时双侧运动皮层活动区域增加,而神经炎患者活动皮层的范围减小。fMRI 可用于评价脑卒中患者的中枢损害及功能重组情况,在指导康复治疗中起重要作用。

2. BOLD 在其他器官的应用　BOLD fMRI 成像对使用碘对比剂增强后肾脏损害的评价研究、BOLD-MRI 在肿瘤乏氧检测中应用的实验研究等。

（孔祥闯　周学军）

第三节　MR 定量分析与 MR 分子成像

一、脂肪定量分析

脂肪定量技术在内脏器官、骨髓、肌肉的脂肪定量检测有很好的应用。MR 脂肪定量技术是基于化学位移水脂分离的方法来实现定量分析的,水脂分离的精度经常会受到多种因素影响,包括 T_2^* 衰减以及甘油三酯的多峰模型。要消除这些影响因素需运用两个关键技术,一是多回波采集,二是利用脂肪多谱峰模型进行数据后处理。最终生成精确的定量图像。

（一）多回波技术

在 MR 脂肪定量分析过程中有一个很重要的干扰因素是 T_2^* 衰减效应（随着回波时间的增加可导致信号明显衰减）,会导致水脂分离及脂肪定量分析的错误。因此需要对 T_2^* 衰减效应进行校正,常用增加信号采集的回波数来进行校正,在目前的 MRI 机,脂肪定量技术通常采用 6 个回波采集。

（二）脂肪多谱峰模型

在脂肪定量分析中,检测的脂肪成分是甘油三酯,其质子谱非常复杂,具有多个 H 质子基团,每个 H 质子基团都具有不同的共振频率,采用波谱成像可以检测出不同的脂肪谱峰,在目前医用 1.5T 和 3.0T 场强的 MRI 仪中能分辨出 6 个不同的脂肪峰。为了解决脂肪谱峰的复杂性难题,可利用多谱峰模型将采集到的信号数据拟合呈数学模型,准确考虑脂肪质子峰的组合并进行定量分析。

（三）临床应用

脂肪定量分析不仅能帮助临床医生对某些病变发生发展的机制,以及对病变进展有更深入的认知,同时通过动态观察量化分析的结果,也能对相关疾病治疗药物的开发和疗效评价提供更客观、更科学的依据。

1. 脂肪定量分析在内脏脂肪测量中的应用

（1）评价非酒精性脂肪性肝病中脂肪含量:经研究非酒精性脂肪性肝病部分可发展成为肝硬化甚至肝癌,肝脏内脂肪含量的影响相当重要,通过脂肪定量分析可对肝脏内脂肪含量进行长期观察,进行治疗（图 8-3-1）。

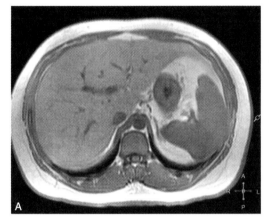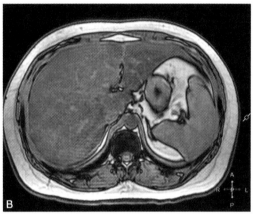
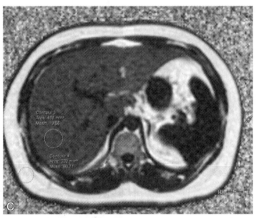

图 8-3-1　重度脂肪肝病例

A、B、C. 分别是同相位、反相位、脂肪分数图,在脂肪分数图上可以定量测出肝组织里面的脂肪含量（百分比）,数值越大说明脂肪肝越严重

（2）对胰腺脂肪含量的分析:多数学者认为,胰腺弥漫性脂肪浸润多由胰腺脂肪含量增加引起,过度脂肪浸润可导致胰腺细胞失去功能,定量评价早期无症状者胰腺脂肪含量对胰腺及其他系统相关疾病的诊断具有一定价值。

（3）评价肝移植供体肝脏脂肪变性程度:移植的肝脏脂肪变性会增加供体和受体并发症风险;此外,脂肪肝会影响术后受体内肝脏的再生,因此术前对捐赠者肝脏脂肪变性定量分析非常重要。

2. 脂肪定量分析在骨骼系统疾病中的应用　骨髓的各种生理性、病理性变化都与脂肪含量密切相关,应用 MR 骨髓脂肪定量分析监测骨髓脂肪变化,可以对骨髓病变进行诊断或对其功能状态进行评价。

（1）骨质疏松的诊断与骨折风险的评估:骨质疏松常引起骨强度下降和骨折风险性增加,目前 X 线骨密度测定是诊断骨质疏松的金标准。它是反映骨强度的重要指标,但单独评价骨质疏松、预测骨折风险的敏感度不高。研究表明,骨髓脂肪含量与低骨量有关,并证实骨髓脂肪含量较多时骨折风险度较高。MR 脂肪定量分析可通过监测骨髓脂肪含量来评价骨质疏松的情况,预测骨折风险度。

（2）利用脂肪比定量评估恶性肿瘤放/化疗后骨髓组成：骨髓由红骨髓和黄骨髓组成，恶性肿瘤放/化疗后可损害骨髓，红骨髓造血功能抑制，同时可导致骨髓间充质干细胞分化脂肪，黄骨髓含量增加（脂肪比提高），骨质流失，增加癌症患者骨折风险。脂肪定量分析可评估恶性肿瘤放/化疗后的骨髓组成，并对基于骨髓保存的规范的放/化疗方案的制订有重要的指导作用。

（3）血液系统疾病的应用：①再生障碍性贫血的诊断及评估：再障是由各种原因导致骨髓造血功能障碍的疾病，骨髓穿刺显示有核细胞增生降低，脂肪滴增多为特征。MR脂肪定量技术可作为诊断再障的辅助检查，结合外周全血细胞减少和骨髓脂肪比增高，可对其进行诊断。②血液系统恶性肿瘤的评估：血液系统恶性肿瘤可出现相应的髓内改变，由于髓内肿瘤细胞的大量浸润会侵占正常脂肪组织的空间，使脂肪比明显下降，而通过治疗后可减少骨髓中浸润的肿瘤组织。利用脂肪定量分析技术监测患者骨髓中脂肪含量的恢复情况可帮助临床判断治疗效果。

（4）肩袖损伤后冈上肌脂肪性退变：冈上肌腱撕裂后可导致不可逆的肌肉组织萎缩和脂肪变性，影响术后运动功能恢复。MR脂肪定量分析技术能实现早期脂肪定量测定和准确评估肩袖损伤后冈上肌内脂肪浸润程度，有助于制订治疗方案和判断预后。

二、铁质定量分析

铁是人体内重要微量元素，对于血红蛋白的生成必不可少，其吸收和排泄在人体内维持一个动态平衡过程。如体内过度铁的积聚可导致毒性氧自由基的形成，引起细胞损伤。脂肪定量分析技术可同时监测铁的含量（图8-3-2），可对体内如肝脏、内分泌腺体等的铁含量进行定量测定，有助于明确有无铁过载的存在，同时在对铁过载进行治疗过程中可监测铁减少的治疗效果。

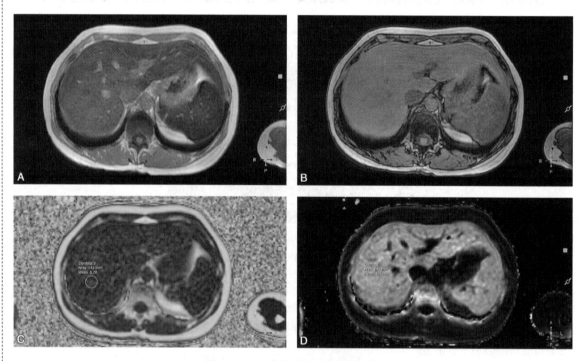

图8-3-2　血友病病例，重度铁沉积
A、B、C、D. 分别是同相位、反相位、脂肪分数、R_2^*图，在R_2^*图上可以定量测出肝组织里面的铁含量，$R_2^* = 1/T_2^*$

三、MR分子成像

（一）分子影像学的概念

分子影像学是活体状态下在细胞和分子水平应用影像学对生物过程进行定性和定量研究。分子影像学采用无创的影像技术在活体上从生理化水平认识疾病，阐明病变组织生物过程的变化、病变细胞基因的表达、代谢活性的高低、病变细胞是否存活以及细胞内生物活动的状态等，为临床早期诊断、治疗疾病提供分子水平信息。分子影像学是分子生物学和医学影像学高速发展并融合的产物,是分子生物学和医学影像学两者各取所长并相互渗透的结晶。

（二）分子探针

1. 概述 分子探针是指能和靶结构特异性结合的物质与能产生影像学的物质(如顺磁性物质、同位素、荧光素、声学对比剂等)以特定方法相结合,而构成的一种化合物,这些被标记的化合物分子在体内或(和)离体反映靶生物分子量或(和)功能。

2. 分类

（1）按影像学检查方法不同分类:可分为核医学探针、超声探针、MR 探针等,本章节仅介绍 MR 探针。

MR 探针主要包括:①超顺磁性氧化铁微粒(SPIO),主要为肝、脾内皮系统摄入。②超微超顺磁性氧化铁微粒(USPIO),主要进入淋巴结和骨髓之中,因其增强效果明显,适用作为分子探针。③单晶体氧化铁微粒(MION),常与铁蛋白构建分子探针,已被广泛用于 MR 分子成像中。

（2）按对比剂种类不同分类:可分为靶向性探针和可激活探针。

1）靶向性探针:与靶目标具有亲和性配体经特定方法与影像学物质连接而组成。该探针与靶目标直接结合而成像,目前主要用于显示分子结构及分布,背景噪声较高为其主要缺点。

2）可激活探针:该种探针可特异性激活靶分子,从而显示靶分子,其信噪比较高。

（三）MR 分子影像学成像技术

分子影像学成像技术方法众多,有核医学分子成像、光学分子成像、超声分子成像、CT 分子成像、MR 分子成像等。分子显像过程是各种不同的分子探针与相应靶目标结合,经合适的扩增方法将信息放大,然后由成像系统(如 PET、CT、MRI)或光学成像技术发现信息。

目前,用 MR 分子成像技术进行基因表达显像主要包括两个方面,即传统 MRI 技术和 MR 波谱成像(MRS)技术。传统 MRI 技术中目的基因的扩增方法采用多种标记基因,并利用不同的对比剂增加其信号来完成。MRS 通过评价特异标记底物代谢水平的改变来发现基因表达。MR 分子成像目前主要用于基因表达传递成像、肿瘤血管生成及细胞分子水平的功能成像等。

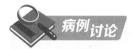

男性,60 岁,突发右侧肢体无力 3h 就诊。既往高血脂、糖尿病、高血压病史 3 年。

本章小结

本章主要介绍外周神经及血管 MR 成像技术、MR 功能成像、MR 定量分析与 MR 分子成像等。外周神经及血管 MR 成像技术包括臂丛节神经及腰骶丛神经 MRI 检查、下肢血管及全身血管 MRA,是临床应用较为成熟的新技术。作为 MRI 专业技术人员,应在掌握基本理论知识的基础上,熟悉其检查技术要点;同时也要了解 MR 功能成像、MR 定量分析与 MR 分子成像中各种成像技术的原理、特点以及临床应用,为掌握不断涌现的 MRI 新技术打下坚实的理论基础。

（胡劲松 孔祥闯）

病例讨论

图片:脑梗死(急性-亚急性期)

扫一扫,测一测

思考题

1. 简述臂丛神经 MRI 检查技术常规扫描的扫描平面与序列。
2. 常用的扩散成像技术有哪些?
3. 简述动态磁敏感对比增强 MRI(DSC-MRI)的基本原理。
4. 简述脂肪定量分析的临床应用主要包括哪些?
5. 简述 MRI 分子成像技术进行基因表达显像的两种方法特点。

附录 不同厂家常用脉冲序列名称

序号	序列名称	GE	Philips	Siemens	UIH
1	自旋回波	SE	SE	SE	SE
2	快速自旋回波	FSE	TSE	TSE	FSE
3	单次激发快速自旋回波	SSFSE	SSH TSE	SS-TSE	SSFSE
4	半傅里叶采集单次激发快速自旋回波	SSFSE	SS-TSE+half scan	HASTE	SSFSE
5	快速恢复快速自旋回波	FRFSE	TSE DRIVE	TSE-Restore	DRIVEN
6	反转恢复	IR	IR	IR	IR
7	快速反转恢复	IR-FSE	IR-TSE	TIR/IR-TSE	IR-FSE
8	快速反转恢复 T1 加权	T1-FLAIR	T1-FLAIR	IR-TSE T1WI	T1-FLAIR
9	短时间反转恢复	STIR	STIR	STIR	STIR
10	液体抑制反转恢复	FLAIR	FLAIR	FLAIR	FLAIR
11	双反转快速自旋回波	Dual IR-FSE	Dual IR-TSE	Dual IR-TSE	DIR-FSE
12	三维可变翻转角快速自旋回波	CUBE	VISTA	SPACE	MATRIX
13	运动伪影校正	Propeller	MultiVane	BLADE	ARMS
14	梯度回波	GRE	FFE	GRE	GRE
15	扰相梯度回波	SPGR	T1 FFE	FLASH	GRE-SP
16	三维容积内插快速扰相梯度回波	LAVA	THRIVE	VIBE	QUICK3D
17	普通稳态自由进动	GRE	Conventional FFE	FISP	GRE
18	真实稳态快速成像	FIESTA	B-TFE	True-FISP	BSSFP
19	双激发真实稳态快速成像	FIESTA-C	B-TFE	CISS	
20	二维磁化准备快速梯度回波	FIRM 或 2D FGRE with IR-PREP	TFE T1WI	Turbo FLASH T1WI	GRE-FSP T1WI
21	三维磁化准备快速梯度回波	3D FGRE with IR-PREP	3D TFE T1WI	MP-RAGE	GRE-FSP
22	T2W 磁化准备快速梯度回波	FIRM 或 2D FGRE with IR-PREP T2WI	T2-TFE	Turbo FLASH T2WI	GRE-FSP T2WI
23	多回波梯度回波	MERGE（2D）/COSMIC（3D）	mFFE	MEDIC	GETI
24	回波平面成像	EPI	EPI	EPI	EPI
25	反转恢复 T1 加权 EPI	FGRE-ET	IR-EPI T1WI	IR-EPI T1WI	IR-EPI
26	自旋回波 EPI	SE EPI	SE-EPI	EPI SE	EPI-SE

序号	序列名称	GE	Philips	Siemens	UIH
27	梯度回波 EPI	EPI-FID	GRE EPI	FFE-EPI	EPIFI
28	体素内不相干运动成像	IVIM	IVIM	IVIM	IVIM
29	小视野弥散成像	FOCUS	ZOOM Diffusion	ZOOMit	Micro View
30	全身弥散成像	DWIBS	DWIBS	DWIBS	WB-DWI
31	波谱成像	PROBE	Spectro	Spectro Engine	MRS
32	磁敏感加权成像	SWAN	SWIp	SWI	SWI
33	血氧水平依赖成像	BOLD	iViewBold	BOLD	BOLD
34	水脂分离自旋回波	IDEAL	mDIXON XD TSE	DIXON	FSE-WFI
35	水脂分离梯度回波	LAVA-Flex	mDIXON XD FFE	DIXON-VIBE	QUICK 3D-WFI
36	静音	SilentScan	SofTone/ComforTone	QuiteX	SoftScan
37	超短 TE	Silenz	UTE	PETRA	UTE
38	杂合序列	无	GRASE	TGSE	GRASE
39	实时成像	MR-Echo	RealTime Specialist	Radial True-FISP	RealTime Imaging
40	脂肪定量测量	Ideal IQ	mDIXON Quant	LiverLab	FACT
41	4D 容积加速扫描	DISCO	4D THRIVE	TWIST-VIBE	t-uCS
42	自由呼吸容积成像	无	3D VANE XD	StarVIBE	uFreeR
43	酰胺质子转移成像	无	APT	无	CEST
44	单时相动脉自旋标记	3D ASL	3D ASL	3D ASL	3D ASL
45	无对比剂血管-稳态梯度回波	IFIR	B-TRANCE	Native True-FISP	NCE-MRA（BSS-FP）
46	流体相位对比分析	Inhance 3D Velocity	Qflow	Flow Quantification	Flow Quantification
47	多层同时成像	MUSE	MB SENSE	SMS	SAME
48	多对比同时成像	MAGIC	MDME	MRF	
49	并行采集技术	ARC，ASSET	SENSE	mSENSE，GRAPPA	FAST
50	平面内伪影矫正	Mavric SL	OMAR	WARP	VAT

中英文名词对照索引

参 考 文 献

1. 孙存杰,周学军. 医学影像检查技术. 上海:第二军医大学出版社,2013.
2. 余建明,刘广月. 医学影像技术学. 北京:人民卫生出版社,2017.
3. 余建明,曾勇明. 医学影像检查技术学. 北京:人民卫生出版社,2016.
4. 余建明. 医学影像技术学. 3 版. 北京:科学出版社,2016.
5. 余建明. 实用医学影像技术学. 北京:人民卫生出版社,2015.
6. 李真林,雷子乔. 医学影像成像理论. 北京:人民卫生出版社,2016.
7. 张晓康,张卫萍. 医学影像成像原理. 北京:人民卫生出版社,2014.
8. 李萌,樊先茂. 医学影像检查技术. 北京:人民卫生出版社,2014.
9. 王骏. 医学影像检查技术学. 南京:南京大学出版社,2014.
10. 杨正汉,冯逢,王霄英. 磁共振成像技术指南——检查规范、临床策略及新技术应用. 2 版. 北京:人民军医出版社,2013.
11. 章伟敏. 医学影像技术学 MR 检查技术卷. 北京:人民卫生出版社,2014.
12. 李真林,倪红艳. 中华医学影像技术学 MR 成像技术卷. 北京:人民卫生出版社,2017.
13. 余建明,李真林. 医学影像技术学. 4 版. 北京:科学出版社,2018.
14. 石明国,王鸣鹏,余建明. 放射师临床工作指南. 北京:人民卫生出版社,2013.
15. 白人驹,张雪林. 医学影像诊断学. 3 版. 北京:人民卫生出版社,2013.
16. 靳二虎. 磁共振成像临床应用入门. 北京:科学出版社,2009.
17. 中华医学会影像技术分会与中华医学会放射学分会. MRI 检查技术专家共识. 中华放射学杂志,2016,50(8):561-565.
18. 中华放射学杂志前列腺疾病诊疗工作组. 前列腺癌 MR 检查和诊断共识. 中华放射学杂志,2014,48(7):531-534.